Zoran Music

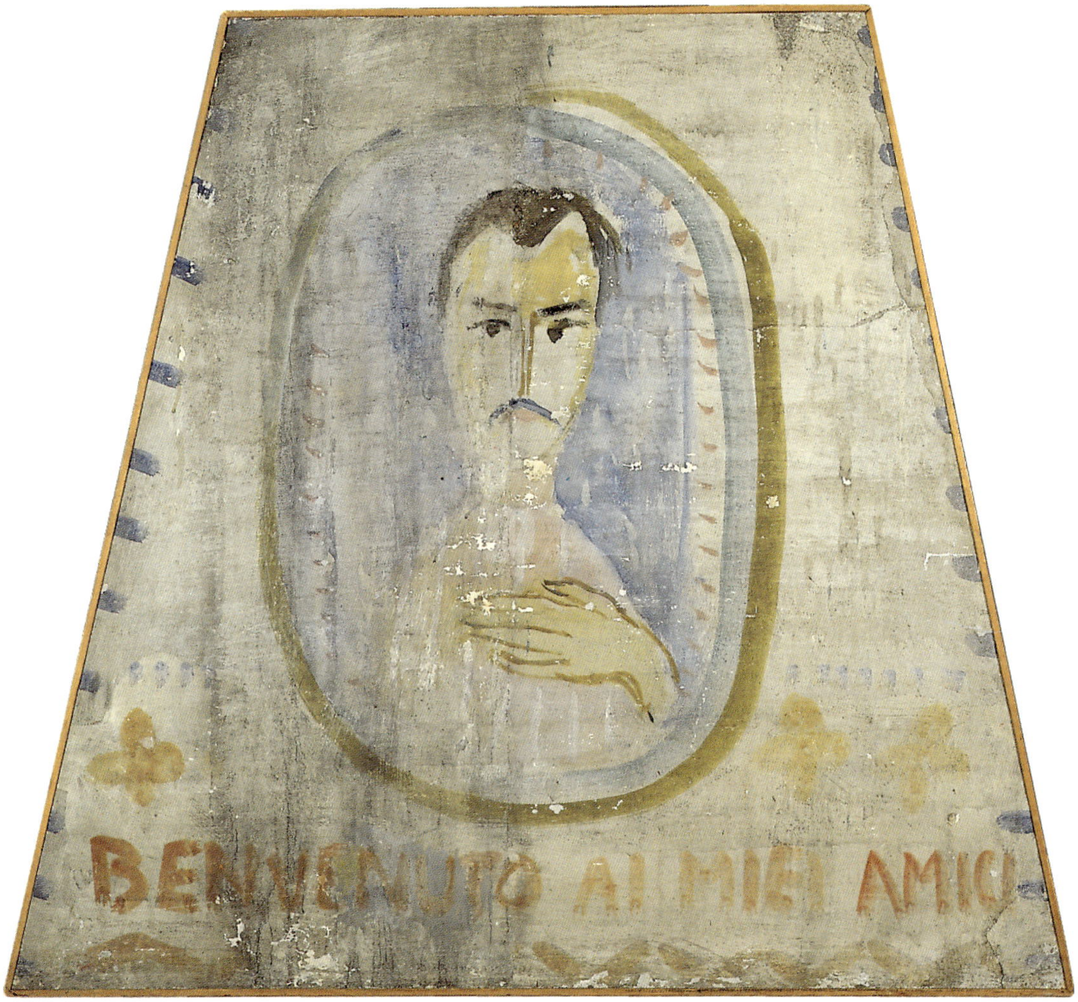

Selbstbildnis
1948
50/98 x 92 cm
Tempera auf Kalk
Benvenuto ai miei amici
Venedig, Sammlung des Künstlers

ZORAN
MUSIC

Herausgegeben von Sabine Schulze

Mit Beiträgen von:
Jean Clair
Peter Handke
Jorge Semprun
Werner Spies

Schirn Kunsthalle Frankfurt

Hatje

Leihgeber

Frankreich
Paris, Musée National d'Art Moderne, Centre Georges Pompidou
Musée d'Art Moderne de la Ville de Paris
Paris, Sammlung Zoran Music

Italien
Sammlung Rino Sartori
Triest, Sammlung Zanei
Venedig, Galleria Contini
Venedig, Sammlung Zoran Music

Niederlande
Stedelijk Museum Amsterdam

Österreich
Kunstsammlung Klagenfurt
Klosterneuburg, Sammlung Essl

Schweiz
Öffentliche Kunstsammlung Basel, Kupferstichkabinett,
Karl August Burckhardt-Koechlin-Fonds
Genf, Sammlung François Ditesheim
Genf, Krugier-Ditesheim Art Contemporain
Sammlung Jan und Marie-Anne Krugier-Pontiakowski

Slowenien
Moderna Galerija Ljubljana

USA
New York,The Metropolitan Museum of Art

sowie fünf Privatsammler, die nicht genannt werden wollen

Hellmut Seemann

Zum Geleit

Es sind einige wenige Motive, mit denen sich der Maler Zoran Music nun seit über einem halben Jahrhundert beschäftigt. Pferdchen und Berge, Borken und Wurzeln, venezianische Fassaden und Leichen, sein Gesicht und sein Körper. Vor seinen letzten Bildern im Atelier, diesen Sitzenden in Rot und Gelb, kann der Besucher einen Moment der Bestürzung nicht verbergen. Die Auflösung aller Züge und Konturen kündigt ohne Vermittlung das Ende an. In den angstvoll geweiteten Augen dieser Figuren spiegelt sich das Erschrecken vor dem Nichts. Music registriert die Wirkung seines Bildes auf den Betrachter. Selbstverständlich sei da auch Angst, aber eigentlich sei er nicht deprimiert; er konstatiere, daß es jetzt eben so sei, wie es ist. Und im übrigen habe er immer schon und ohne Ausnahme den Tod gemalt. Es sei dies Leben eines ohne Ausweg, eine Lösung nicht in Sicht. Er komme aus dem Nichts und werde dahin zurückkehren. Außer diesem gebe es nichts, was zählt, bis auf eines: die Schaffenskraft. Solange sie ihn nicht verlasse, werde er sich zu behaupten wissen.

Mit dieser Bemerkung liefert Music das Stichwort, das die Unterhaltung wie selbstverständlich in jene Vergangenheit verlängert, die weder vergessen noch überwunden ist. Die Monate, die sein Leben veränderten, für immer prägten. Vor Dachau, sagt er, sei er ein anonymer Künstler gewesen, als er aus der Hölle kam, sei er verändert gewesen und als Künstler unverwechselbar geworden. Auch im Konzentrationslager Dachau, von einem Moment zum anderen zum Nichts, zur schieren Wertlosigkeit degradiert, verläßt Music seine Schaffenskraft nicht. Er zeichnet, was ihn umgibt, wird zum Chronisten des Unheils und überlebt.

Ein Vierteljahrhundert vergeht, bevor die Motive, die in seinen Dachauer Zeichnungen festgehalten sind, erneut auftauchen. Er hat sie nicht aufgesucht, sie selbst haben erneut Besitz von ihm ergriffen. Ohne Anregung von außen, wie er betont. Nicht einmal seine eigenen Zeichnungen aus Dachau hat er angeschaut, als er begann, den Zyklus ›Nous ne sommes pas les dernièrs‹ zu malen. Es sind diese Bilder ohne Modell entstanden, als reine Imagination. Zoran Music, dieser bisweilen fast herrschaftlich wirkende Mann, sagt von sich, eigentlich niemals von etwas anderem als von Intuitionen geleitet gewesen zu sein. Die Motive, die Gedanken haben von ihm Besitz ergriffen, von seiner Schaffenskraft. So war es von allem Anfang an. Als der junge Mann das erste Mal Bilder von Egon Schiele sah, sind es die Hände von dessen Figuren, die Besitz von ihm ergreifen. Eine Gewißheit, das werde wichtig sein für ihn, ist alles, was er von dieser Begegnung auffassen kann. Noch in ganz fremden Motiven, etwa den Ästen der Korkeichen, die er in Südfrankreich malt – und dies ein halbes Jahrhundert nach der Begegnung mit Egon Schieles Händen – bewahrheitet sich diese Gewißheit.

In diesem Geprägtsein von weit her liegt das eigentliche Geheimnis seiner Kunst verborgen. Ein großer Einsamer dieses Jahrhunderts tritt mit Bildern vor uns, die alle nur in diesen Jahren gemalt werden konnten und doch zugleich die Macht und Gewißheit archaischer Bilder ausstrahlen. Die venezianische Fassade – sie könnte sehr wohl eine antike römische sein; die Pferdchen könnten auch auf attischen Wiesen stehen; die Barken die Wasser des Nil queren. Auch die zu Hügeln geschichteten Leichen der planmäßig Vernichteten sind archaisch. Nicht weil sie auf ein Urbild verweisen. Sie sind selbst Urbild für das, was noch kommt: Wir sind nicht die Letzten. Hier möchte man dem Maler widersprechen – und viele werden es unter dem Panier der ›Unvergleichbarkeit der nationalsozialistischen Verbrechen‹ tun wollen. Aber wäre dieser Widerspruch angesichts der Massenmorde in Biafra, Kambodscha, Ruanda, Bosnien und Algerien nicht seinerseits der Versuch einer Verharmlosung? So dankbar wir für den Beweis des Gegenteils wären, so sehr scheint schon jetzt unter Beweis gestellt, daß dieser imaginative Maler der frühen Bilder auch ein Seher und Prophet ist. ›Wir sind nicht die Letzten‹, es steht zu fürchten, daß diese Schrift an der Wand ganz wörtlich zu nehmen ist.

Die Schirn Kunsthalle ist sehr stolz, nach wichtigen Ausstellungen, die in München und Darmstadt zu sehen waren, mit dieser Retrospektive die bisher umfassendste Schau über das Werk Zoran Music' in Deutschland ausrichten zu dürfen. Dies war natürlich nur möglich, weil wir die umfassende Unterstützung für dieses Projekt von Zoran Music selbst hatten. Aber es bedurfte vieler anderer, damit aus dem Plan etwas Wirkliches werden konnte. So gilt mein ganz herzlicher Dank Sabine Schulze, die diese Retrospektive angeregt und erarbeitet hat; insbesondere auch dafür, daß sie Ausstellung und Katalog mit gleicher Kraft vorantrieb, auch nachdem sie die Schirn Kunsthalle als leitende Kuratorin bereits verlassen hatte. Ebenfalls zu großem Dank haben mich die Autoren des Katalogs, namentlich Jean Clair, Peter Handke, Jorge Semprun und Werner Spies verpflichtet, die diesem Buch durch ihre Beiträge das ihm zukommende Gewicht verliehen haben. Und schließlich waren es die Leihgeber, die sich zu Gunsten dieser Ausstellung von wichtigen Werken aus ihren Sammlungen temporär getrennt haben, ohne die all dies ohne Erfolg geblieben wäre. Ihnen allen sei an dieser Stelle noch einmal sehr herzlich gedankt.

Frankfurt, im März 1997

Inhalt

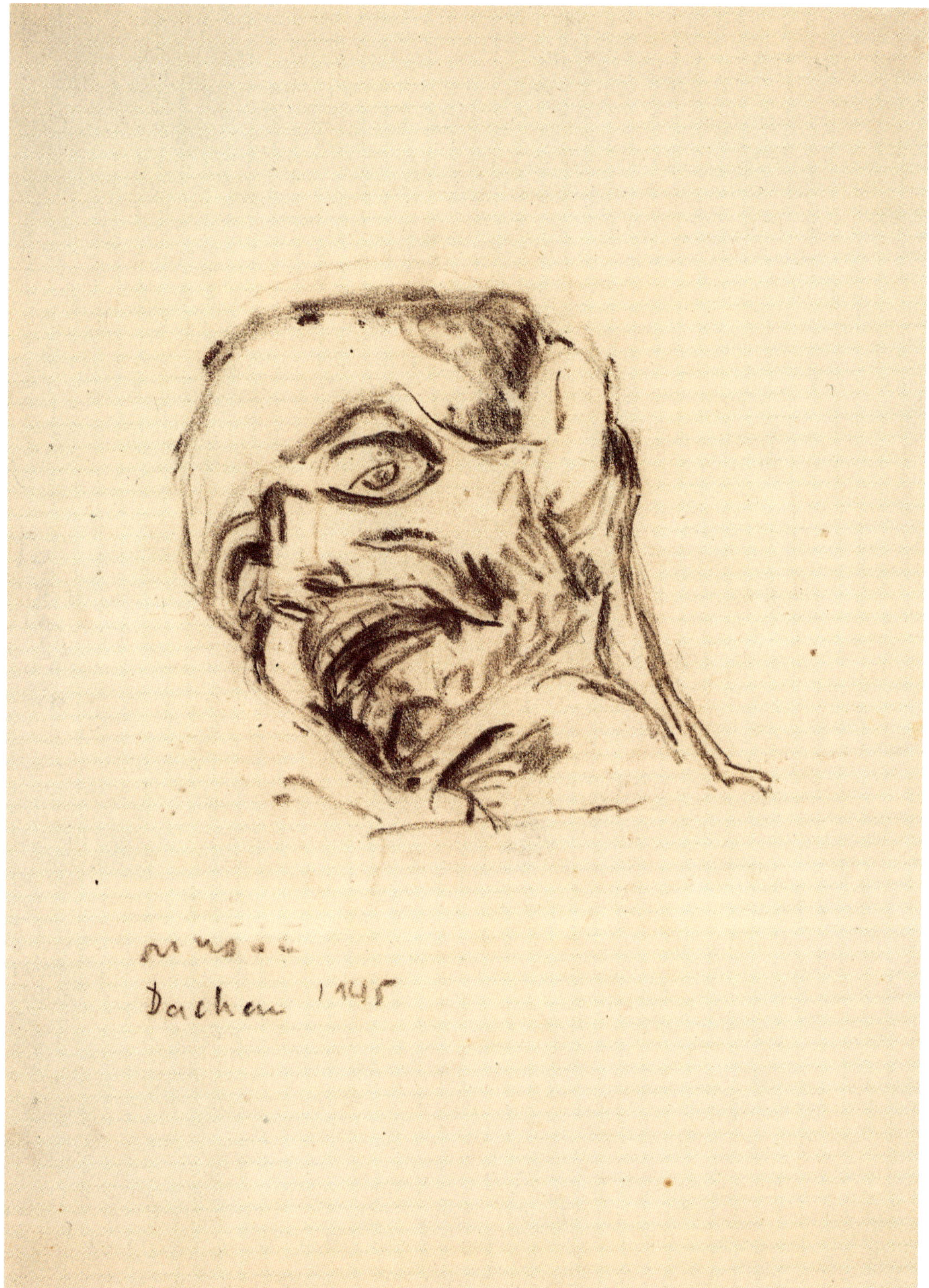

Dachau 1945
Tusche auf Papier
30 x 21,1 cm
bez. unten links: *Music/Dachau/1945*
Klagenfurt, Kunstsammlung

Werner Spies

Zoran Music, der Unberührbare

Es ist ein erschütterndes Werk. Es hat sich nach und nach in seine eigene Erinnerung eingebohrt. Die Lektion, die uns Zoran Music auferlegt, läßt sich schwer ertragen. Auf zwei Momente hat sich diese fixiert, auf die Leichenstarre in den Bildern, die den »Triumph des Todes« präsentieren, und auf die melancholisch gedrückten Selbstportraits, deren Einsamkeit die Bilder und Zeichnungen der letzten Jahre durchgeistert. Hinter diesen Zyklen ist eigentlich all das nebensächlich geworden, was vorausging. Man kommt nicht um das Gefühl herum, daß der Künstler lange gezwungen war, die eigentliche Botschaft, die sich schließlich Bahn brechen mußte, zu anästhetisieren. Der Weg, den Music zurücklegte, zeigt uns zunächst einmal die Vernichtung eines Künstlers im Totenhaus. Das Werk führt vor, wie nach Jahrzehnten der Lähmung und des Schweigens ein großer Maler nur mühsam seine Stimme wiederfindet. Wie bei Giacometti, wie bei Bacon geht es um eine seltene Gattung, um Menschenmalerei. Und unübersehbar spielt diese Beschränkung auf das Sujet, wie bei Giacometti, mit den Kategorien des Spätwerks. All das, was das Tenebroso letzter Lebensjahre, was ein auf das Wesentliche gesammelter Ausdruck hervorbringen, finden wir hier. Man könnte ein großartiges Wort, das André Gide prägte, auf Music heranziehen. Von einer »sûre et violente aggravation de la pensée« ist in einem Text die Rede, um Dostojewskis Gang in die Dämmerung zu deuten. Verglichen mit den elegischen und solipsistischen Stimmungen, von denen die Darstellungen Giacomettis oder Bacons leben, bleibt diese »aggravation de la pensée« bei Music konkret auf die Gesellschaft bezogen. Sie geht auf die Folterkammern und Schlachthöfe der jüngsten Geschichte zurück. Der Künstler hat diese als Augenzeuge und Opfer erlebt. Die Bilder zeugen vom grauenhaftesten Beitrag unseres Jahrhunderts: vom realen Erscheinen einer Metaphysik des Bösen. Denn was im Totentanz, im *Triumph des Todes* von Brueghel symbolisch blieb, setzt das Jahrhundert der Konzentrationslager und des Holocaust in greifbare Nähe um.

Zoran Music, 1909 in Görz, heute Gorizia, geboren, wurde 1944 von der Gestapo in Triest verhaftet und nach Dachau verschleppt. Music zählt zu den wenigen, die aus einem Konzentrationslager Dokumente ins Leben mitnehmen konnten. Er protokollierte dort heimlich Szenen – nicht vom Lagerleben – vom Lagertod. Er hat den Mord, wie es ein anderer, der dem Lager entkommen ist, Jorge Semprun, formulierte, »live« festgehalten. Music notierte, was sich vor seinen Augen abspielte. Er zeichnete Erhängte, Erwürgte und Verhungerte, Halbtote, Leichenträger. Angesichts dieser täglichen, repetitiven Wirklichkeit setzte jede Invention und Stilisierung aus. Der Künstler muß hier abtreten. Es sind genaue Rapporte, allenfalls spürt man hinter der anatomischen Präzision, zu der das Grauen die Perzeption zwingt, eine Erinnerung an den Strich, der sich an Zeichnungen von Grosz und Schiele geübt hat. Deren Darstellungen von Kriegsgreuel, vom Krawall der Irren hatten den jungen Music auf der Akademie in Zagreb betroffen gemacht. In den Federzeichnungen, die in Dachau entstehen, herrschen die neuen Proportionen vor, die der Nazigreuel dem Körper der »Untermenschen« verpaßt: es sind gelängte, wie ausgebeinte Leichen. Es ist der goldene Schnitt derer, die den Toten das Zahngold aus den Mündern reißen. Nur dann und wann tritt ein Lebender dazu: der sinistre Kapo, der dafür sorgt, daß über diese Goldmine genau Buch geführt wird. Er zählt diese Zähne, wie Music berichtet, nicht de visu. Sein Kopf ist übers Papier gebeugt, er addiert die Metallklänge, den schrillen Ton, mit dem Gold in den Blecheimer fällt. Es gibt keine Titel zu diesen sprechenden Zeichnungen. Doch unübersehbar steckt hinter ihnen der Ausspruch, mit dem Goya seine *Desastres de la guerra* begleitete: »Ich habe es mit eigenen Augen gesehen.« Es geht um Zeugnis und Wahrheit. Nichts anderes wollte Music. Dafür hat er die Gefahr auf sich genommen, das Gesehene zu protokollieren. Seine Blätter künden mit knappen, fiebrigen Strichen den Horror an, dessen ganzes Ausmaß wenige Monate später die amerikanischen und britischen Kameraleute bei der Öffnung der Lager dokumentieren sollten. Es entstanden auf diese Weise über zweihundert Blätter. Doch nur einen Teil der Skizzen vermochte Music bei der Befreiung mitzunehmen.

Er zeigt diese Zeichnungen nicht. Jahrelang versinkt Music in Schweigen. Geradezu autistisch wirkt sein Verhalten nach der Befreiung. Bevor er in den fünfziger und sechziger Jahren versuchte, in der Pariser Avantgarde Fuß zu fassen, hatte er Landschaften und kleine ländliche Szenen gegeben. Das Abstrahieren, das in diesen als Zeitstil erscheinen mag, ist nichts anderes als die Wiedergabe einer prägnanten nackten Natur. Alles drehte sich in diesen Arbeiten um den Karst, die kahle abgeholzte Landschaft bei Triest. Nichts scheint auf das hinzuweisen, was Music kurz zuvor mit eigenen Augen gesehen hat. Ja, diese Arbeiten verblüffen durch Verzicht auf Emotionalität. Sie grenzen den Alptraum scharf aus. Music spielt vermeintlich unbeschwert mit der Tonigkeit der Karstlandschaft, in der er seine Kindheit verbracht hatte. Ein Spiel mit den Erdtönen hält diese Bilder in der Nähe einer Malerei, die, wie bei Morandi, das Unscheinbare und Undramatische privilegiert. Naive Spielzeugpferdchen, Pferdchen auf Flößen und buntgekleidete Menschen punktieren Hügel und Täler. Etwas Antiheroisches rückt in den Vordergrund. Was aus diesen Jahren erhalten ist, läßt allenfalls an die unverfängliche Bukolik im Werk der Campigli oder de Pisis denken. Will sich der Künstler mit dieser braven Stilisierung über das Zeitalter der Gegenstandslosigkeit und ihre Unverbindlichkeit lustig machen? Wüßte man nicht von dem notwendigen Exorzismus, der der Wiederauferstehung des Künstlers vorausgehen mußte, könnte man in diesen Gemälden so etwas wie eine nihilistische Euphorie erkennen. In Interviews, die Music in den fünfziger und sechziger Jahren gab, war ab und zu von diesen Motiven und Szenen die Rede. Der Gesprächspartner suchte in der dalmatinischen Folklore die Herkunft des Malers, der nun in Paris seinen Beitrag zur Gegenstandslosigkeit anzumelden begann. In einem Gespräch, das 1960 von Georges Charbonnier aufgezeichnet wurde, sprach Music von der Rückkehr in eine Landschaft: »Mon premier séjour en Dalmatie a été pour moi une chose capitale, car ce pays a provoqué chez moi une sorte de rupture d'équilibre dont les conséquences ont été très importantes dans le développement de mon travail. C'est très simple: en retrouvant le paysage de mon enfance, je me suis retrouvé moi-même... Ce pays s'est imposé à moi et j'ai essayé alors de le traduire. Il est devenu mon thème familier, fatal, et presque obsessionnel...« [Mein erster Aufenthalt in Dalmatien war für mich entscheidend, denn dieses Land hat in mir eine Art Gleichgewichtsstörung ausgelöst, deren Konsequenzen sehr wichtig für die Entwicklung meiner Arbeit wurden. Es ist sehr einfach: indem ich das Land meiner Kindheit wiederfand, fand ich zu mir selbst... Dieses Land übte eine große Anziehungskraft auf mich aus, es drängte sich auf, und so versuchte ich, es zum Ausdruck zu bringen. Es wurde mein vertrautes, schicksalhaftes, fast obsessives Thema ...] In einem anderen Gespräch, das er drei Jahre später mit Jean Grenier führte, kam er erneut auf den Karst und auf die Welt voller Sonne und kalzinierter Steine zurück. Doch neben der Schilderung der Natur treffen wir auf eine Stelle, die den Hinweis auf das »thème familier, fatal et presque obsessionnel« noch unterstreicht. Erstmals spricht Music ganz konkret von dem, was diese Landschaft für ihn symbolisiert, was sie an Autobiographischem verbirgt. Wir lesen: »L'homme a l'air d'être absent, il n'y a pas de trace de lui, c'est un paysage universel et éternel. Ce qui m'y attire le plus, c'est le silence absolu, presque la mort.« [Der Mensch scheint zu fehlen, es gibt keine Spur von ihm, das ist eine universelle, ewige Landschaft. Was mich am meisten anzieht, ist die absolute Stille, fast wie der Tod.] In den Bildern, die damals in Paris entstehen, verschwinden die figürlichen Anspielungen auf die dalmatinische Landschaft weitgehend. Man könnte sie für einen Beitrag zum lyrischen Informel der Zeit halten, das mit dem Griff nach einem platonischen Essentialismus jede politische und menschliche Aussage zu erledigen suchte. Was für Music dieser Versuch an Verzicht auf Erinnerung und persönlich erlebten Horror bedeutete, kann man nur aus der Rückschau bewerten. Ich erinnere mich an den Augenblick, da ich, es war im Jahr 1964, erstmals Werke von ihm in der Pariser Galerie de France sah. Dort, in der Hochburg des Informel der Ecole de Paris, die von Manessier, Singier, Soulages, Hartung und Zao Wouki dominiert wurde, kam einem Zoran Music wie ein Fremder vor. Es erschien nicht ganz geheuer, daß der mächtig geschnittene Mann so unsicher und scheu im Kreis der künstlerischen Kollegen auftrat. Diese schwammen geradezu in ästhetischer Affirmation. Die Zeichnungen, die Zoran Music zeigte, hatten etwas Halbabstraktes. Sie kamen einem nicht frei vor. Es gab da nicht die Radikalität, mit der die Berühmtheiten der Zeit auf den Plan traten. Man vermißte die subjektive Bildschrift, man spürte hinter den Zeichnungen allenfalls den abgewürgten Gegenstand. Nebenbei konnte man erfahren, daß dieser Mann in einem Konzentrationslager Leichenberge gezeichnet hatte. Doch hielt er diese Zeichnungen lange Zeit verborgen. Nicht nur die Scham des Opfers, das die Degradierung des Menschen miterleben mußte, zwang Music das Schweigen auf. Vergessen wir nicht, nie waren die Opfer des Naziterrors stärker aus dem Gesichtskreis verschwunden als in diesen Jahren. Der Geist der Nachkriegszeit, der vergessen wollte, legte dem Künstler nahe, das Bild vom erniedrigten Menschen zu verschweigen. Es gab in keiner Form den Versuch, die jüngste Geschichte darzustellen. Dem kam nun entgegen, daß diese Zeichnungen auch ästhetisch alles andere als korrekt erschienen. Music wirkte vor diesem Tabu geradezu als Unberührbarer, als einer, der durch sein Thema und seinen Stil die Berechtigung zur künstlerischen Existenz verwirkt hatte. Denn dem Diktat der Gegenstandslosigkeit, das auf Jahre hinaus jeden Gedanken an erzählerische und psychologische Elemente aus der Malerei verbannen sollte, erschien die Hinwendung zu einer Wiedergabe von Wirklichkeit und Grauen unvorstellbar. Die Abschaffung der Inhalte stand dem emotionalen Übergewicht von Bildern und dem Hinweis auf präzise Details entgegen.

Trügt diese unbefangene Phase? Aus der Kenntnis des späteren Werks, das uns heute in Bann schlägt, muß man einiges anders interpretieren. Dazu zählen sicher die venezianischen Veduten, in denen Music weniger die Stadt als die Entfernung zur Stadt, das Erleben von Unbesitzbarkeit und Entrealisierung malt. Wie ein Fremder betrachtet Music die Serenissima. Nur ein braun-grauer Farbnebel bleibt übrig. Weiter konnte man sich von der Vedutenseligkeit an der Lagune nicht entfernen.

Dann, mit einem Schlag bricht zu Beginn der siebziger Jahre die unterdrückte Erinnerung hervor. Music liefert eine Bekenntnismalerei. Berge von Kadavern, tote Gesichter erscheinen. Ein Leichentheater, das an die aus Wachs bossierten Pestszenen des Giulio Gaetano Zumbo denken läßt, eine anatomische Frenesie tut sich auf. Der Bruch ist eklatant. Die Bildformeln selbst, zu denen Music greift, um die Vergangenheit zu beschwören, bleiben an eine Reihe von Arbeiten der fünfziger und sechziger Jahre gekettet. Diese hatten die unverfänglich folkloristischen Szenen unterbrochen. Es handelt sich dabei um kahl geschorene Karstlandschaften, die die Topographie der dalmatischen Heimat umspielen, und um die Evokation von Hügeln, die der Maler in der Nähe von Siena – und nicht zuletzt wohl in den Bildern des Quattrocento – kennengelernt hat. Aus der Rückschau kommen uns auch eine Reihe von Darstellungen von kahlen Bäumen und Wurzeln als Ankündigungen des späteren Themas vor. Äste und Zweige werden zu starren toten Gliedern und Fingern. Die sanften Rundungen, die an alles andere als an Tod denken lassen, brechen 1970 wie Pestbeulen auf, sie setzen Leichen frei, werden Iglus, für die allein Kadaver die Tektonik liefern. Eine Lava aus menschlichen Larven durchstößt die Erosion, treibt dem Auge zu. Die Formassoziation ist erschreckend genau und effektiv: eine Woge aus Toten ersetzt die riesige Woge Courbets, die den Betrachter zu überspülen droht. Music stellt alle diese Bilder unter ein und denselben Titel: »Nous ne sommes pas les derniers« (»Wir sind nicht die Letzten«). Die Bezeichnung gerät zur Antiphrase der Hoffnung all derer, die in den Lagern ihr Leiden und ihren Tod mit der Gewißheit hinzunehmen versuchten, sie seien die letzten Opfer von Unmenschlichkeit. Mit der schlimmen Botschaft, daß auch die grauenvollste Erfahrung den Menschen nicht vor der reichen Zukunft der Bestialität zu retten vermöge, begründet Music die Wiederaufnahme des Themas. Doch wenn er sich, wie Goya, auf die Zeugenschaft berufen möchte, dann greift er in diesen späten Evokationen zu formalen Mitteln, die den Umgang mit dem Thema radikalisieren. Das erzählerische Element, das zu einer Individuation des Horrors führen würde und damit von der Industrialisierung des Mordes ablenken würde, fehlt. Deshalb finden wir auch in diesen Bildern keinerlei Details, die das Auge aufmerken lassen. So besehen greift Music nur in einem generellen Sinne auf seine früheren Protokolle zurück. In diesen gab es immer wieder individuelle Momente, so etwas wie einen persönlichen Tod. Nun gibt es keine individuellen Körper mehr. Tod tritt als Kollektiv auf. Leichen werden wie Waren aufgestapelt. Music repetiert Leichen, er macht aus ihnen Bildmaterial. Das entspricht dem industrialisierten Tod, den er am Werk gesehen hatte. Das zynische Wort Rilkes in den *Aufzeichnungen des Malte Laurids Brigge* ließe sich darauf beziehen: »Bei so enormer Produktion ist der einzelne Tod nicht so gut ausgeführt, aber darauf kommt es auch nicht an. Die Masse macht es... Der Wunsch, einen eigenen Tod zu haben, wird immer seltener. Eine Weile noch, und er wird ebenso selten sein wie ein eigenes Leben.« Der Maler sucht, darin paßt das Vorgehen nicht zuletzt in die Zeit der seriellen Kunst der siebziger Jahre, sein Thema in Variationen zu geben. Es sind Paraphrasen über aufgerissene Münder, leere Augenhöhlen, über den Starrkrampf der Glieder. Vergessen wir nicht, daß Music seinen Zyklus in den Monaten beginnt, in denen Beckett mit seinem Text *Der Verwaiser* eine der unerhörtesten Stilisierungen des Totentanzes veröffentlicht. Auch hier wird die Unmöglichkeit, den Horror ausdrücken zu können, durch Repetition in eine Liturgie der Leere verlegt. In der Annäherung von Kunst und Grauen ist die Aussage des Werks zu suchen. Music spielt mit der Unerträglichkeit, die der künstlerische Mehrwert ins Thema einführt. Denn er spricht, wenn er auf diese überaus zart und mit malerischem Raffinement gestalteten Bilder zu sprechen kommt, bewußt von der Lust des Malers an einer »unsagbaren Schönheit«. Es ist die Schönheit, die auch Monet und Hodler beim Studium toter geliebter Gesichter suchten. So besehen kann man auf diesen Zyklus, den wir heute in der Nähe von Giacometti oder Bacon erleben, eine Äußerung von Monet heranziehen. Dieser hatte seinem Freund Clemenceau eine geradezu Flaubertsche voyeuristische Kälte gebeichtet, zu der ihn das Studium der Züge seiner toten Frau Camille angetrieben hatte: »Das ist das Besessensein, die Freude, die Qual meines Lebens... Ich überraschte mich dabei, mechanisch die Abfolge, die Fixierung der Farbabstufungen festzuhalten, die der Tod ins starre Gesicht eingetragen hatte.« Wir treffen auf diesen intensiven, ästhetischen Blick, der sich nach und nach immer stärker auf die Ornamentik der Tränenbäche in den Gesichtern konzentriert, auch bei Picassos Studien zu *Guernica.* Etwas Ähnliches finden wir im Umkreis der *Geiseln* von Fautrier. Francis Ponge hat in seiner berühmten Interpretation der pastosen Bilder auf die Spannung hingewiesen, die diese Zweideutigkeit produziert. Er entdeckt in der Disproportion zwischen Inhalt und Form, zwischen Horror und malerischer Schönheit eine Energie des Schmerzes. Er weiß um die Disproportion dieser Rhetorik, um die skandalöse Gleichsetzung menschlicher Zerstörung und künstlerischer Handschrift. In seinem Kommentar setzt er denn auch gemarterte Gesichter mit zerdrückter Farbpaste gleich. Doch von der direkten Wiedergabe eines Motivs könne keine Rede mehr sein, allenfalls von Verwandlung des Unerträglichen in Schönheit. Music beläßt es bei einer frenetischen Serie aus Bildern und Zeichnungen zu diesem Thema. Sie bricht jäh hervor und bricht ebenso wieder ab. Das große Motiv der Spätzeit ist jedoch nicht die Darstellung des Todes, sondern die der Vereinzelung. Es ist das letzte, definitive Thema. Der Zusammenstoß zwischen Inhalt und künstlerischer Qualität löst sich hier auf eindrucksvolle Weise. Es entstehen Selbstportraits, Portraits seiner Frau, Doppelportraits. In ihnen herrscht eine eklatante Berührungsangst vor. Die physischen Körper bleiben getrennt. Eine Strahlung, eine Aura verbindet sie jedoch, läßt sie dialogisieren. Mit Recht verweist Jean Clair auf die Nähe zu frühen Portraits von Kokoschka. Man muß hier vor allem an das Doppelportrait des Paares Tietze denken. Es spricht von der Unmöglichkeit der Berührung. Das Drama Kontaktlosigkeit wird in ein blindes Befingern verlagert. Wie Insektenfühler greifen die Hände in den Raum. Noch eine andere Erinnerung drängt sich auf, die an Bonnard. So seltsam es klingen mag, die mit allen Mitteln malerischen Raffinements erreichte ausgeblutete Farblosigkeit der Bilder

der achtziger und neunziger Jahre steht dem späten Bonnard nahe. Dies unterstreichen nicht zuletzt die schemenhaft zerfließenden Selbstportraits Musics, für die – neben Corinth – eigentlich nur das eine oder andere fahle Selbstportrait Bonnards als Parallele angeführt werden kann. Über der Welt dieser letzten, Ton in Ton gemalten Bilder steht der »Wanderer«. *Viandante* nennt der Künstler diese kurz im Farbnebel auftauchende, definitiv verschwindende Silhouette. Zoran Music ist ein Spätkommer und er ist dies, weil er die Stunde der Wahrheit, die den unzensierten Ausdruck seines Werks einsammelt, hinauszögern mußte. Seine Entdeckung kommt spät, weil sie allein an ein außerordentlich eindrucksvolles Spätwerk gebunden ist. Unsere Zeit, die endlich das Vergessen zu verlernen beginnt, ist darauf angewiesen. Angewiesen auf diese andere Dachauer Schule.

Viandante
1994
163 x 115 cm
bez. unten rechts: *Music 94*
Venedig, Sammlung des Künstlers

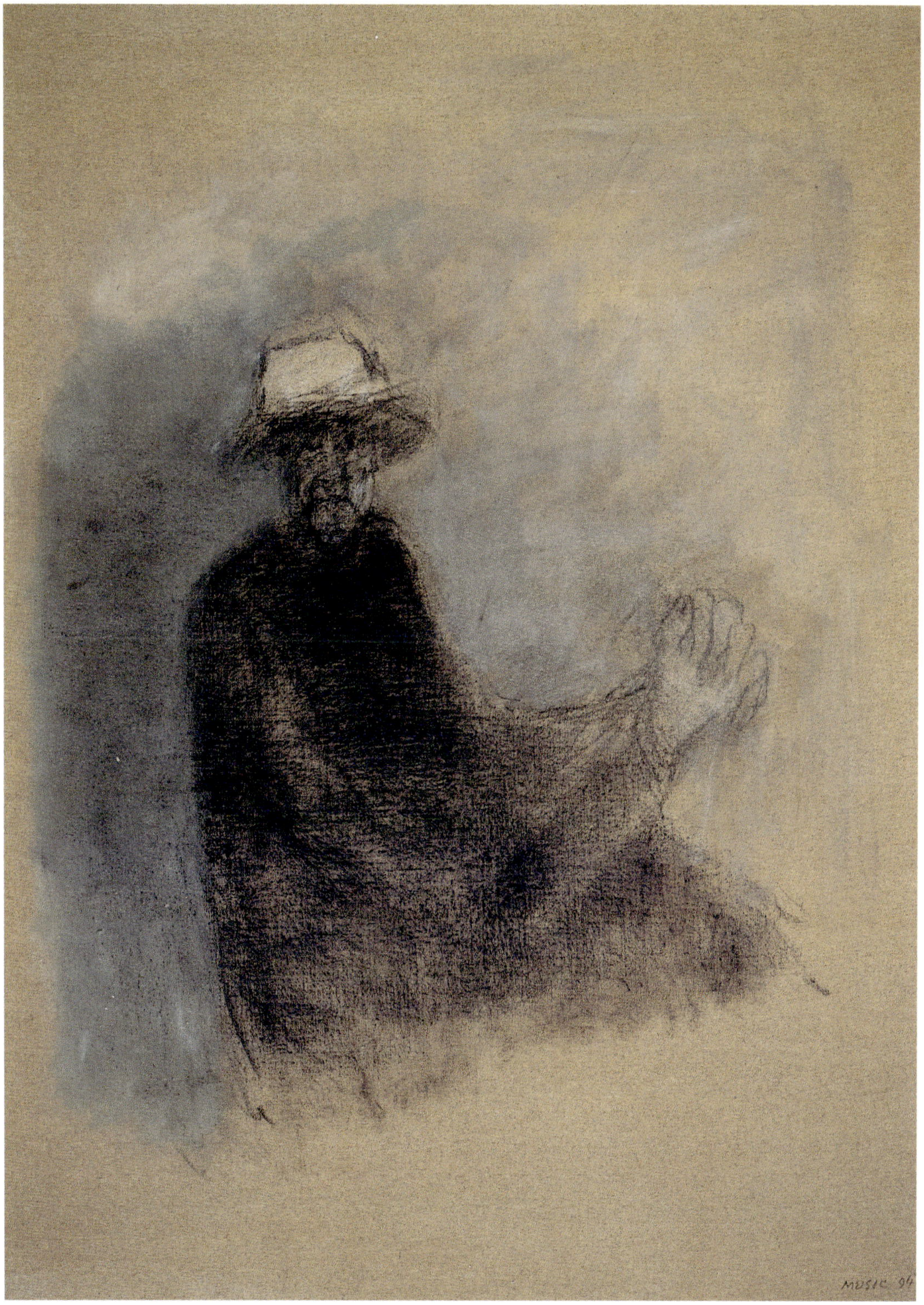
MUSIC 94

Endlich das große Licht, endlich die Sonne, ein unendlicher Himmel bis zum niedrigen Horizont der Lagune, all das gehört mir, hier kann ich frei atmen. Mit welcher Kraft würde ich diese Luft tief in mich hineinatmen müssen, um all das an Luft aufzunehmen, was mir so lange gefehlt hat? Ist es wirklich wahr, daß niemand mich überwacht? Ist es Wirklichkeit, daß es mir frei steht, Aquarelle von den Zattere zu malen? Ist es wahr, daß ich sie nicht zu verstecken brauche, sie vierfach zusammenfalten oder in Stücke schneiden muß? In diesem ungeheuren Licht entdecke ich mit einem Mal das Gold von San Marco. Ich habe den Eindruck, daß sich etwas vor mir enthüllt, etwas, das tief in meiner frühesten Erinnerung verborgen war. Erinnerungen an meine vergessene Kindheit, an Ikonen, an vergoldete, mit Perlen behängte Bilder ...

Etwas Vertrautes wachte in mir auf und zog mich alle Tage nach San Marco. Ich hatte den Eindruck, bereits ein anderes Leben inmitten der Arabesken des Orients gelebt zu haben. An den Zattere verlebte ich ganz besonders glückliche Tage. Wenn doch diese Aquarelle die ersten Tropfen einer ganzen Quelle wären!

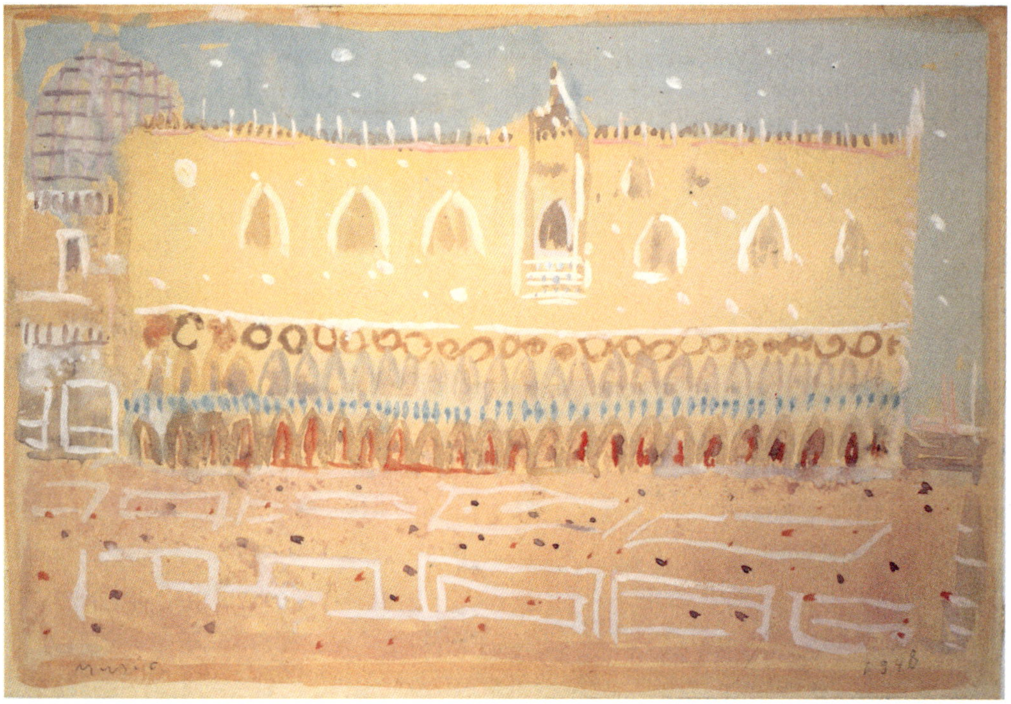

Dogenpalast
1948
Aquarell auf Papier
20, 6 x 29,7 cm
bez. unten links: *Music,* rechts: *1948*
Triest, Sammlung Zanei

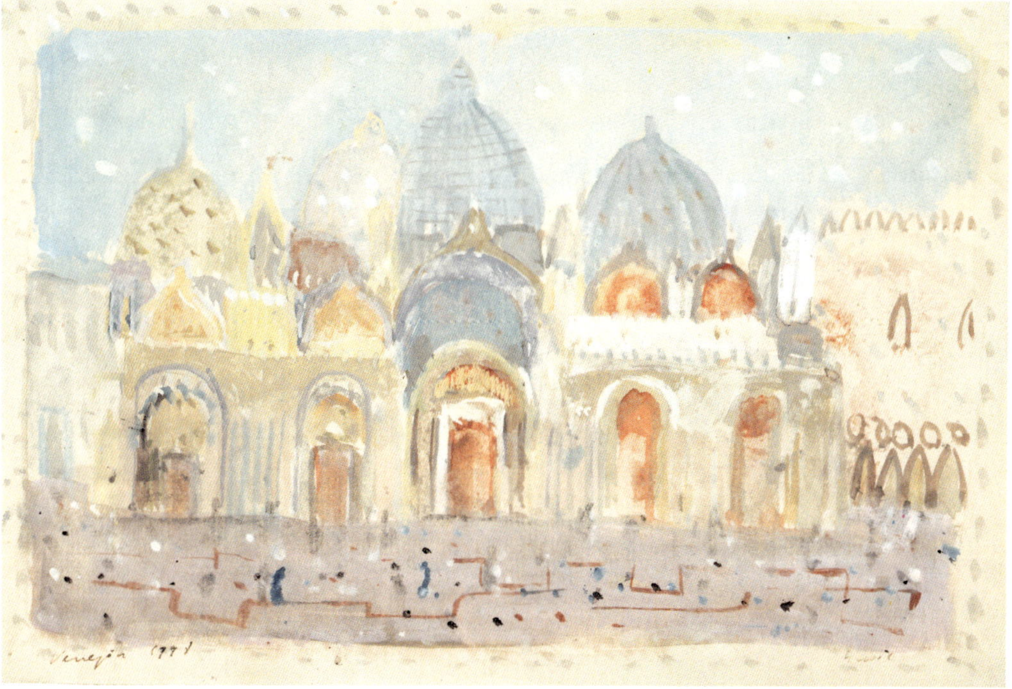

Markusdom
1947
Aquarell auf Papier
20,4 x 30 cm
bez. unten links: *Venezia 1947*, rechts: *Music*
Triest, Sammlung Zanei

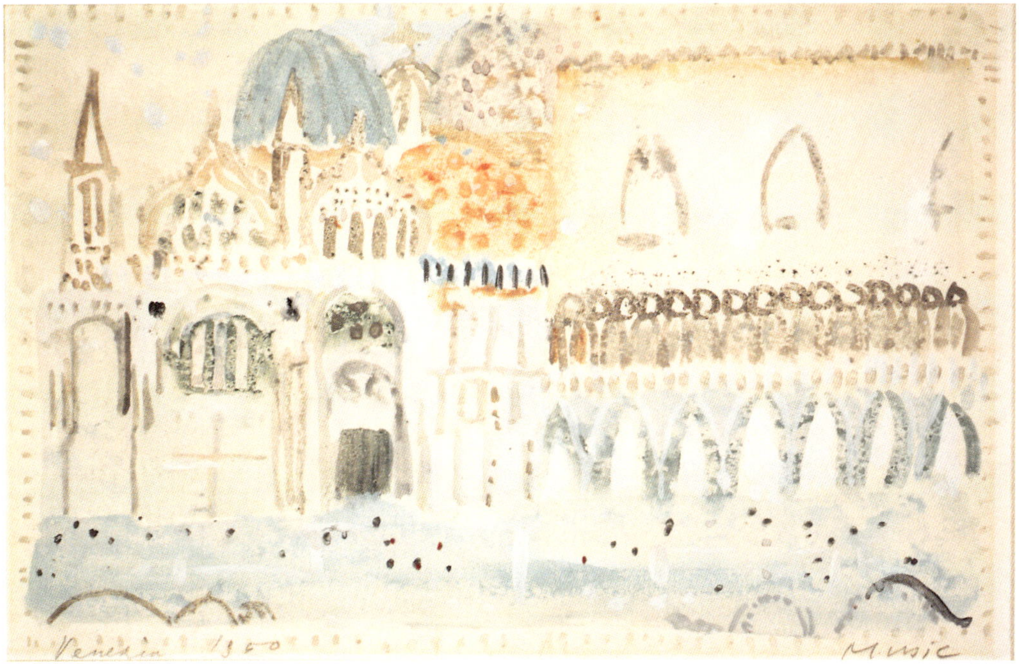

Markusdom und Dogenpalast
1950
Aquarell auf Papier
19,5 x 30,3 cm
bez. unten links: *Venezia 1950,* rechts: *Music*
Triest, Sammlung Zanei

Akt
ca. 1946
Öl auf Kalk
45 x 65 cm
Venedig, Sammlung des Künstlers

Akt
1947
Öl auf Kalk
45 x 64
bez. unten rechts: *Music 1947*
Venedig, Sammlung des Künstlers

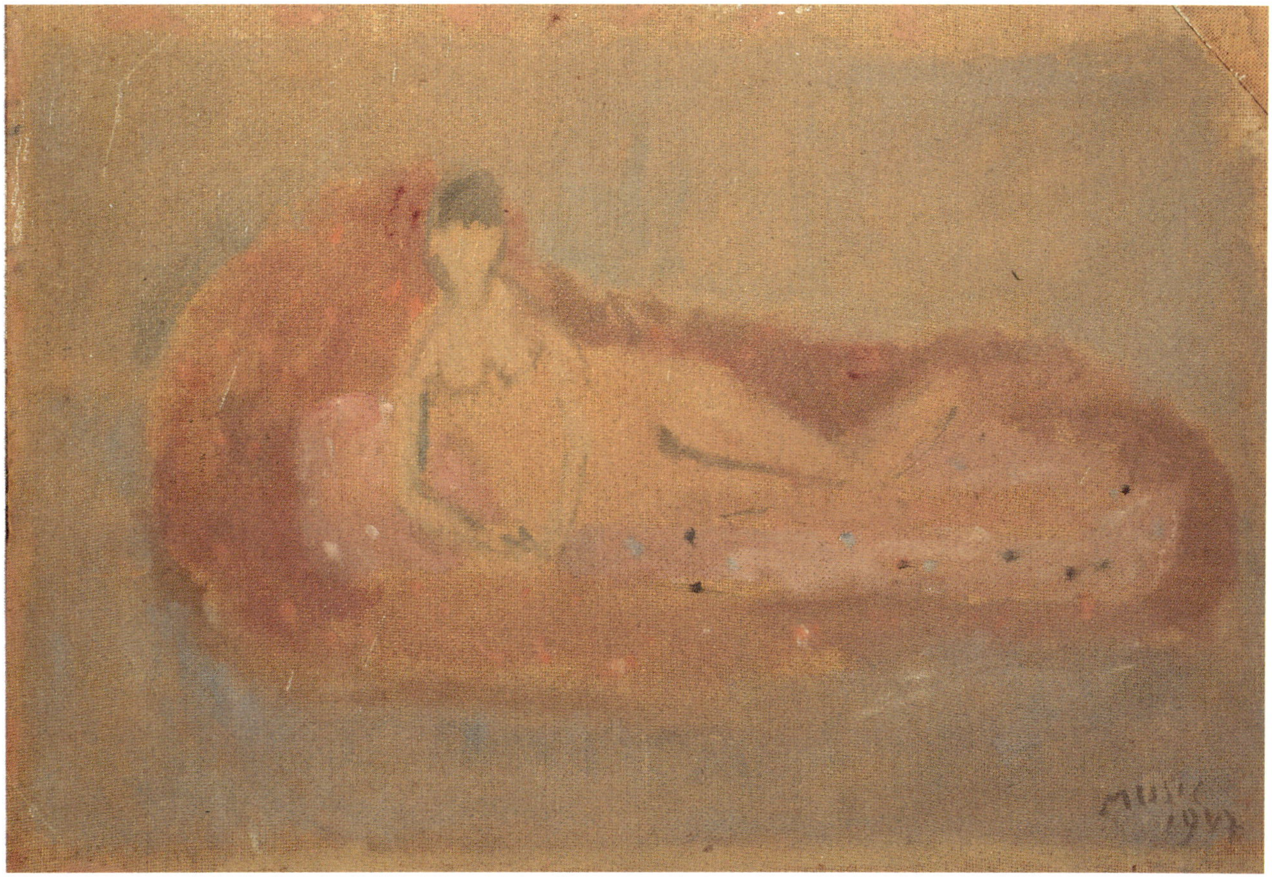

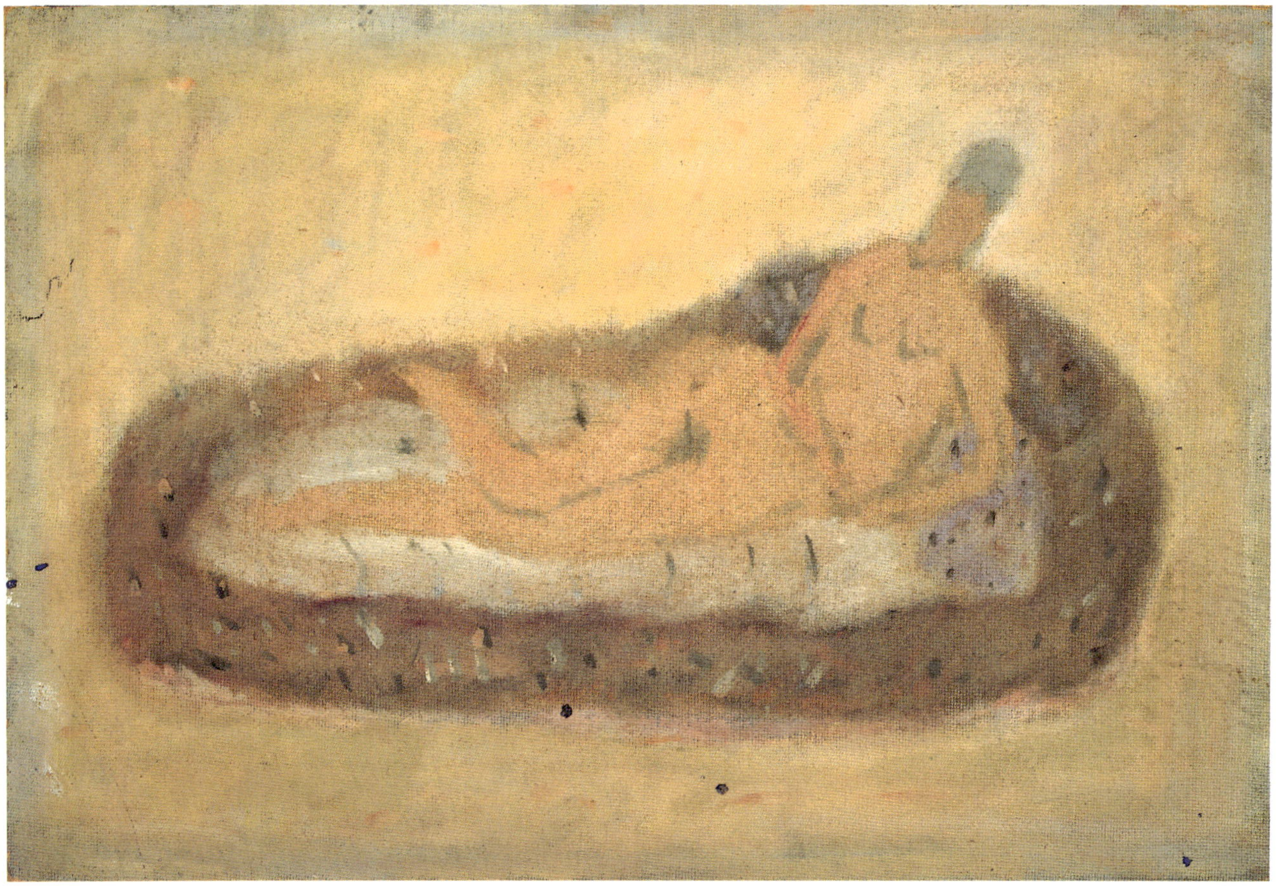

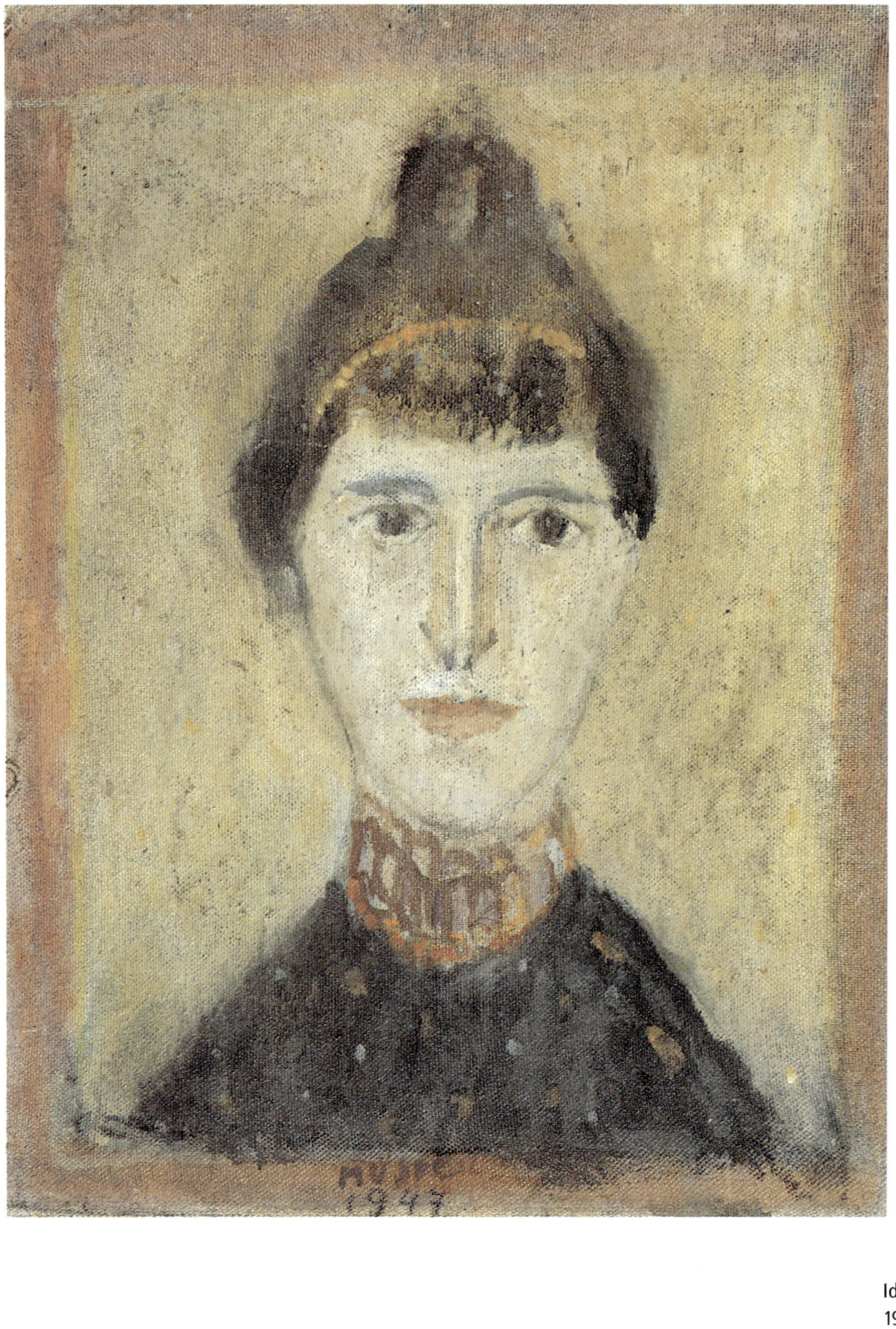

Ida
1947
Öl auf Leinwand
40 x 29 cm
bez. unten Mitte: *Music/1947*
Venedig, Sammlung des Künstlers

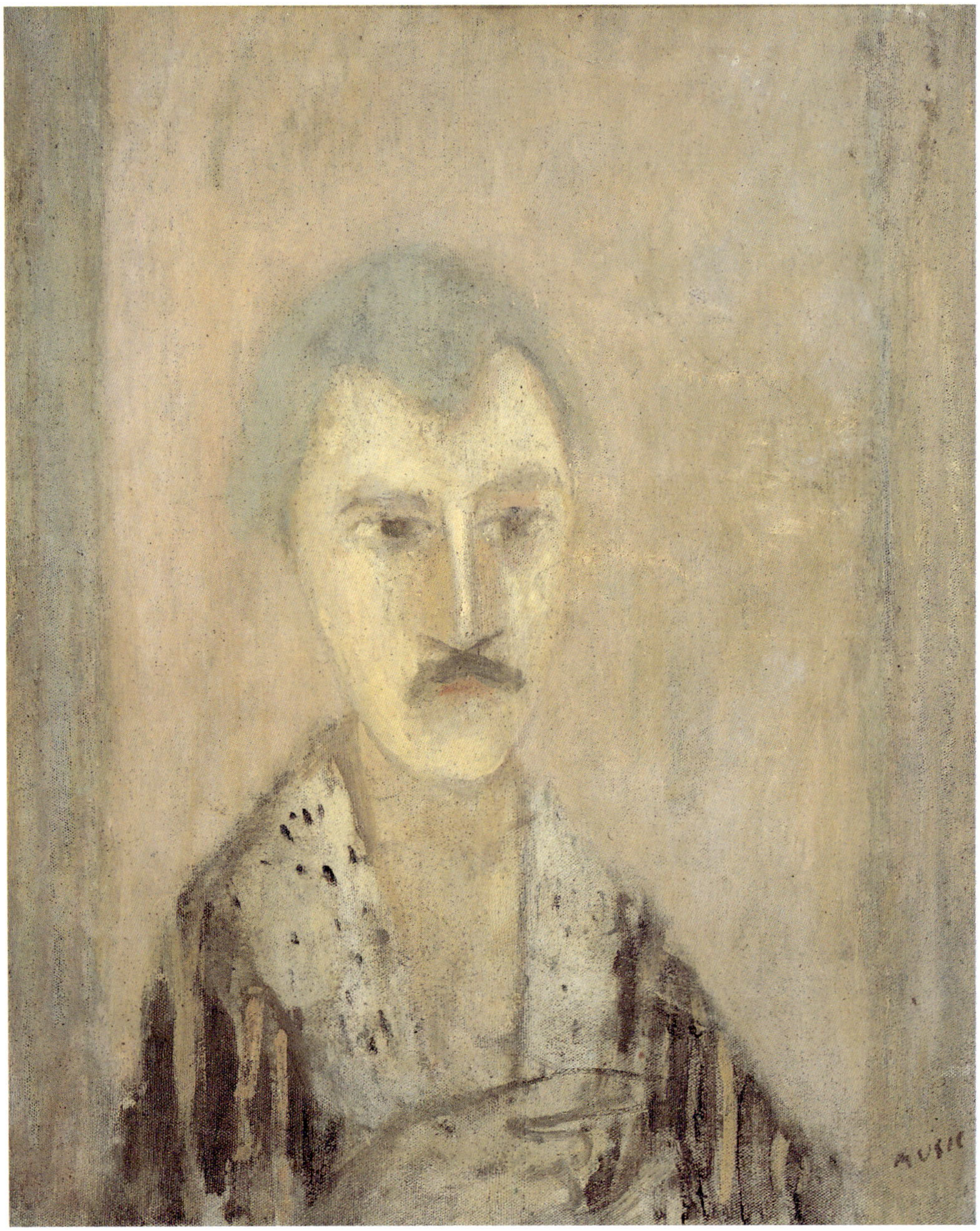

Selbstbildnis
1947
Öl auf Leinwand
54,5 x 44 cm
bez. unten rechts: *Music*
Venedig, Sammlung des Künstlers

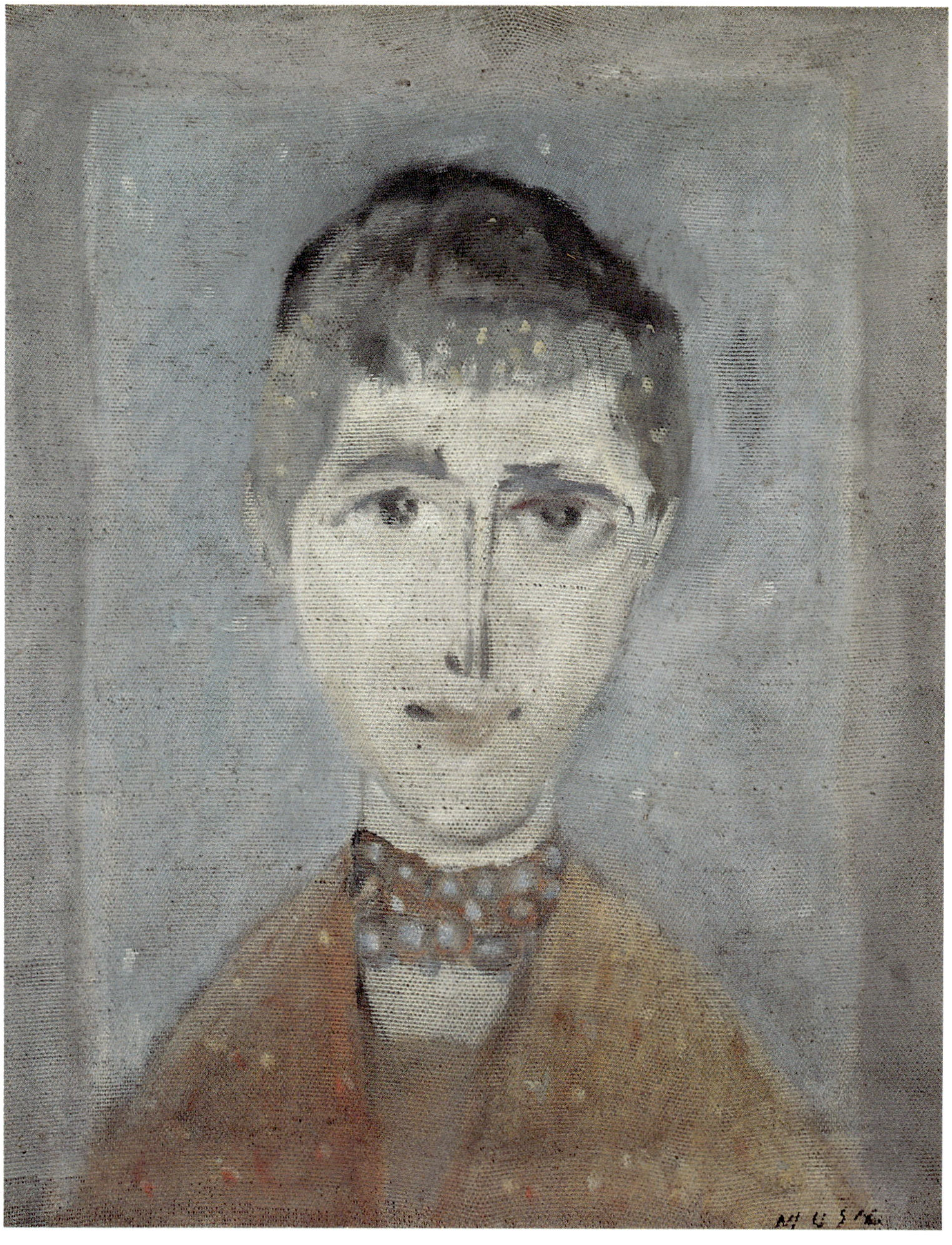

Ida
1948
Öl auf Leinwand, auf Karton aufgezogen
38 x 30 cm
bez. unten rechts: *Music*
Venedig, Galleria Contini

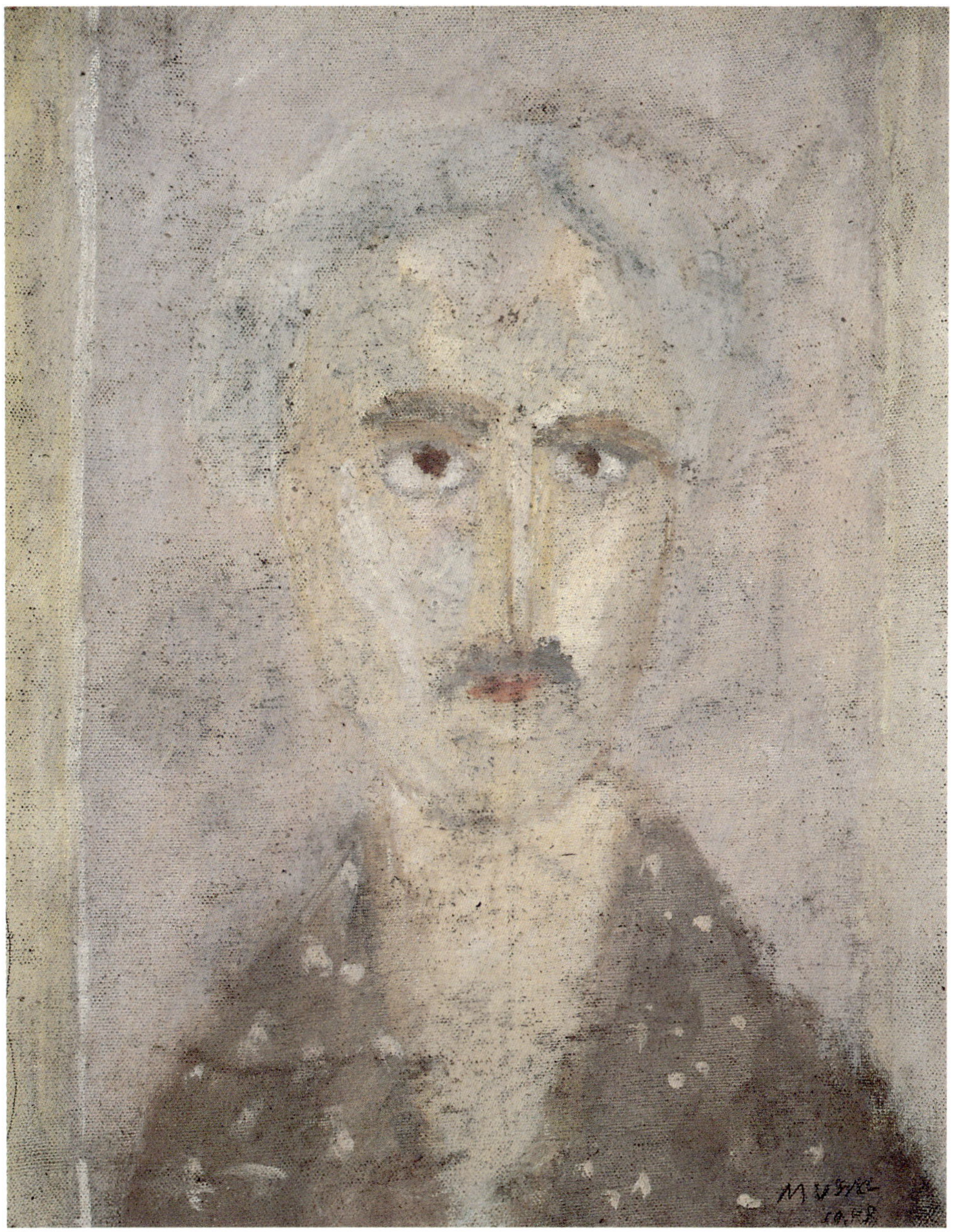

Selbstbildnis
1948
Öl auf Leinwand, auf Karton aufgezogen
39 x 31,5 cm
bez. unten rechts: *Music/1948*
Venedig, Galleria Contini

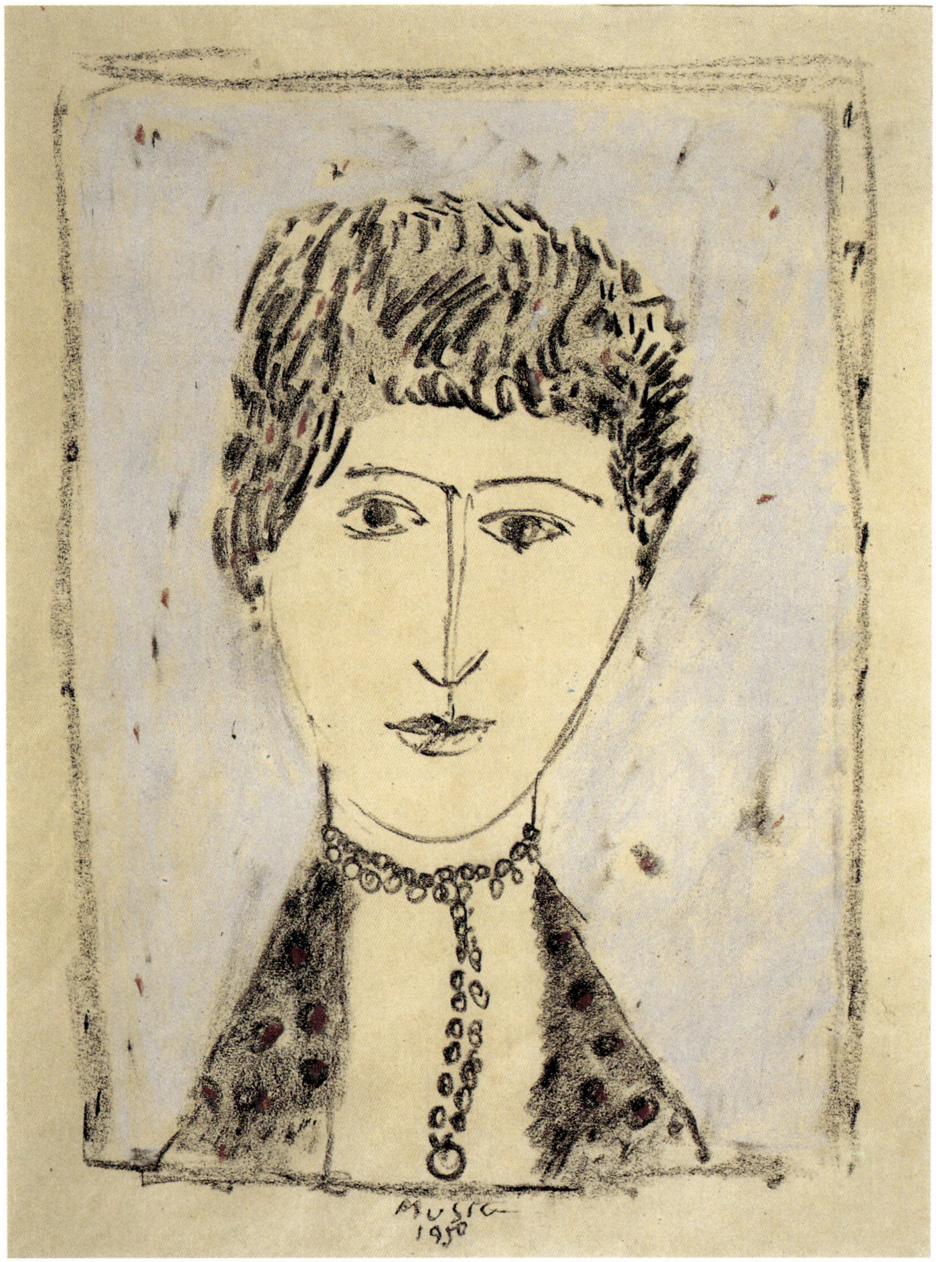

Ida
1950
Pastellkreide auf Papier
50 x 34,8 cm
bez. unten Mitte: *Music/1950*
Venedig, Sammlung des Künstlers

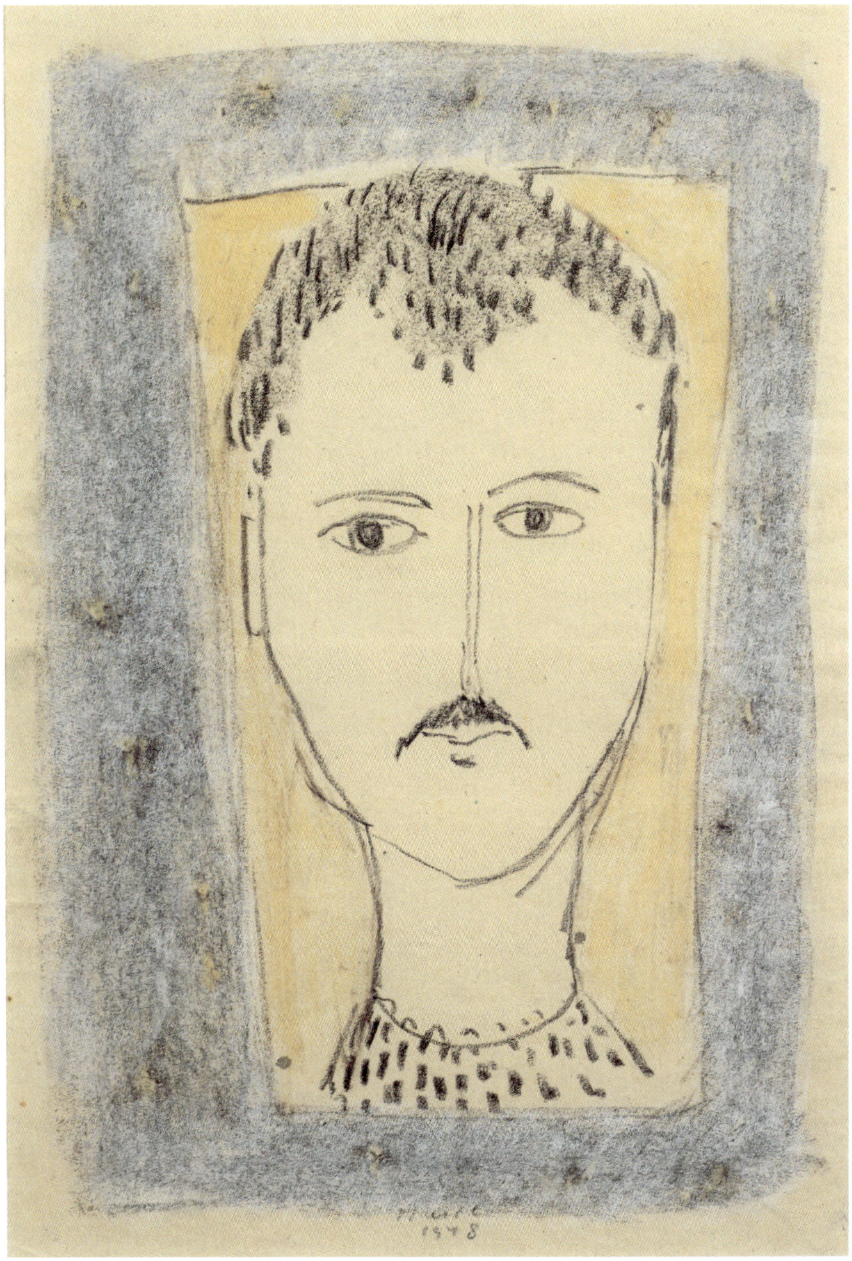

Selbstbildnis
1948
Pastellkreiden auf Papier
42 x 28 cm
bez. unten Mitte: *Music/1948*
Paris, Sammlung des Künstlers

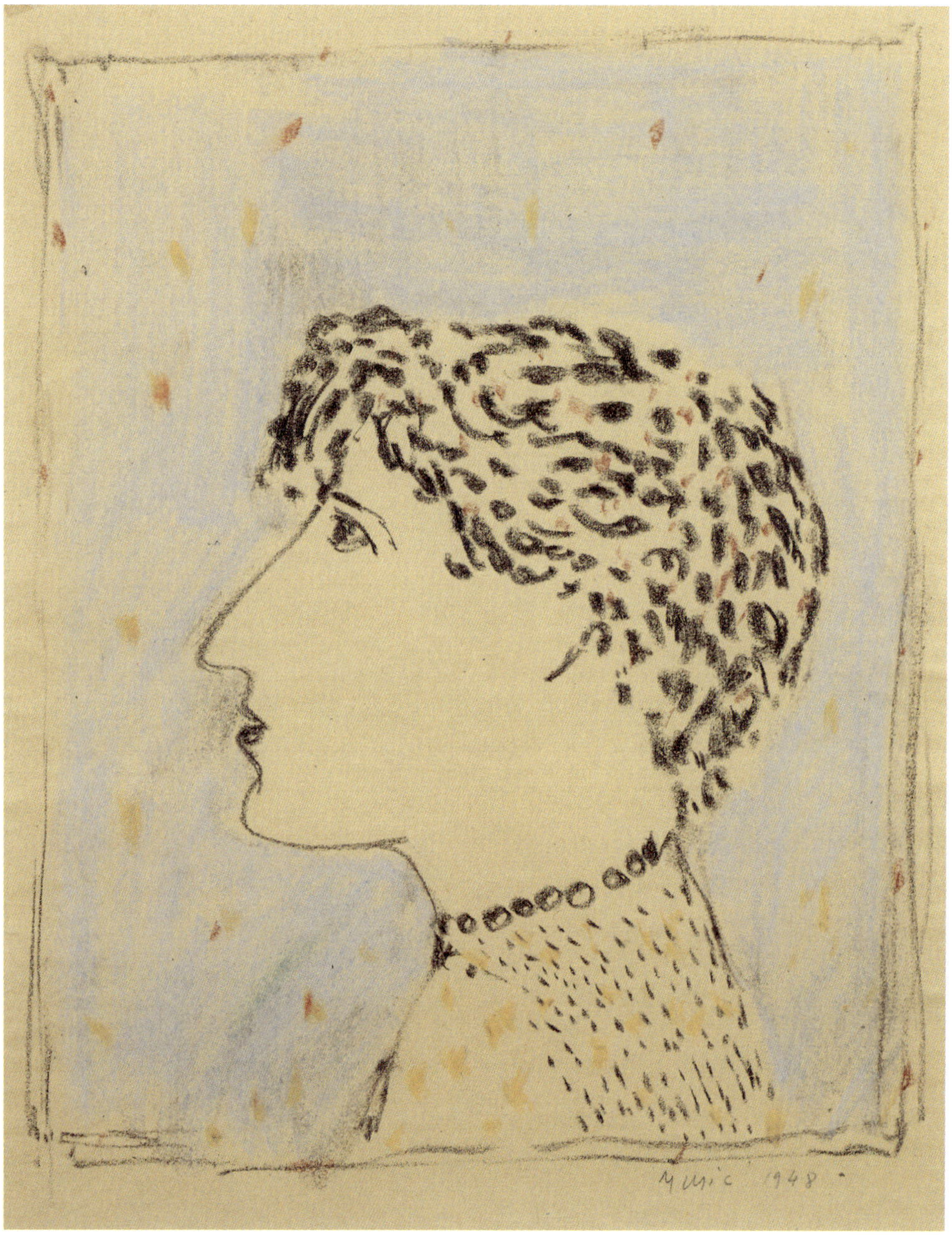

Ida
948
Aquarell auf Papier
47 x 35 cm
bez. unten rechts: *Music 1948*
Paris, Sammlung des Künstlers

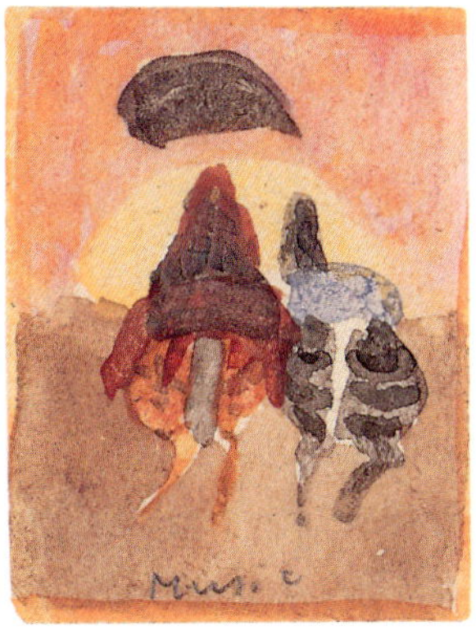

Pferde
1948/49
Aquarell auf Papier
5 x 3,4 cm
bez. unten Mitte: *Music*
Klagenfurt, Kunstsammlung

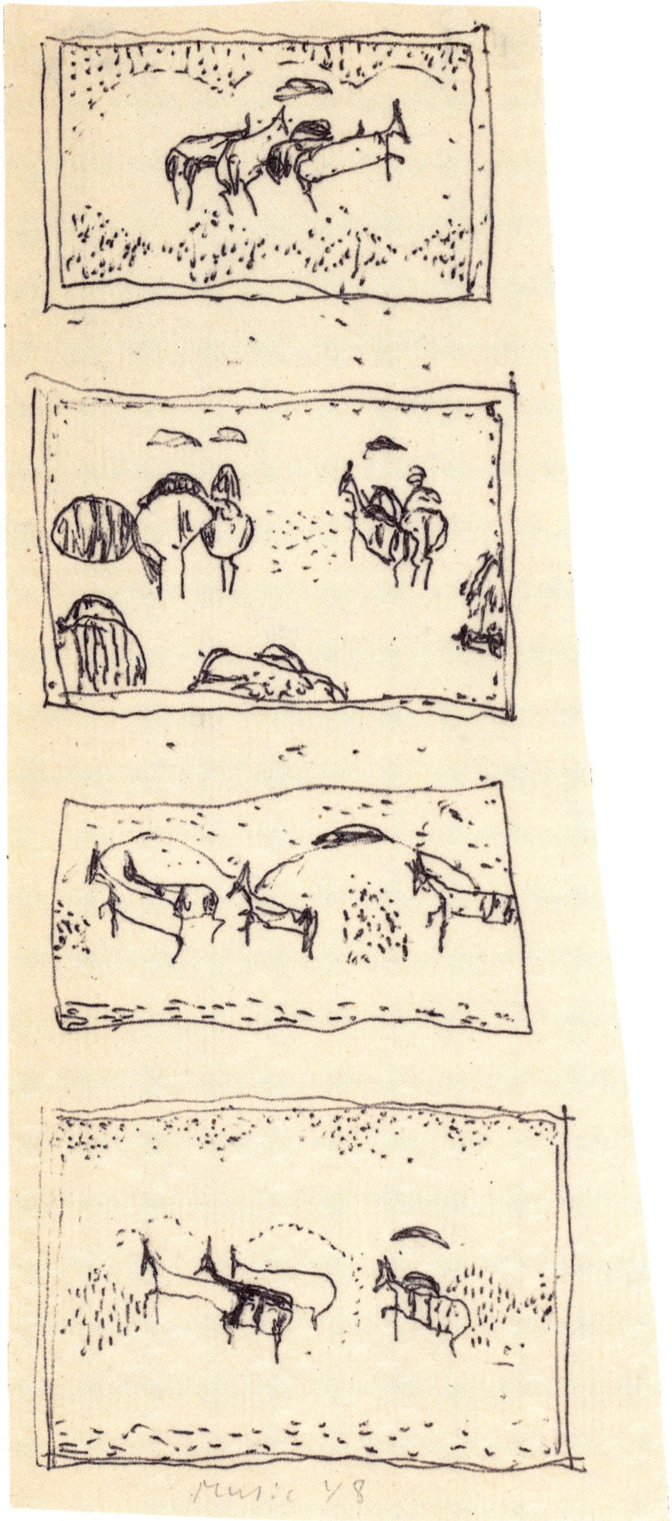

Pferde
1948
Kugelschreiber auf Papier
23,6 x 10,4 cm
bez.unten Mitte: *Music 48*
Klagenfurt, Kunstsammlung

Peter Handke

Vier Anmerkungen zu Zoran Music und seinen Bildern

1

Eines Tages war ich im Atelier des Malers, im Zattere-Viertel in Venedig, gegenüber der Bar, vor der ich oft gesessen bin, vor vielen Jahren, an den Abenden nach der Arbeit an meinem Filmskript *Falsche Bewegung*. Oder handelt es sich gar nicht um das Atelier des Malers, vielmehr um seine venezianische Wohnung? Warum habe ich keine Erinnerung an diesen Besuch, weder an eine Farbe noch an einen Farbgeruch – nichts als die massive und zugleich nervöse und aufgeregte, oder beunruhigte, Gestalt des Malers, verbunden mit dem weiträumigen graugelben Licht der Stadt Venedig draußen, jenes »Francesco Guardi -Venedig«? Aber es sei hinzugefügt, daß mir von allen Malerateliers, in denen ich je war, nur selten ein Gemälde im Gedächnis geblieben ist; deren Platz wird in der Regel eingenommen von einem jeweils besonderen Licht oder gleichsam einer energischen, muskulösen, gutwilligen Leere, begleitet von einem Gefühl. Was für ein Gefühl? Das kommt auf den Maler an. Im Atelier von Jan Voss zum Beispiel heißt das Gefühl »Wegfreude«, »Freude am Weg«; in jenem Pierre Aléchinsky's – schwer, das Wort zu finden – vielleicht »Der Mann, der die Formen vorbeiziehen sah«; in jenem Pierre Soulages' »Basaltspiegel« oder »Spiegelbasalt«. Und im Atelier (oder dem Wohnhaus) des Zoran Music? – »Landschaft (oder Erde, oder Tiere), festgehalten mit Richtigkeit«?, nein, eher »Landschaft, Erdreich, Tiere, festgehalten in ihrem *Maß*«. Ich sehe die Bilder von Music, besser als auf gleichwelchen Wänden, hier, fern von ihnen, bei geschlossenen Augen.

2

Ich entsinne mich meiner Verwirrung, als ich – nach so vielen Bildern von italienischen Hügeln, dalmatinischen Pferden, Miniaturen, zugleich monumentalen, von Venedig – die vom Grauen geprägten Gesichter der Mithäftlinge Zoran Music' im KZ von Dachau sah, gezeichnet von dem Maler, zum Chronisten geworden, vielleicht fünfundvierzig Jahre nach den Geschehnissen, mit einem frischen Entsetzen, welches antwortet auf jenes, das erlebt wurde vor langer Zeit. Jetzt aber, bei geschlossenen Augen, sehe ich diese Bilder und Zeichnungen wieder ohne meine anfängliche Verwirrtheit: sie bilden eine Einheit mit allem, was der Künstler geschaffen hat, und ich spüre, zusammen mit den Gesichtern, den Gebärden und den Verkrümmungen der Gefangenen, als das Bestimmende dieser Blätter – auf den ersten Blick so im Gegensatz mit der gewohnten Arbeit von Zoran Music – vor allem jenes selbe *Maß,* entsprungen der selben Person: erstaunlich, wie ich, bei geschlossenen Augen, mich geprägt und getragen vor allem fühle von dem *Format,* dem einleuchtenden Format der Zeichnungen, jenem Format, das genauso gilt für die Sujets aus dem jugoslawischen Karst, vom Canale Grande in Venedig, dem Schock von Pferden, sagen wir, aus der Nähe von Split oder Dubrovnik. Bei Music ist es also, auf den ersten Blick wie auch auf den letzten, das *Format,* welches ordnet, rhythmisiert, die Schwere der Gegenstände aufhebt, den Bildern Luft und Flügel gibt. Zuerst die Wahl des richtigen Formats, und danach vielleicht der richtige Abstand zwischen dem Maler-Betrachter und der Welt. Und danach erst die Komposition. Und danach erst die Formen. Und danach, vielleicht, die Farben.

3

So schließe ich noch einmal die Augen, und höre Zoran Music erzählen, wie sein Vater, der Slowene, kurz nach dem Ersten Weltkrieg und dem Fall des österreichisch-ungarischen Reiches, Lehrer wurde in dem kleinen Kärntner Ort, nah der jugoslawischen Grenze, wo ich zwanzig Jahre später geboren worden bin. Zoran hatte, als Kind, um 1920 dort oft seine Sonntagsausflüge zusammen mit den Eltern zu jenem Gasthaus unternommen, das sich schräg gegenüber dem Haus meiner Großeltern befand. Er saß da mit seinem Vater unter der Laube, die immer noch existiert (das Wirtshaus nicht mehr). Und er erzählte mir vor allem von einem bitterkalten Winter dort in G., wo er, das Kind, an einem Eismorgen im Hof der Schule, am Fuß des Riesenfelsens, der den Ort überragt, ein totes Reh vorfand, vom Felsgipfel gestürzt, und nun vor dem Klassenfenster liegend, hartgefroren.

4

Und jetzt sehe ich alle Bilder, Gravüren und Zeichnungen von Zoran Music als eine Karte Europas – eine andere Europakarte; die Karte eines anderen Europa; welches existiert, immer existiert hat, aber nie offiziell. Was freilich nicht sagt, jenes andere Europa sei unwirklich: das Europa der sienesischen oder umbrischen Hügel hier, der dalmatinischen Pferde da, der Anlegestellen am Giudecca-Kanal dort. Und die Gemarterten von Dachau sehe ich jetzt als einen Teil jener Karte. Hätten sie überlebt, wie ihr Leidensgefährte Zoran Music überlebt hat, so wären sie heute nicht nur die idealen Betrachter solch einer Karte, sondern auch ihre Zeichner, Maler, Architekten, wie Zoran Music einer geworden ist, nach seiner Befreiung. Seine Europa-Karte, *skizziert* von seinen *Gemälden* – ja, dieses Paradox streift die Wahrheit –, eine Karte, luftig wie keine andere, im Maß, wie es den Gegenständen nicht nur entspricht, ihnen vielmehr auch wohltut: je länger ich sie betrachte, desto graziöser und, vor allem, morgendlicher erstreckt sie sich in eine Zukunft.

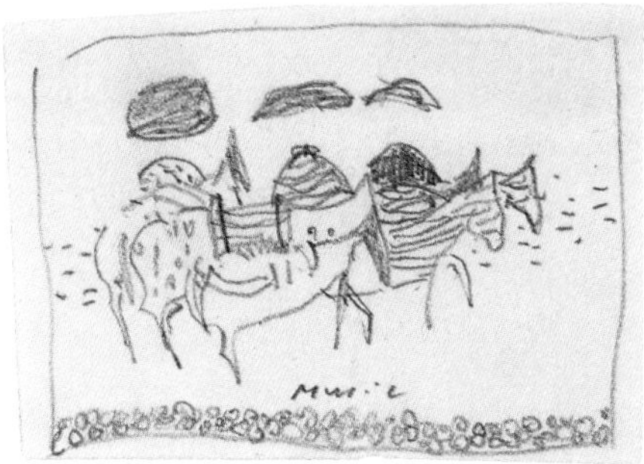

Pferde
1948/49
Bleistift auf Papier
4,1 x 5,5 cm
bez: unten Mitte: *Music*
Klagenfurt, Kunstsammlung

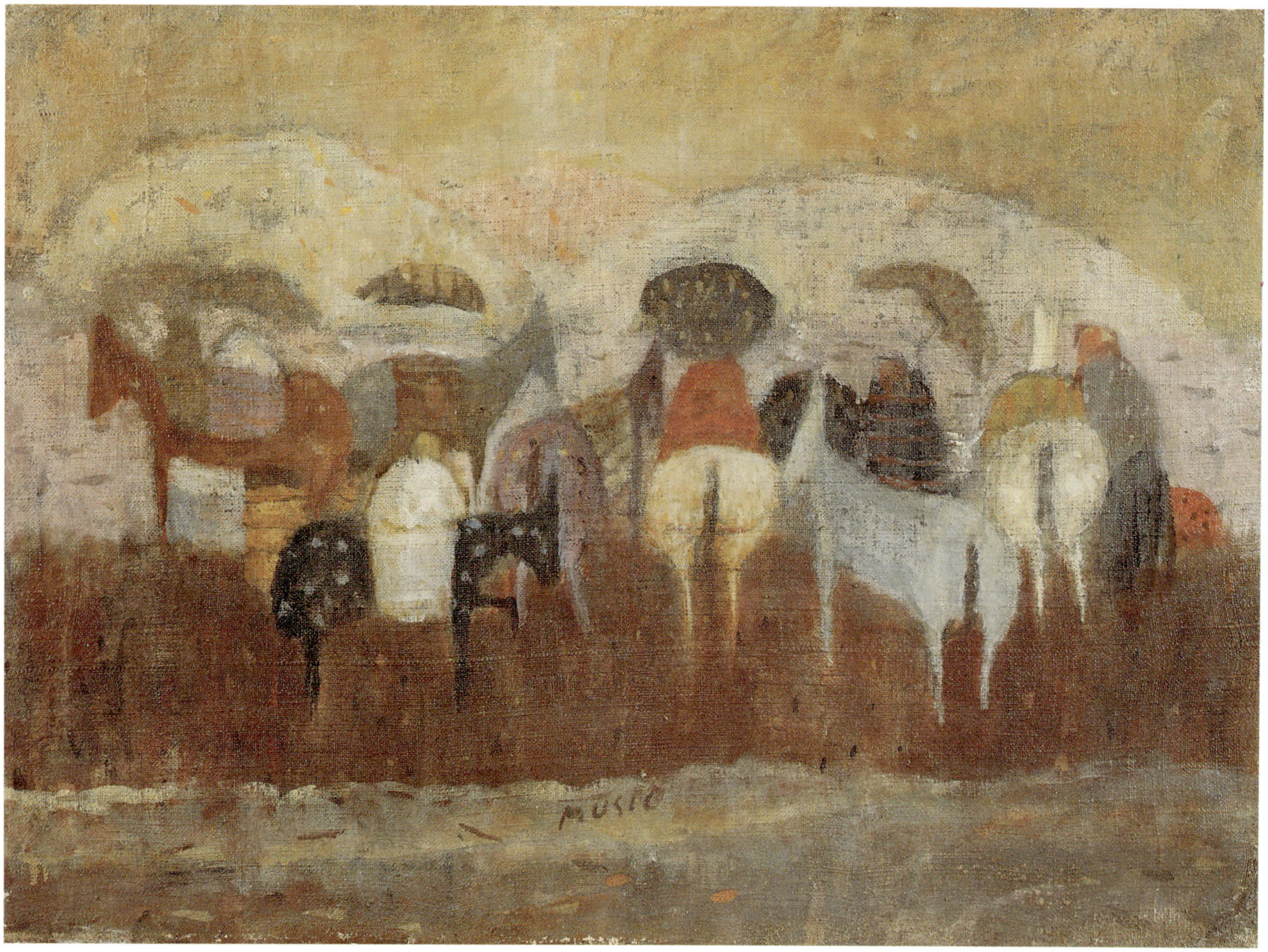

Dalmatinisches Motiv
1948
Öl auf Leinwand
46 x 62 cm
bez. unten Mitte: *Music*
Venedig, Sammlung des Künstlers

Dalmatinisches Motiv
1948
Öl auf Leinwand
70 x 50 cm
Triest, Sammlung Zanei

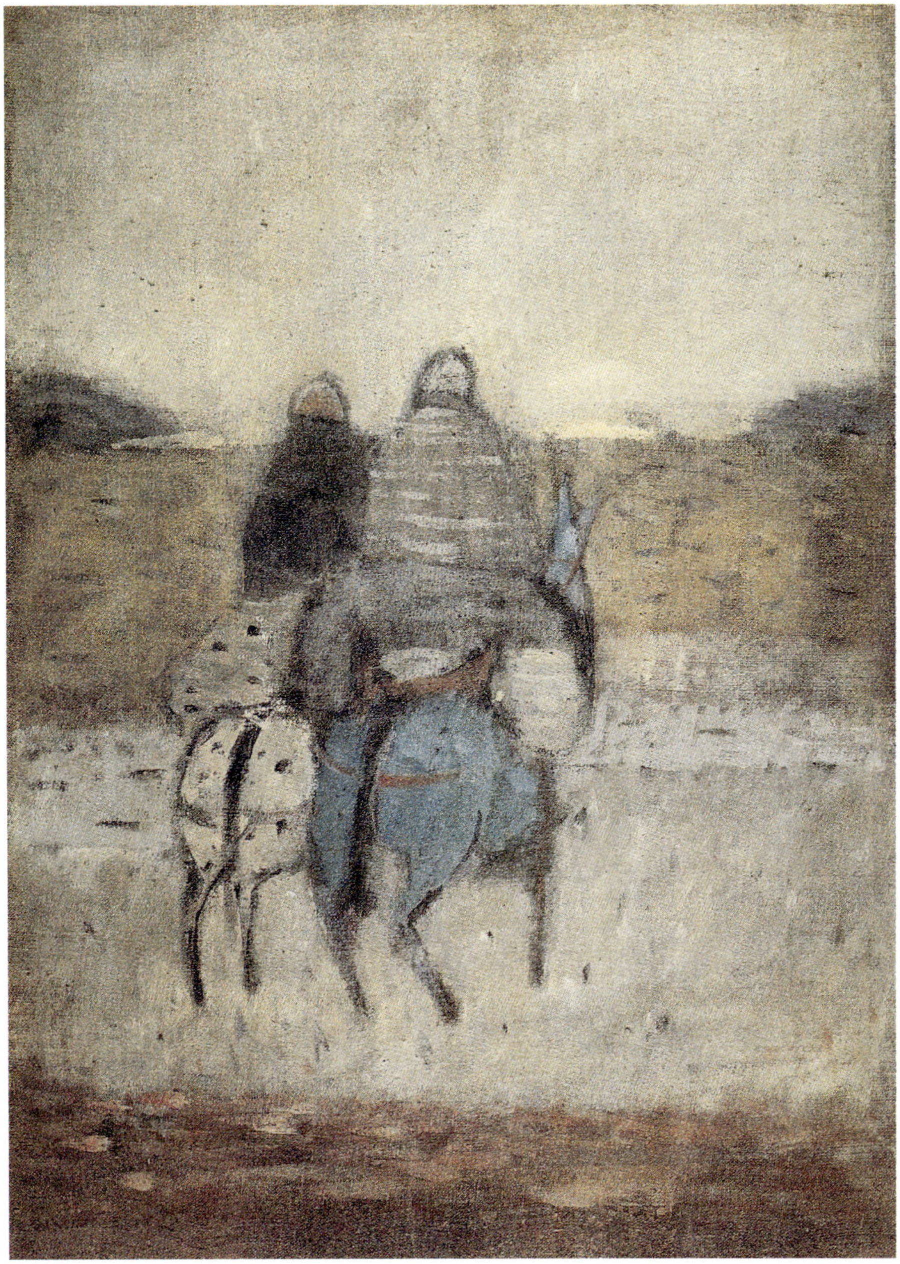

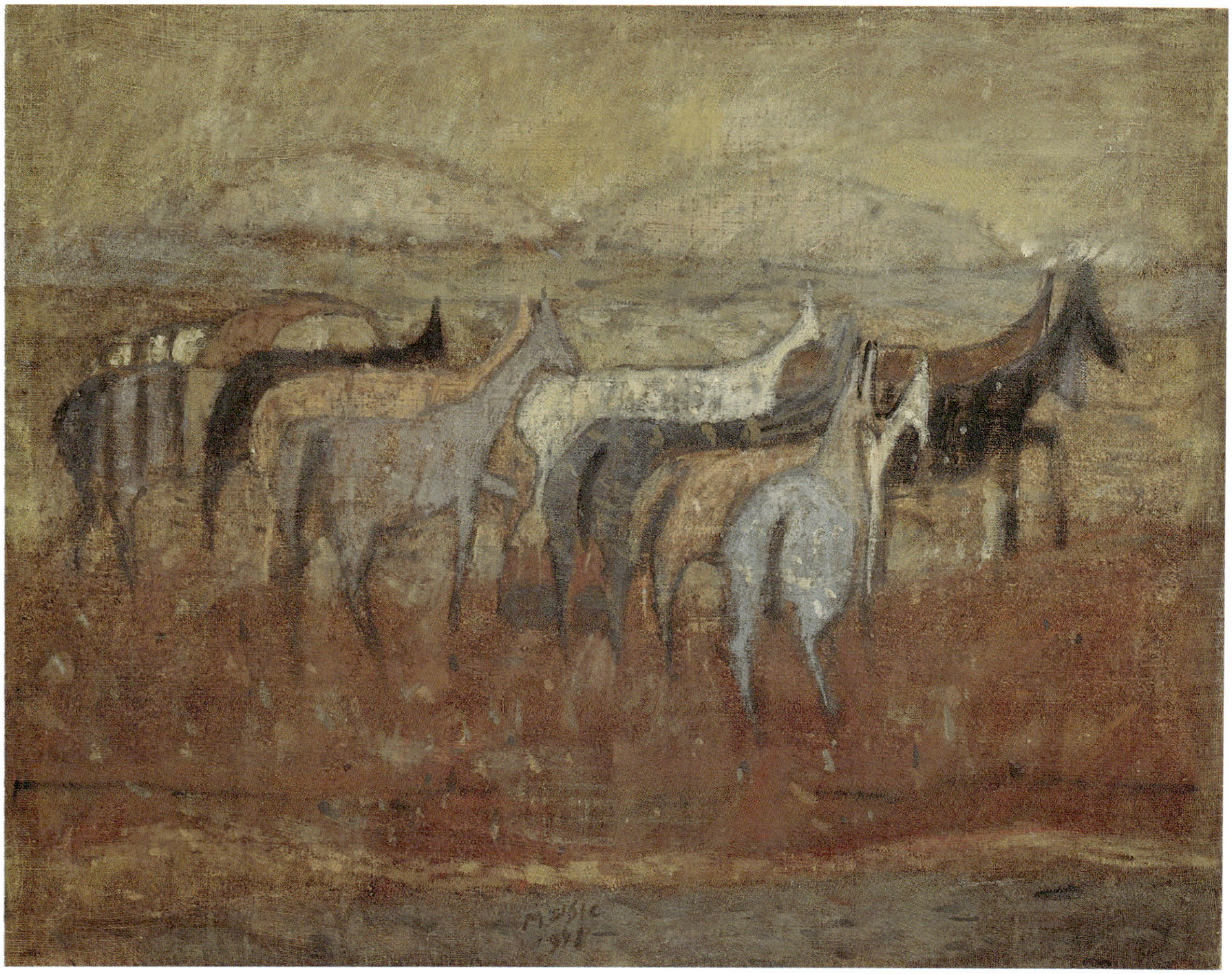

Vorbeiziehende Pferde
1948
Öl auf Leinwand
55 x 69,5 cm
bez. unten Mitte: *Music/1948*
Venedig, Sammlung des Künstlers

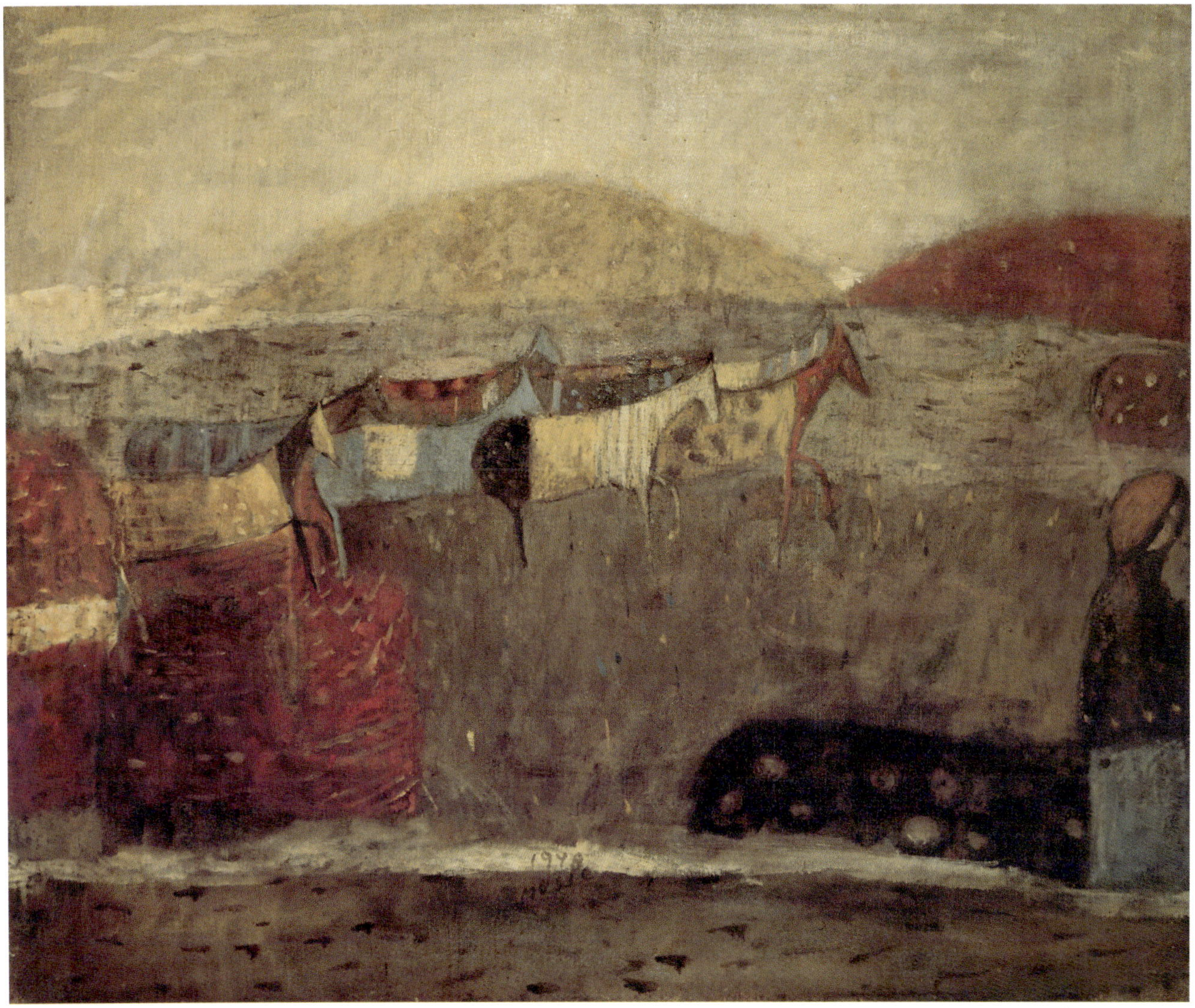

Vorbeiziehende Pferde
1948
Öl auf Leinwand
60 x 81 cm
bez. unten Mitte: *1948/Music*
Paris, Sammlung des Künstlers

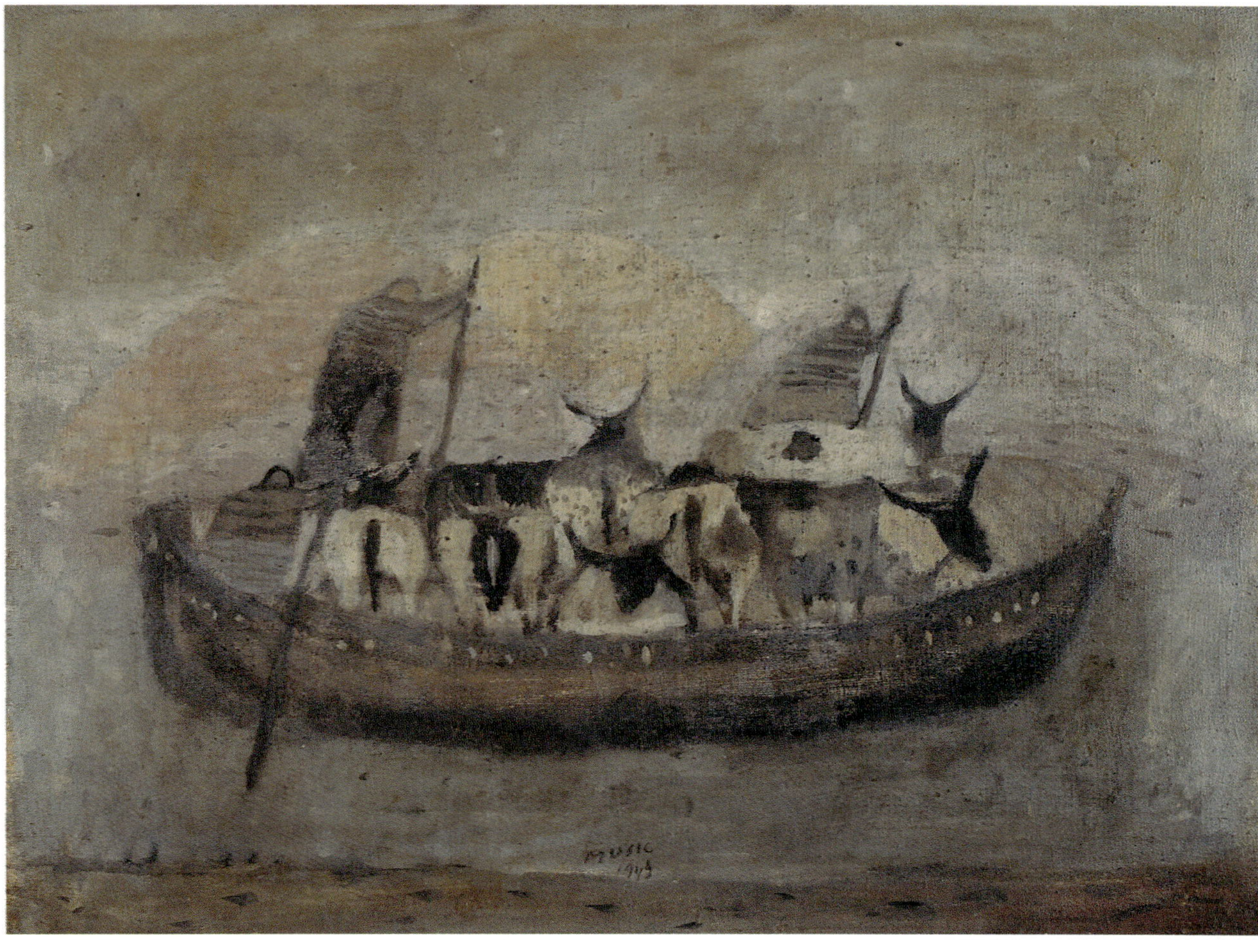

Barke
1949
Öl auf Leinwand
60 x 81
bez. unten Mitte: *Music/1949*
Venedig, Galleria Contini

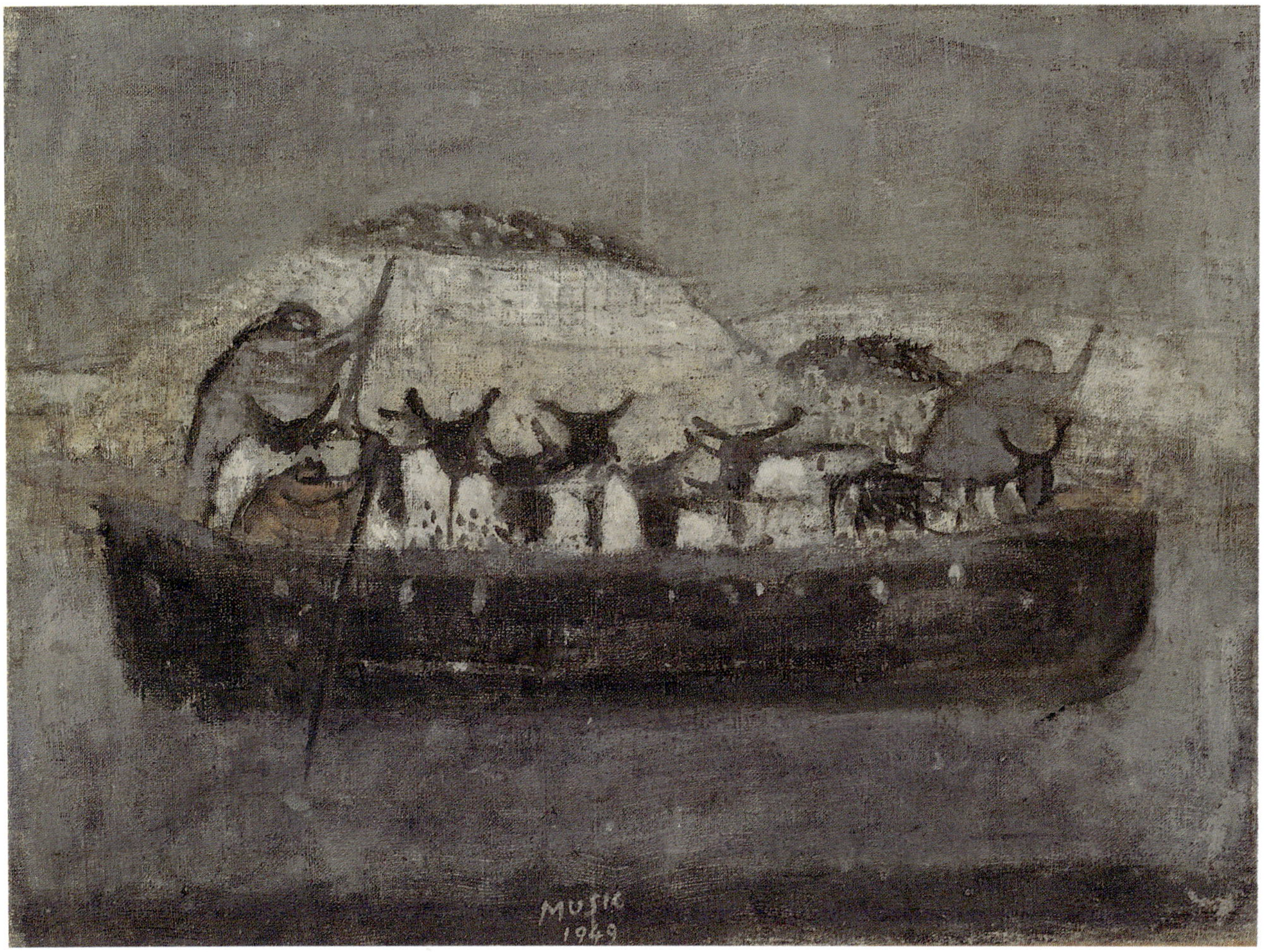

Barke
1949
Öl auf Leinwand
49 x 64 cm
bez. unten Mitte: *Music/1949*
Venedig, Sammlung des Künstlers

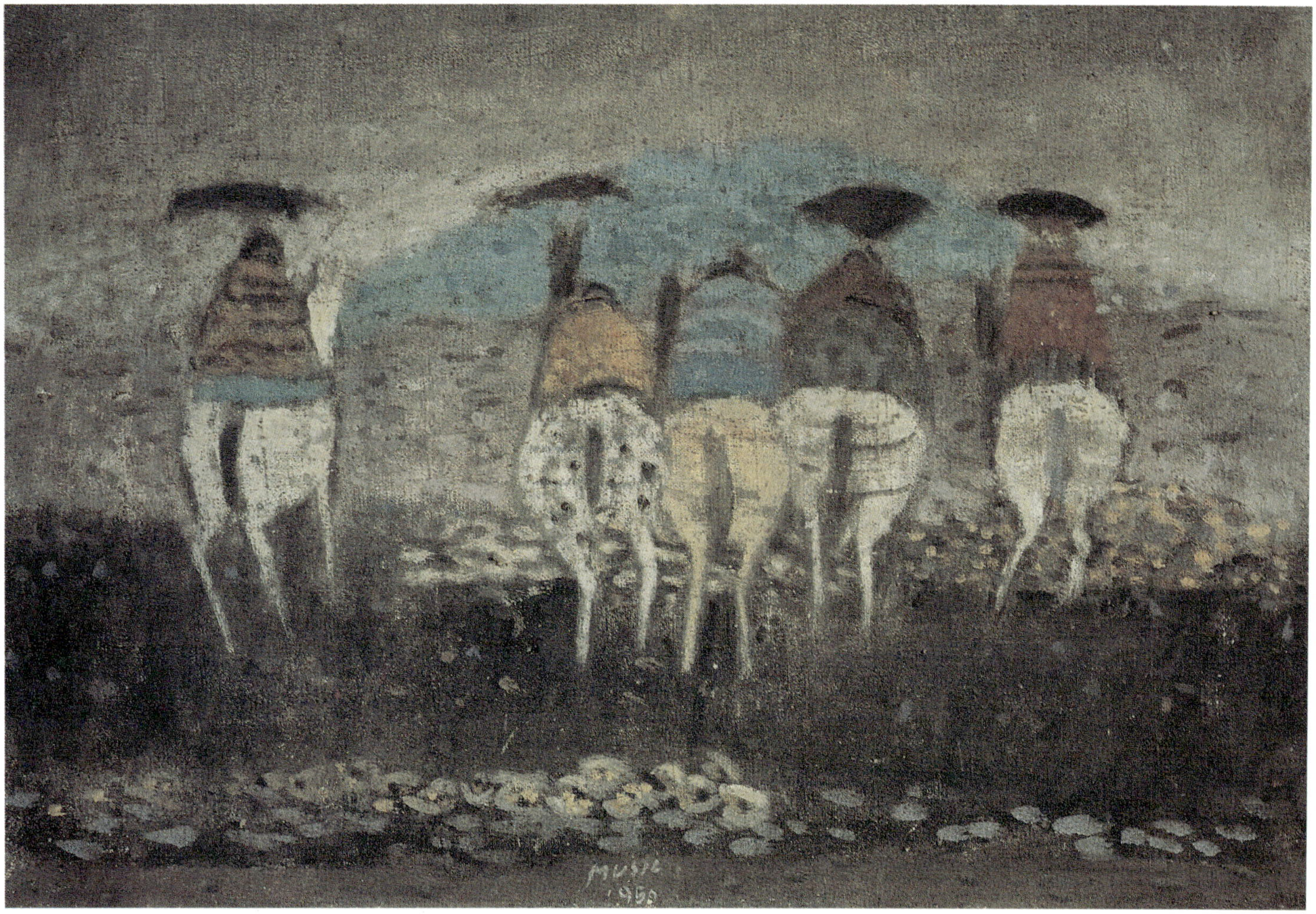

Dalmatinisches Motiv
1950
Öl auf Leinwand
45 x 63 cm
bez. unten Mitte: *Music/1950*
Triest, Sammlung Zanei

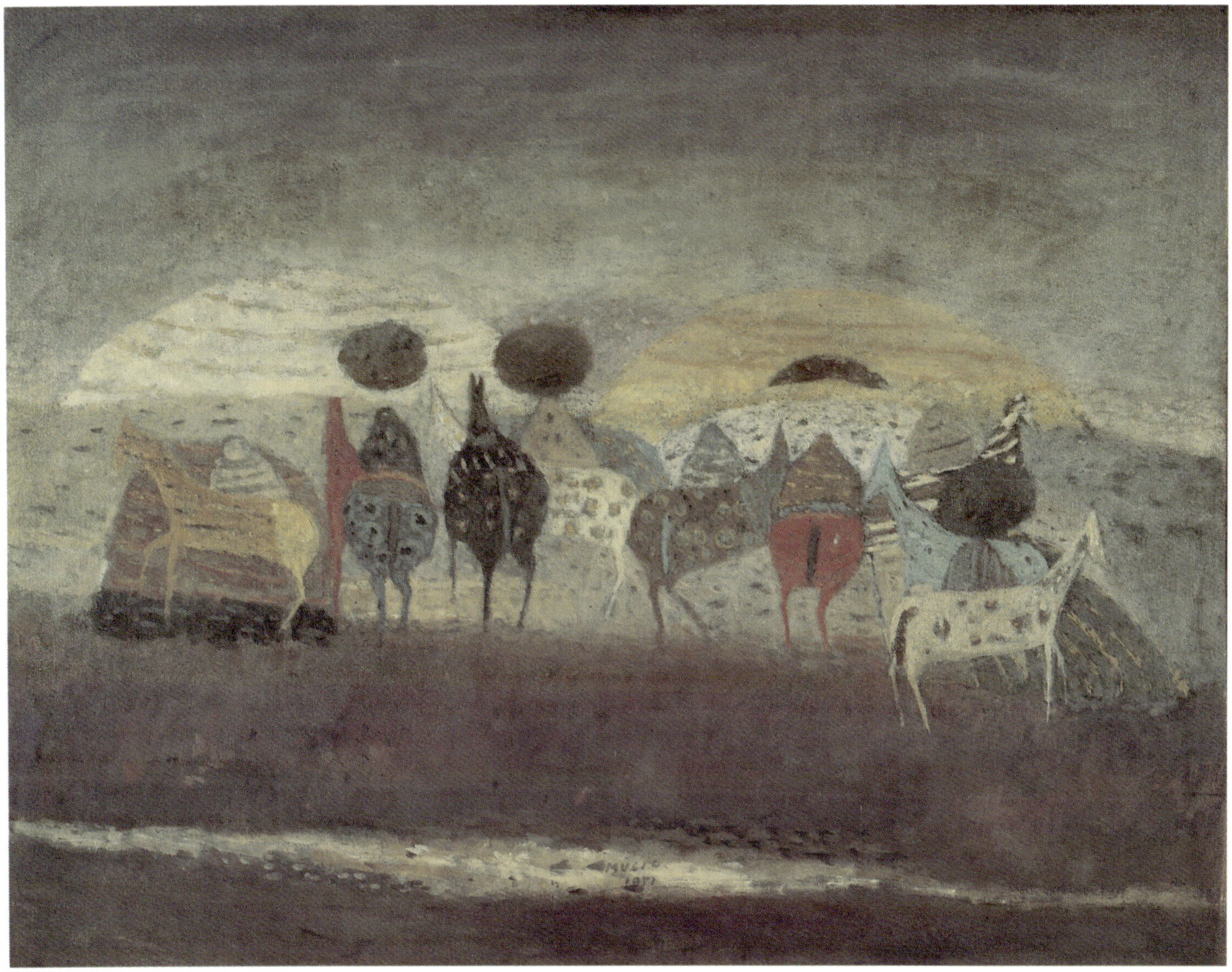

Dalmatinisches Motiv
1951
Öl auf Leinwand
120 x 150 cm
bez. unten Mitte: *Music/1951*
Amsterdam, Stedelijk Museum

Sienesische Landschaft
1949
Öl auf Leinwand
78 x 51 cm
bez. unten Mitte: *Music/1949*
Paris, Sammlung des Künstlers

Umbrische Landschaft
1949
Öl auf Leinwand
46 x 65 cm
bez. unten Mitte: *Music/1949*
Triest, Sammlung Zanei

Sienesiche Landschaft
1950
Öl auf Leinwand
48,2 x 63,2 cm
bez. unten Mitte: *Music/1950*
Paris, Sammlung des Künstlers

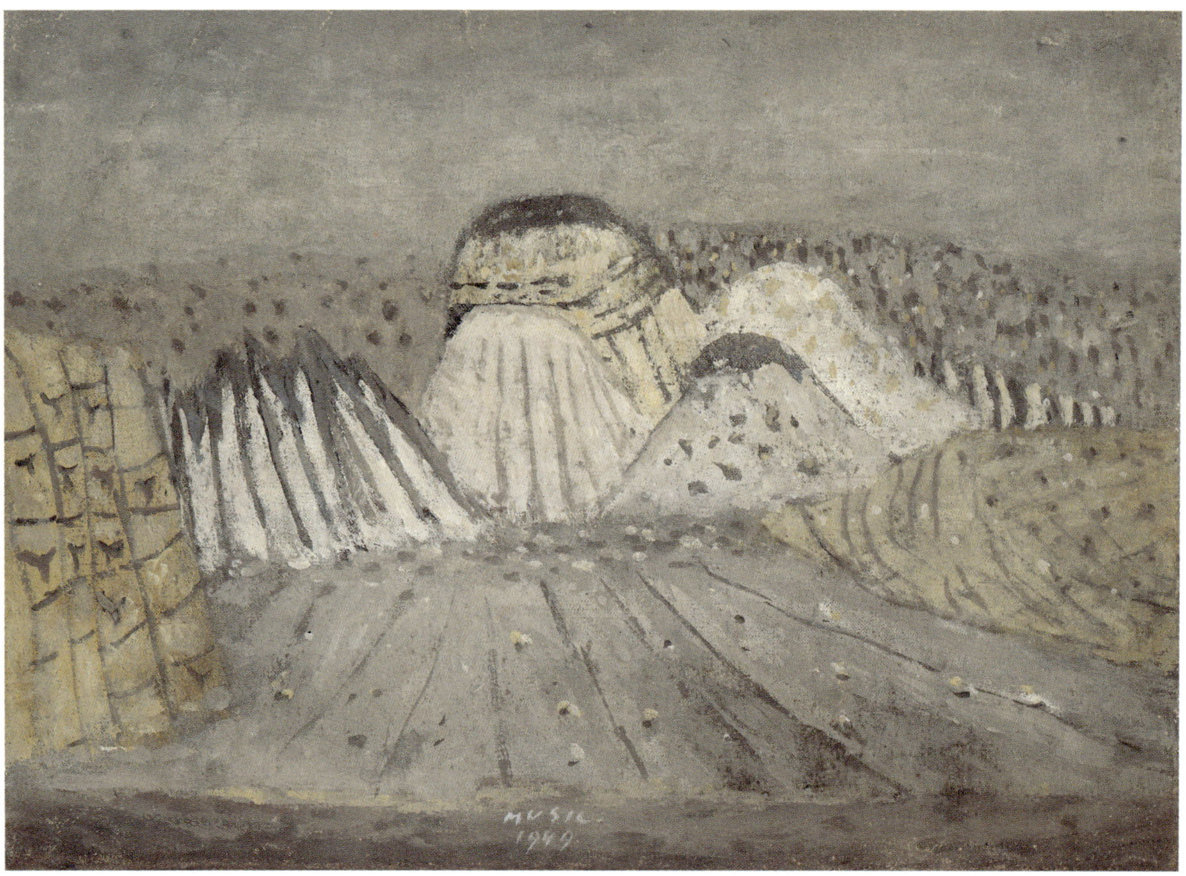

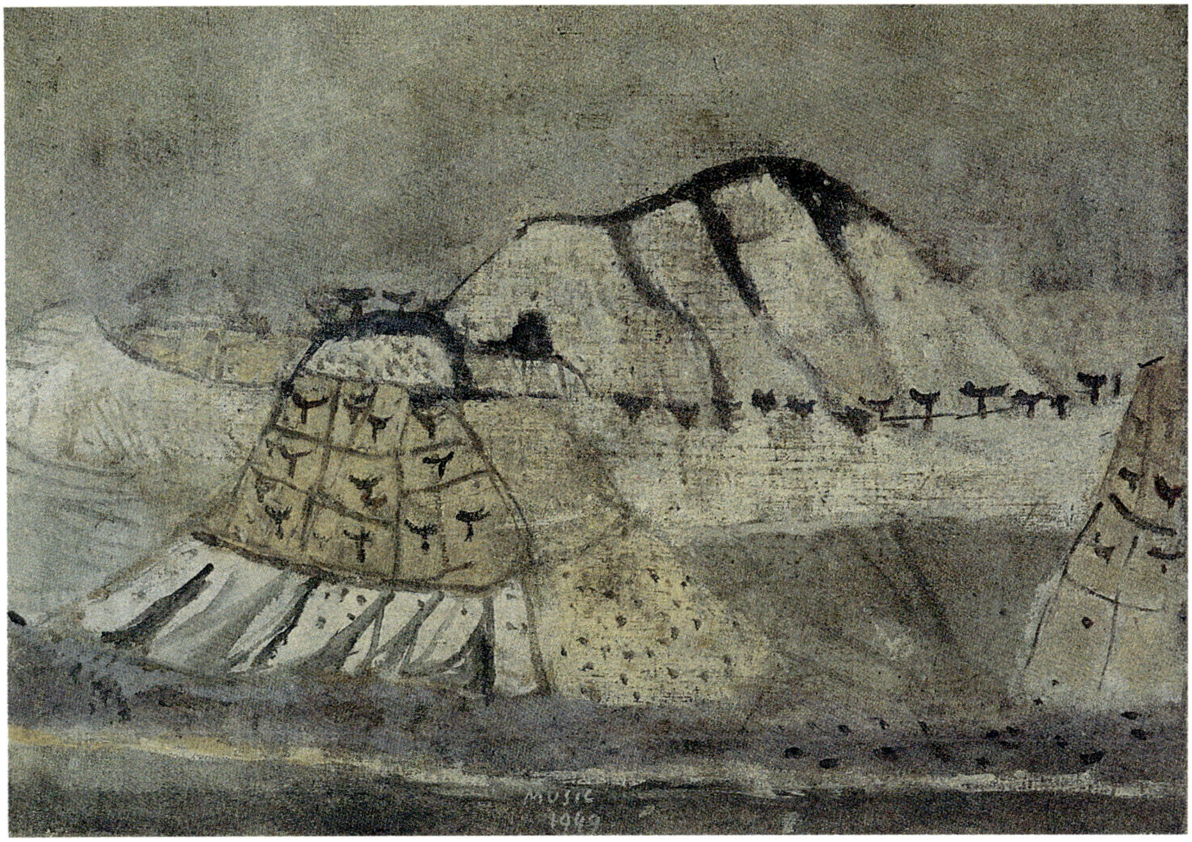
MUSIC
1949

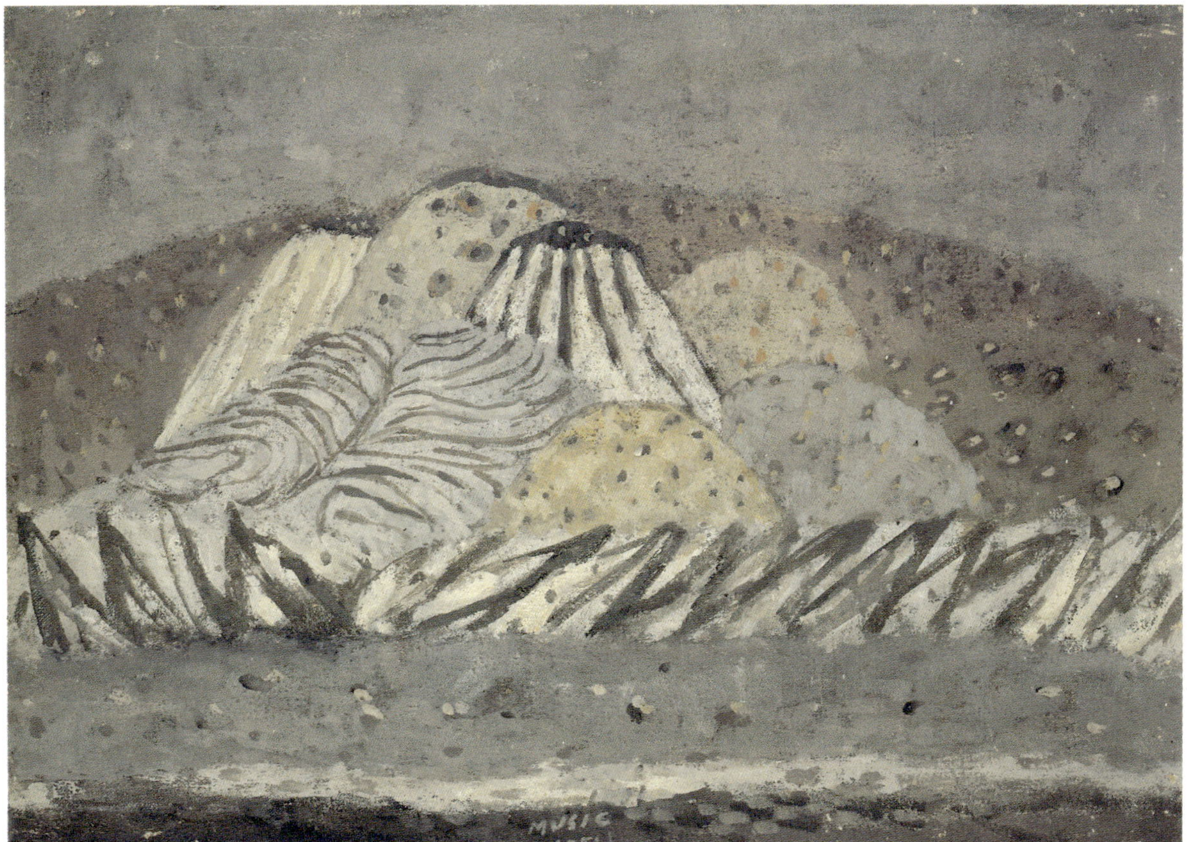
MUSIC
1951

Plötzlich zogen Hügel vorbei, die an Skeletthaufen gemahnten. Entblößte Knochen, nackte Flanken, die von der Sonne verbrannt oder vom Regen abgewaschen worden sind. Ich meinte, vor mir eine ewige Landschaft vorbeiziehen zu sehen, eine Erde, die der Zeit und der Geschichte Widerstand geleistet hat. Eine Erde, welche die Schritte des Menschen auslöscht, welche sich nicht verändern läßt und die ihre Struktur entblößt, als wollte sie zeigen, daß das Wesentliche sich unter der Haut befindet und nicht an der Oberfläche, die sich nach der Laune jedes Augenblicks verändert.

Diese runden, von den »calanchi« gezeichneten Hügel – jene tiefen Furchen, die das Wasser aus dem Ton gewaschen hat – zogen schnell am Fenster vorbei. Eine Landschaft fast ohne jegliche Vegetation. Wenige Sträucher folgen einander in einem bestimmten Rhythmus auf den Hügelkuppen. Manchmal ist diese Landschaft vom Menschen korrigiert: Jene an bestimmten Stellen gepflanzten dünnen Bäumchen scheinen Ornamente in die Landschaft zu zeichnen. Vom ersten Augenblick an war ich von diesem grau-weißen Land beeindruckt. Es schien mir, als ob hier die Zeit stillstehen würde. Diese oft sehr kleinen Zeichnungen brauchte ich, um die Bildkomposition festzulegen, indem ich ein bestimmtes Gleichgewicht festhielt.

Sienesische und umbrische Landschaften,
Pferde und Ida
1950
Aquarell auf Papier
30,2 x 42 cm
bez. unten Mitte: *Music/1950*
Klagenfurt, Kunstsammlung

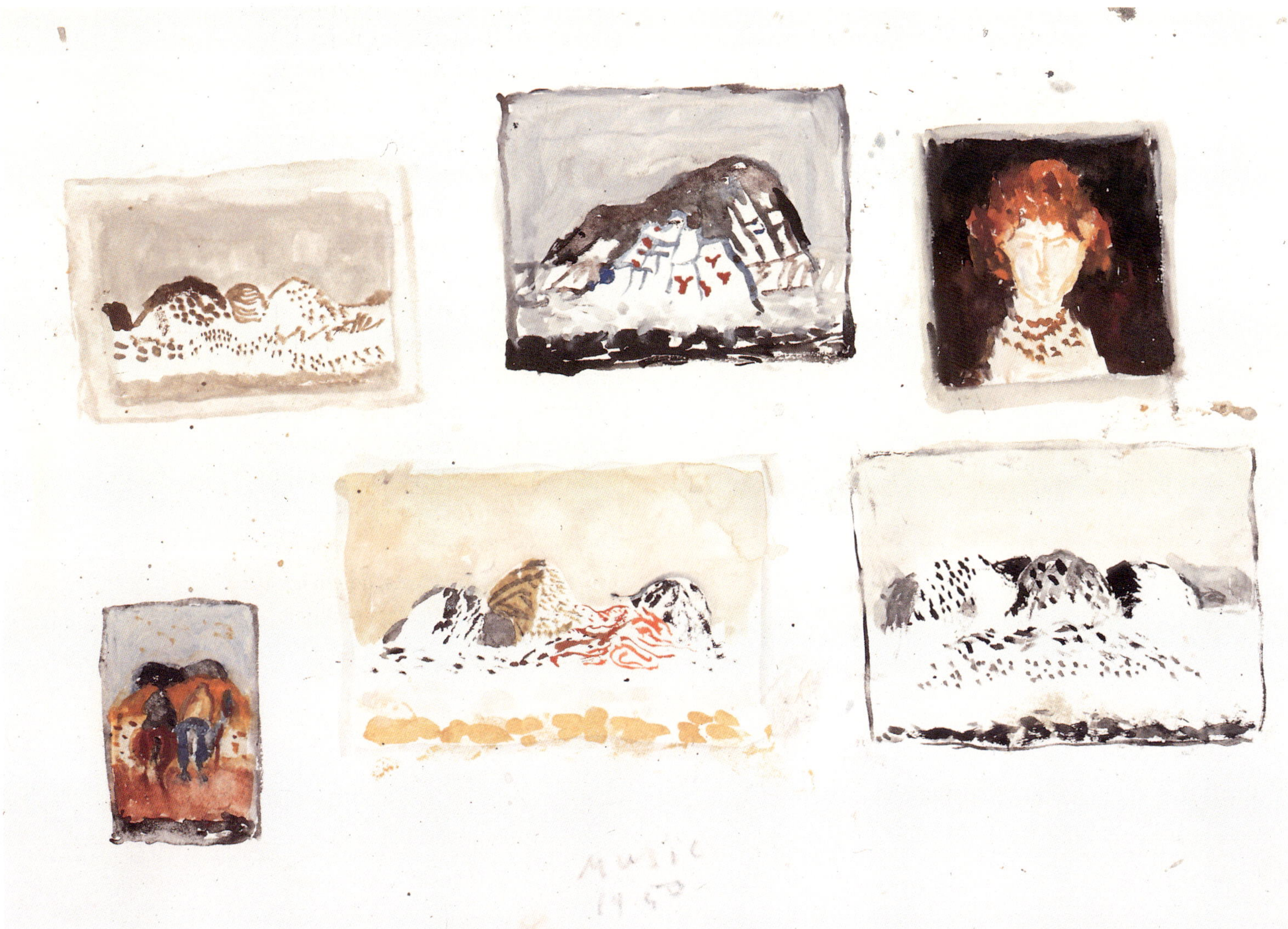
MUSIC
1950

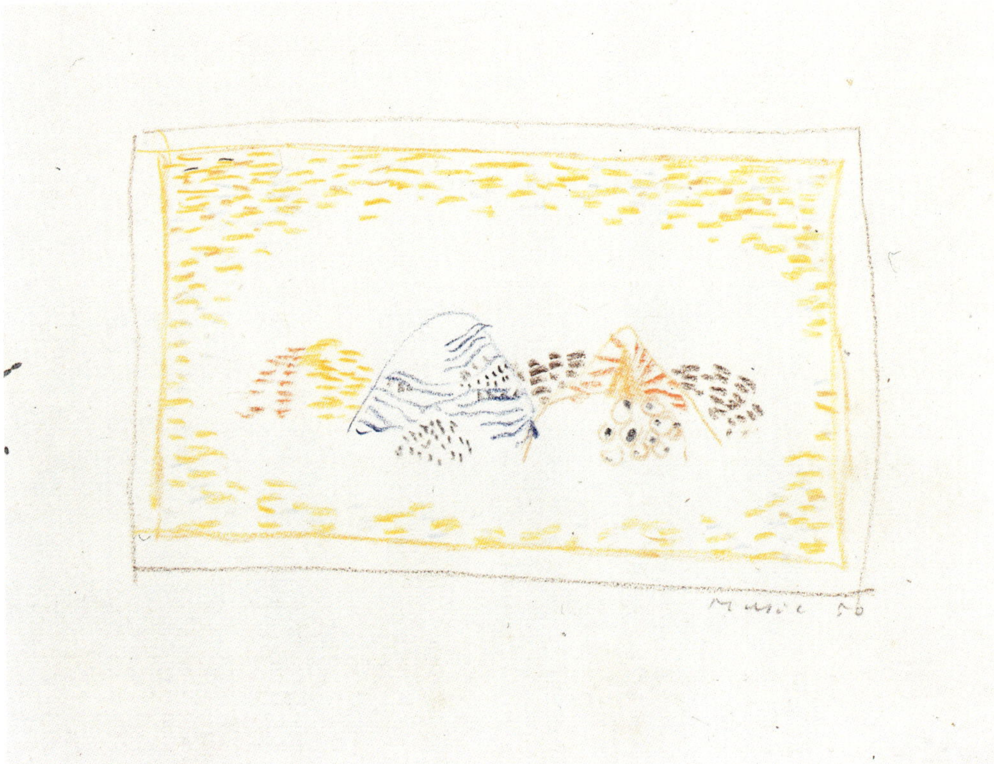

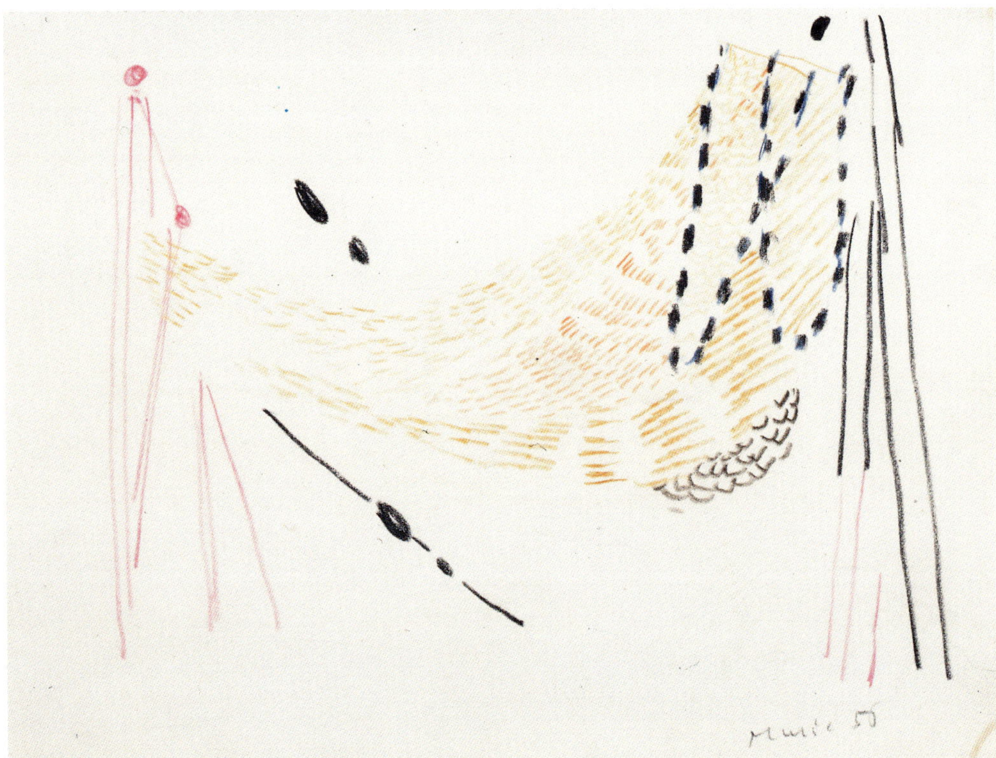

Sienesische Landschaft
1950
Farbstifte
16,5 x 21,5 cm
bez. unten rechts: *Music 50*
Klagenfurt, Kunstsammlung

Dalmatinische Landschaft
1957
Pastell auf Papier
16 x 24 cm
bez. unten rechts: *Music 57*
Klagenfurt, Kunstsammlung

Fischernetze
1956
Farbstifte auf Papier
20,7 x 26,9 cm
bez. unten rechts: *Music 56*
Klagenfurt, Kunstsammlung

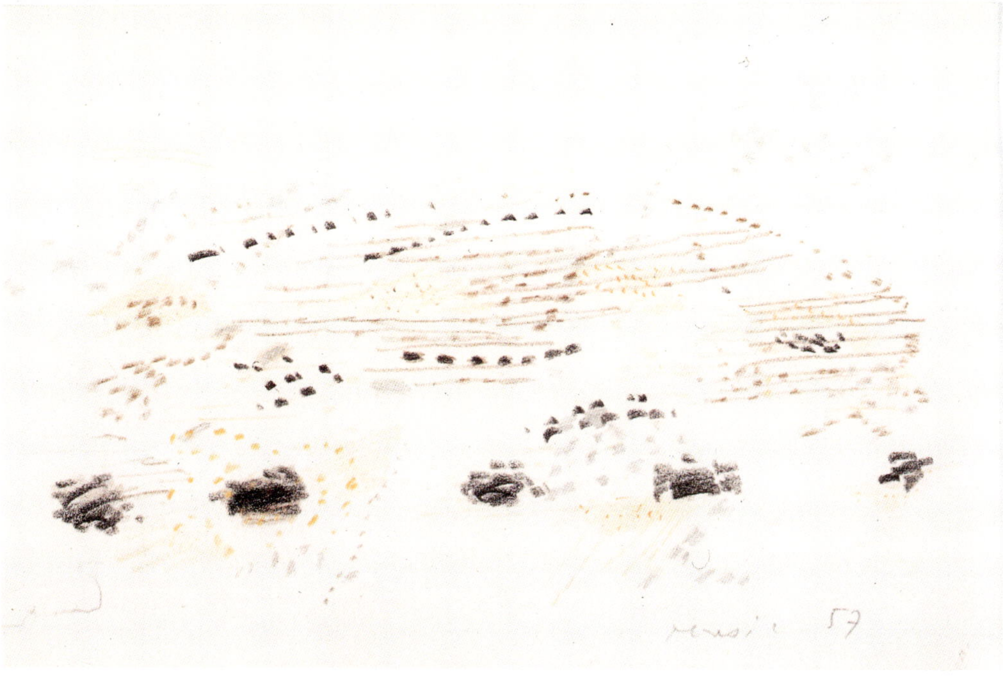

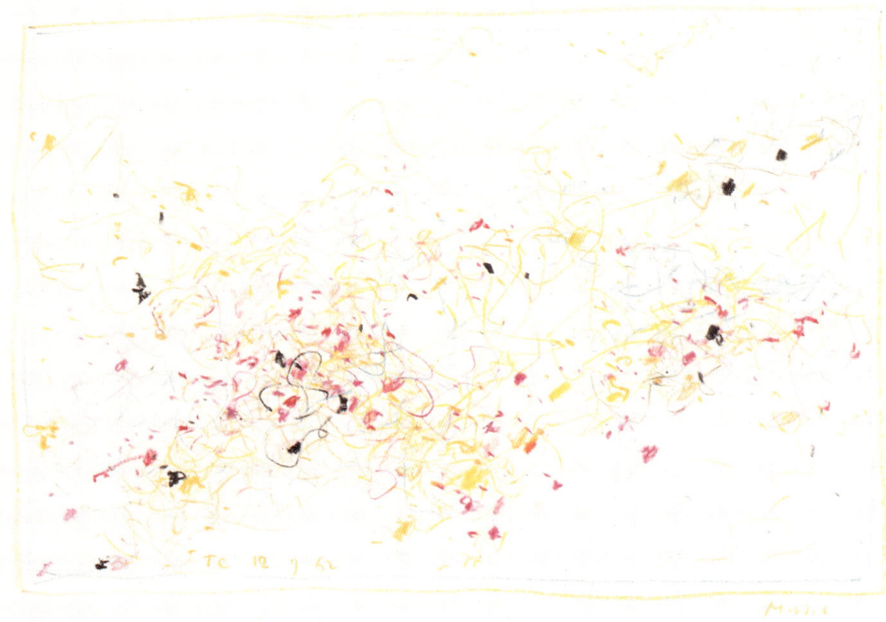

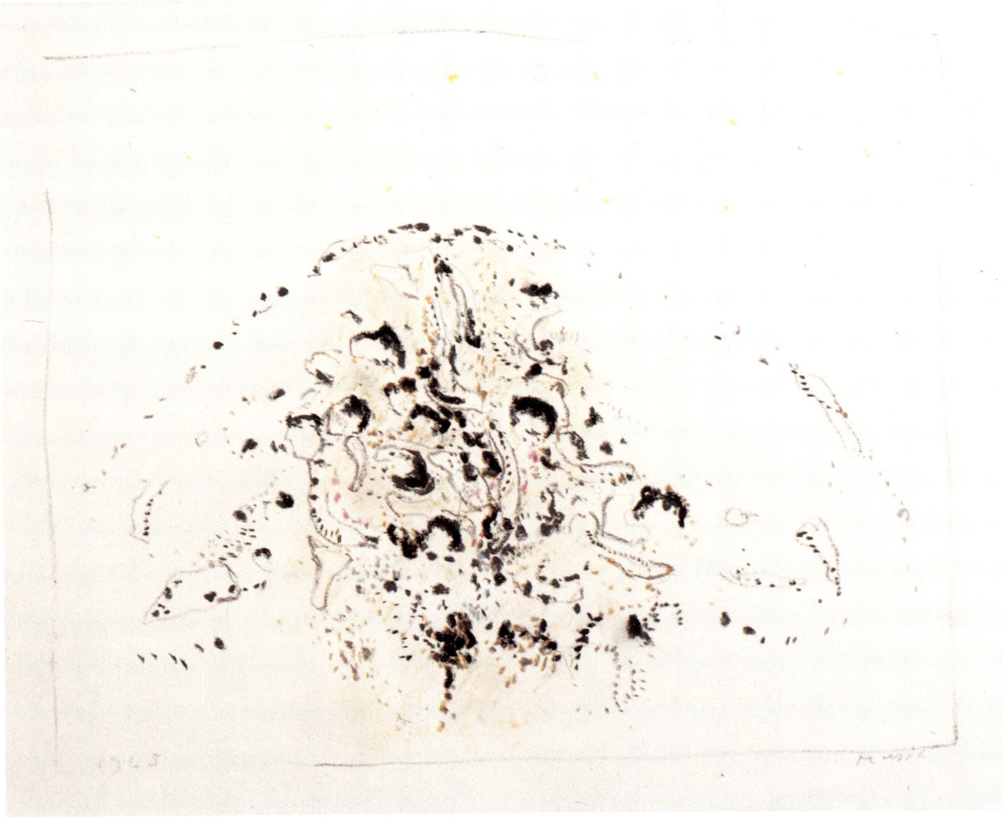

Cortina
1962
Buntstifte auf Papier
24,7 x 34,8 cm
bez. unten links: *12. 9. 62,* rechts: *Music*
Klagenfurt, Kunstsammlung

Gebirgslandschaft
1963
Ölpastell
43,6 x 54 cm
bez. unten links: *1963,* rechts: *Music*
Klagenfurt, Kunstsammlung

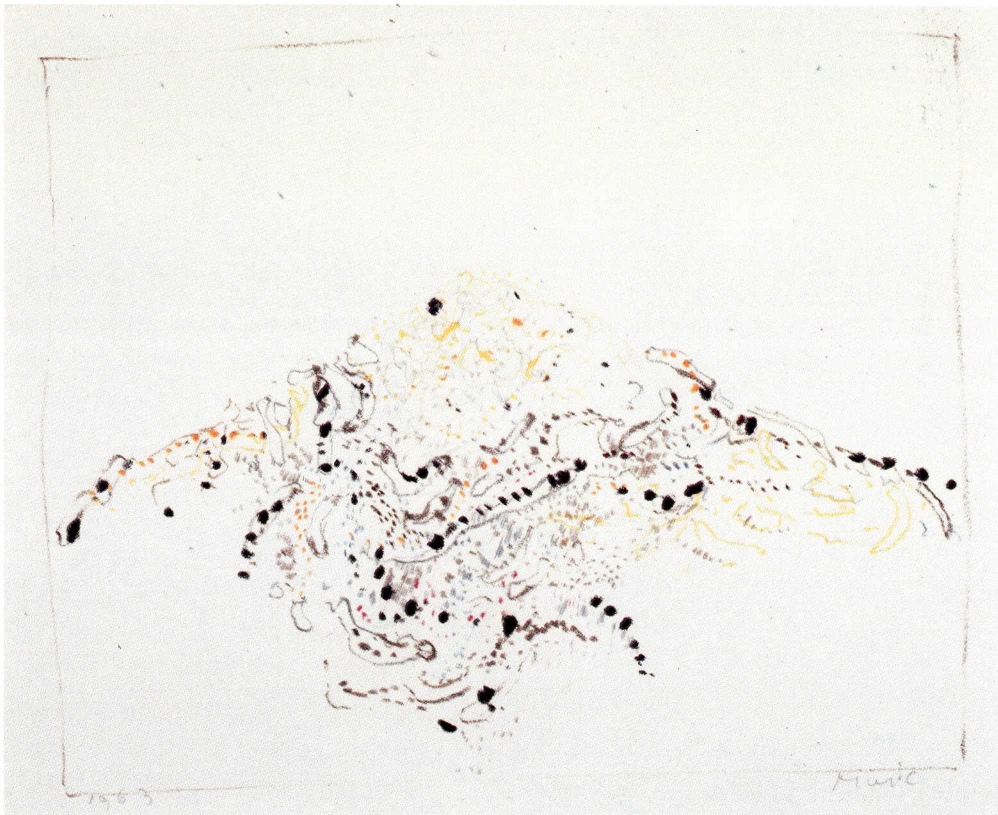

Gebirgslandschaft
1963
Ölpastell
44 x 54 cm
bez. unten links: *1963,* rechts: *Music*
Klagenfurt, Kunstsammlung

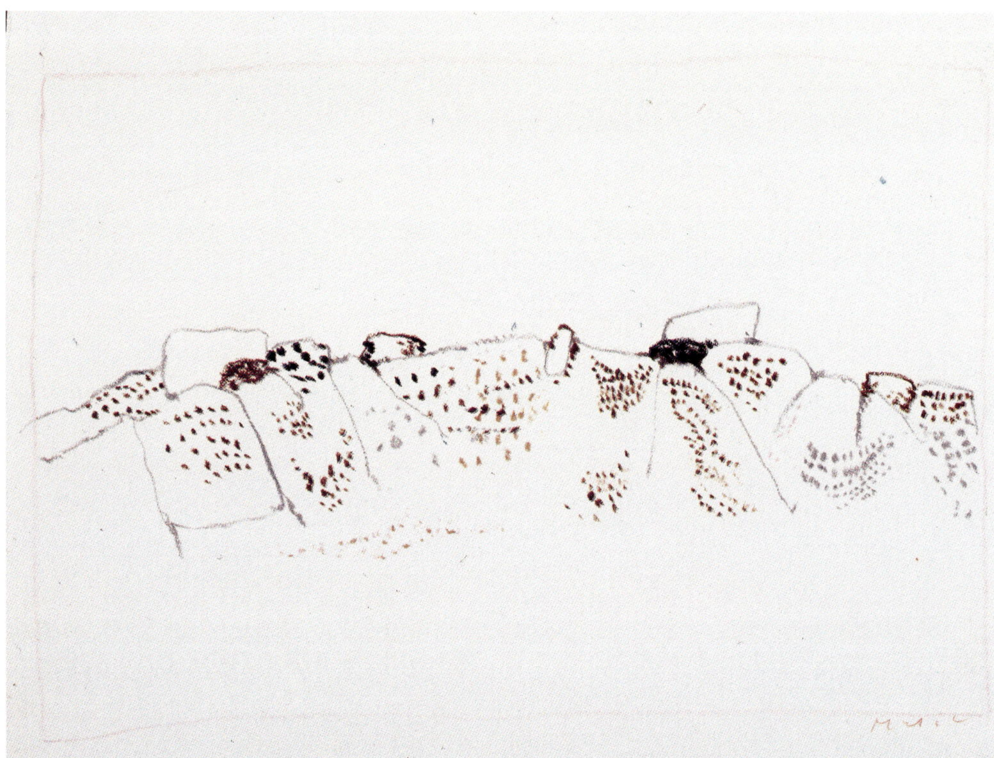

Italienische Landschaft
1968
Ölpastell
43 x 54,4 cm
bez. unten rechts: *Music*
Klagenfurt, Kunstsammlung

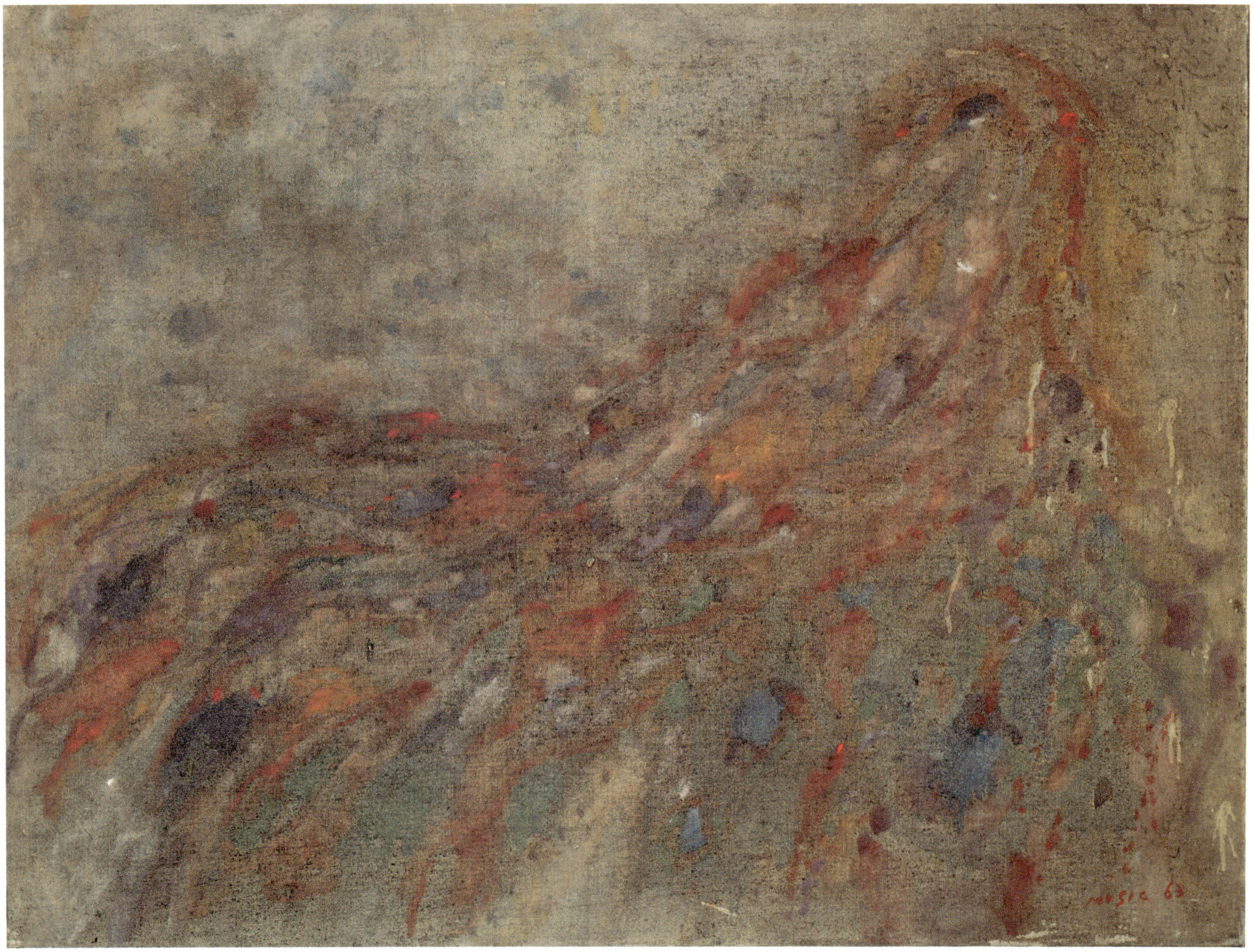

Italienisches Motiv
1963
Öl auf Leinwand
89 x 116 cm
bez. unten rechts: *Music 63*
Paris, Sammlung des Künstlers

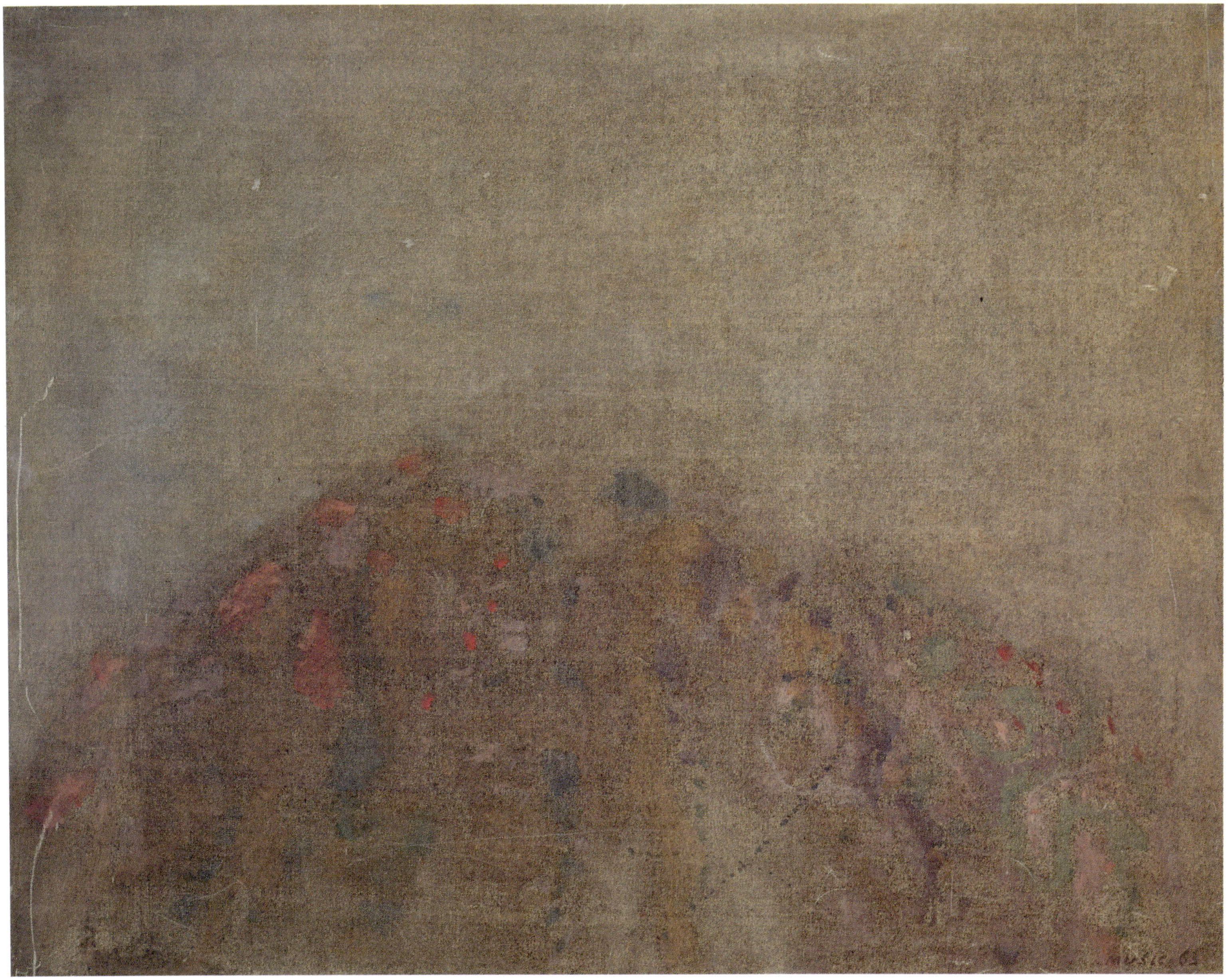

Point de repère
1963
Öl auf Leinwand
80 x 100 cm
bez. unten rechts: *Music 63*
Paris, Sammlung des Künstlers

Ich beginne verhalten zu zeichnen.
Ein Mittel vielleicht, um mich zu befreien.
Das ist wahrscheinlich meine Rettung.
In dieser Gefahr werde ich vielleicht so einen Grund haben, um zu widerstehen.
Ich versuche zuerst heimlich, in einer Ecke, Dinge zu zeichnen, die ich auf dem Weg zum Werk gesehen habe: die Ankunft eines Konvois, der Viehwaggon ist geöffnet, Leichen hängen heraus. Die Fahrt hat einen Monat gedauert, vielleicht mehr, ohne Nahrung, ohne Wasser, alles hermetisch abgeriegelt. Einige Überlebende sind verrückt geworden, sie brüllen, ungeheuerlich sind ihre Augen. All das in einem unbeschreiblichen Gestank von Fäulnis und Dreck. Später zeichne ich auch im Lager. Die Tage vergehen ... Rasch werde ich von einer unglaublichen, haltlosen Zeichenmanie ergriffen. Ich zeichne wie in Trance.
In einer morbiden Weise bleibe ich an dem Stückchen Papier hängen. Ich bin wie geblendet durch die unwirkliche Größe dieses Lagers voller Leichen. Aus der Ferne erscheinen sie mir wie Flächen weißen Schnees, wie silberne Reflexe auf den Bergen. Oder auch vergleichbar den weißen Möven, die auf der Lagune sitzen, angesichts des schwarzen Hintergrundes eines von ferne nahenden Gewitters ...

Ein innerer Zwang drängt mich, alles, aber auch jedes kleinste Detail zu zeichnen. Während ich zeichnete, klammerte ich mich an Tausende von Einzelheiten. Welche tragische Eleganz dieser fragilen Körper. Ganz präzise Details: diese Hände, diese dünnen Finger, die Füße, die halboffenen Münder im äußersten Versuch, noch etwas Luft zu schnappen. Und die Knochen. Überzogen mit einer weißen Haut, die ein wenig blau angelaufen ist.
Welche Mühe, damit ich nicht diese zarten Formen verrate, ich muß dahin gelangen, sie genauso kostbar wiederzugeben, wie sie mir erschienen waren, auf das Wesentliche reduziert!
Ich war in einem fieberhaften Zustand und verspürte das unwiderstehliche Bedürfnis zu zeichnen, damit mir diese grandiose und tragische Schönheit nicht entging. Ich lebte nur für diesen Tag. Morgen würde es zu spät sein.
Das Leben, der Tod – für mich hing alles an diesen Papierblättern.

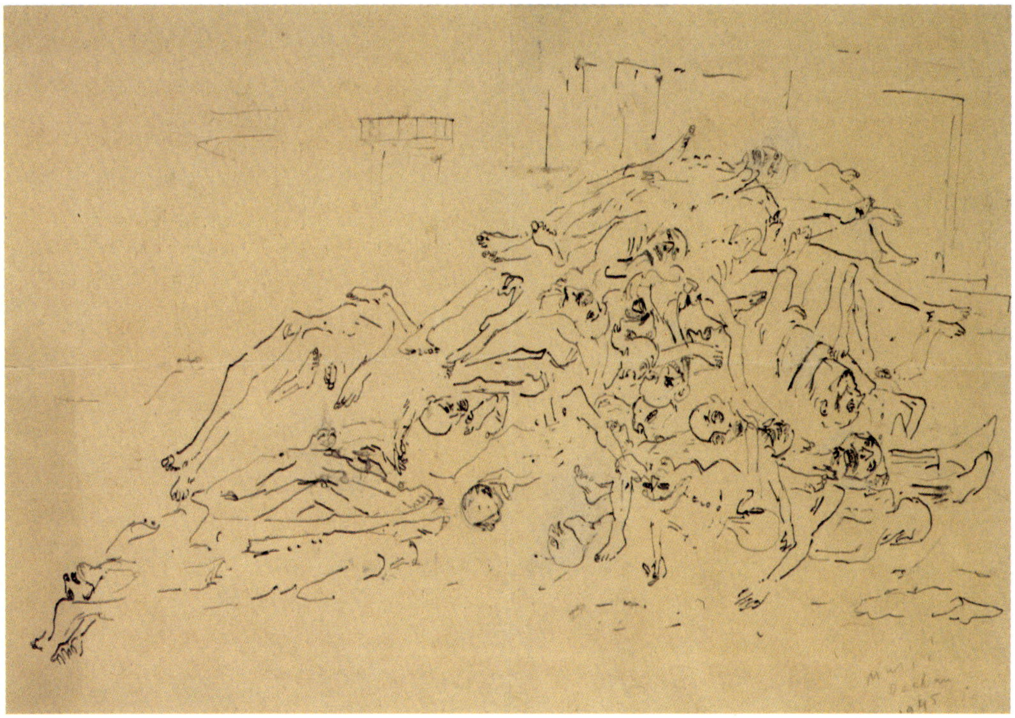

Dachau 1945
Chinatusche auf Papier
35,5 x 47,8 cm
bez. oben rechts: *Music/Dachau/1945*
Ljubljana, Moderna Galerija

Dachau 1945
Rötel auf Papier
21,2 x 29,9 cm
bez. unten links: *Music/Dachau/1945*
Paris, Sammlung des Künstlers

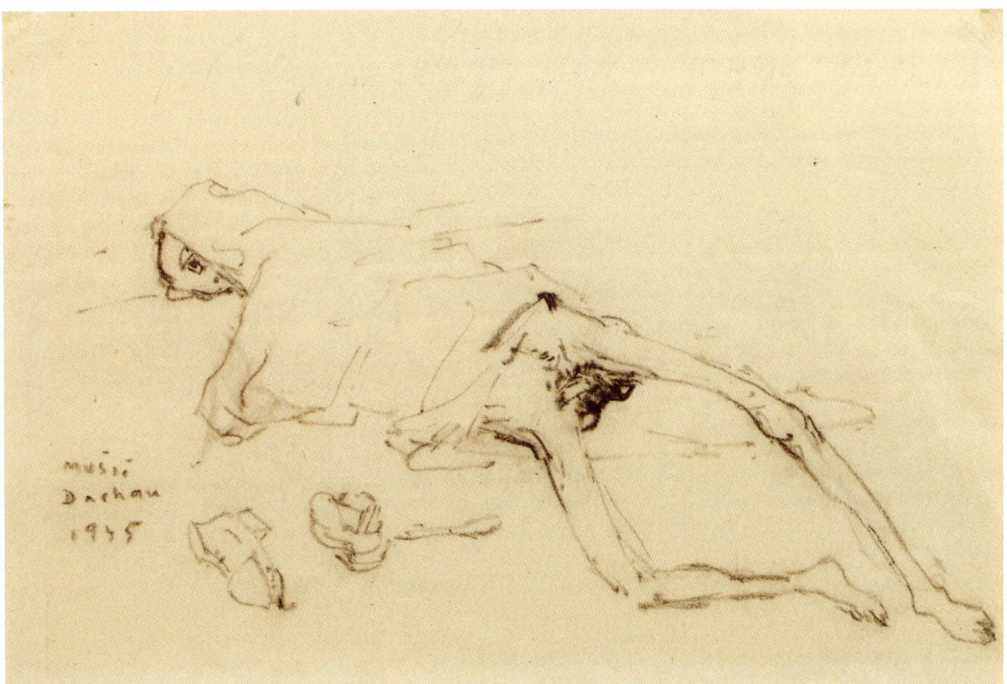

Dachau 1945
Sepiakreide auf Papier
20,8 x 29,6 cm
bez. unten rechts: *Music/Dachau/1945*
Ljubljana, Moderna Galerija

Dachau 1945
Tusche auf Papier
21,2 x 29,9 cm
bez. oben links: *Music/Dachau 1945*
Paris, Sammlung des Künstlers

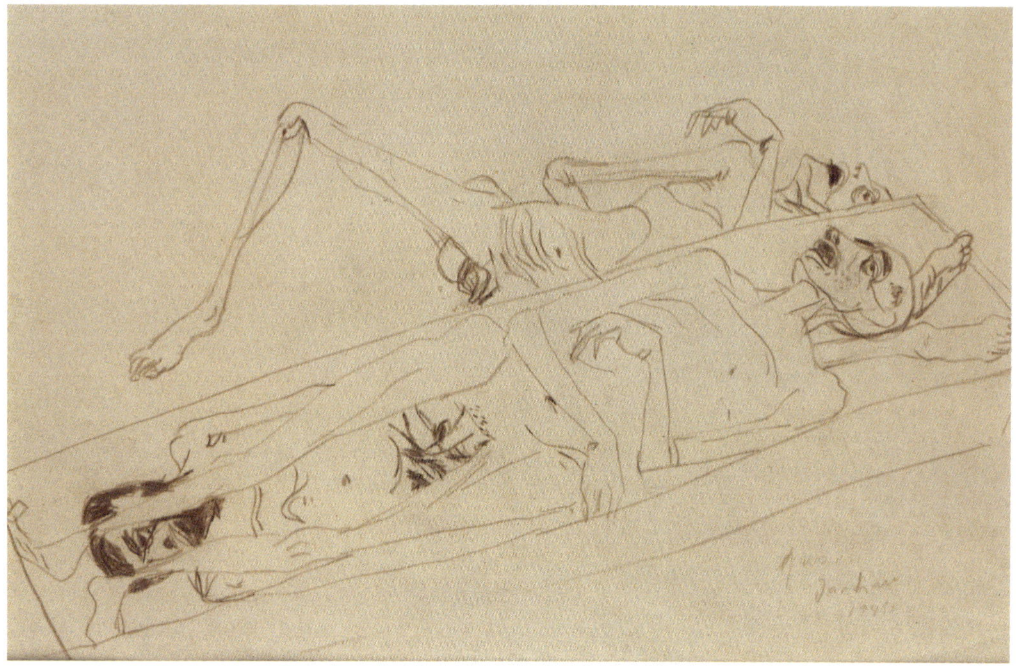

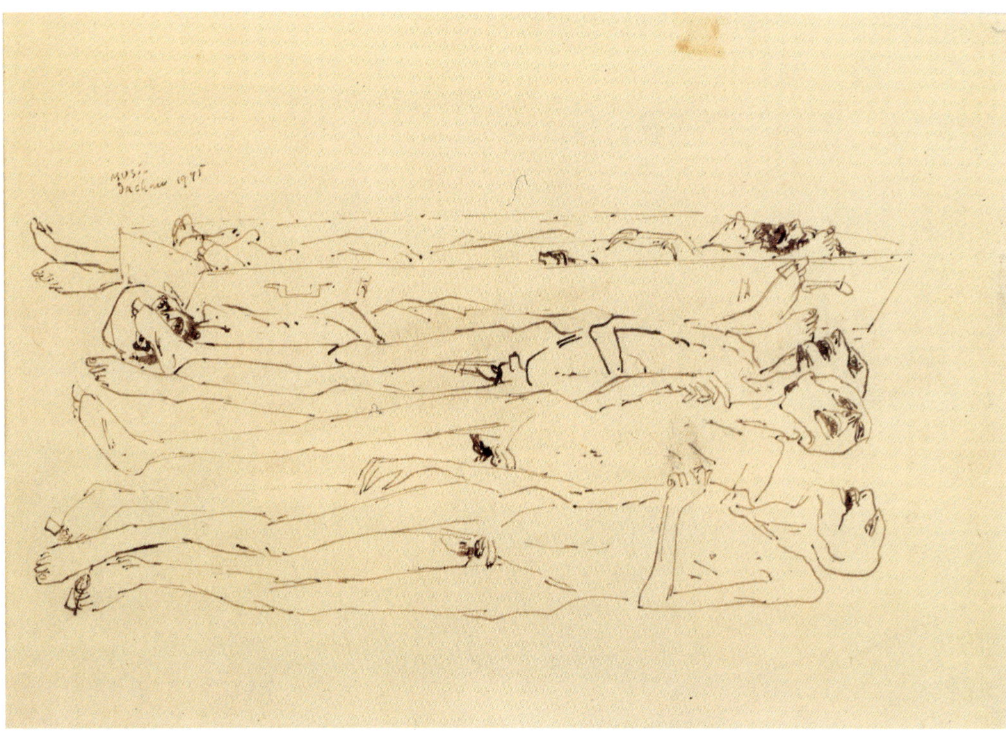

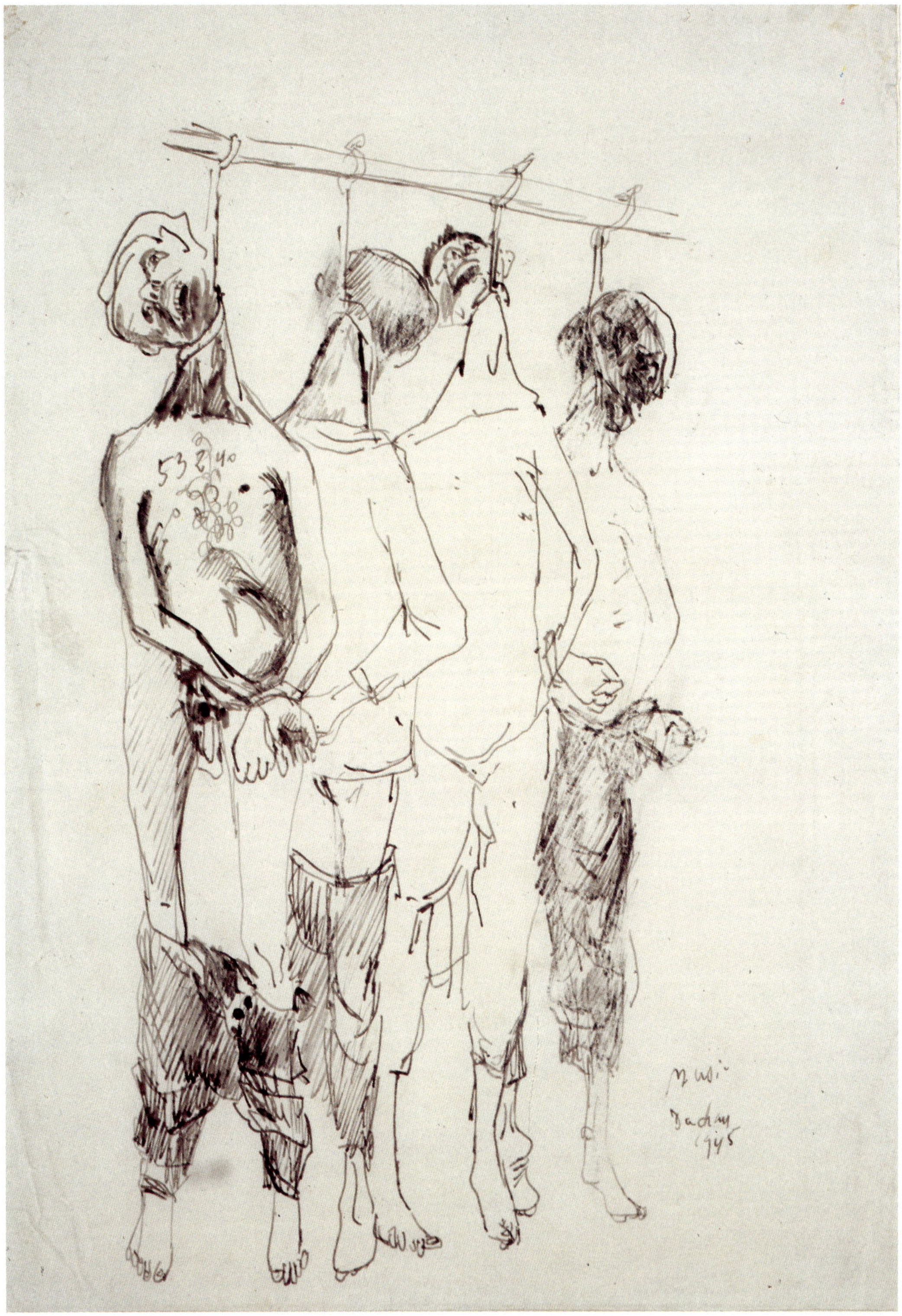

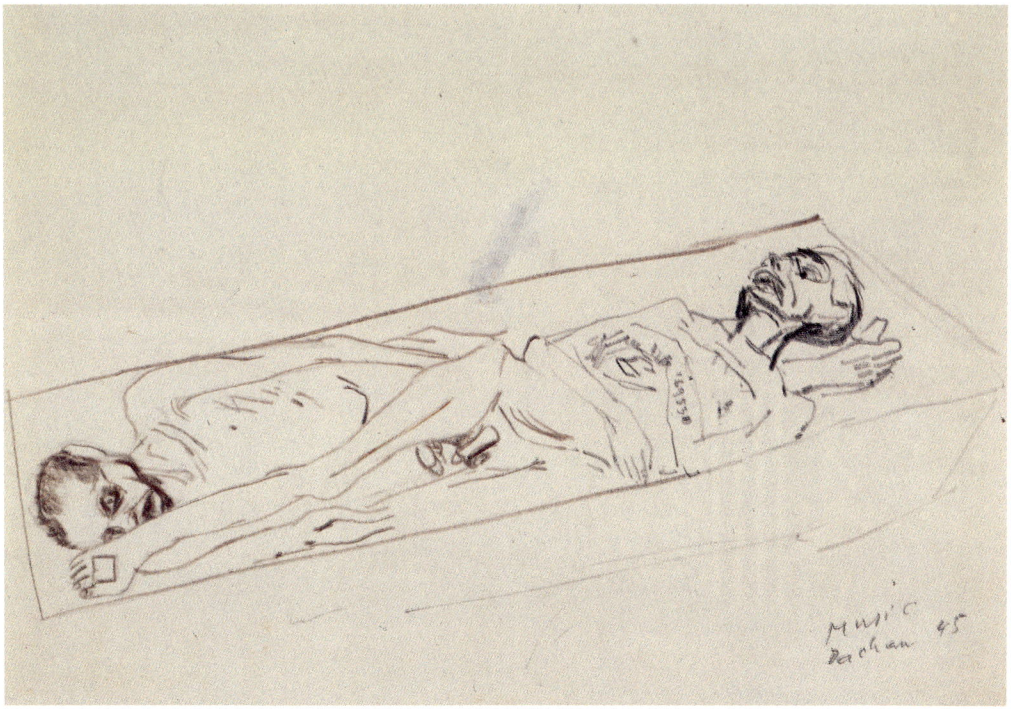

Dachau 1945
Chinatusche, laviert, auf Papier
33,6 x 23,1 cm
bez. unten rechts: *Music/Dachau/1945*
Basel, Öffentliche Kunstsammlung,
Kupferstichkabinett
Karl August Burckhardt-Koechlin-Fonds

Dachau 1945
Rötel auf Papier
21 x 30 cm
bez. unten rechts: *Music/Dachau 1945*
Klagenfurt, Kunstsammlung

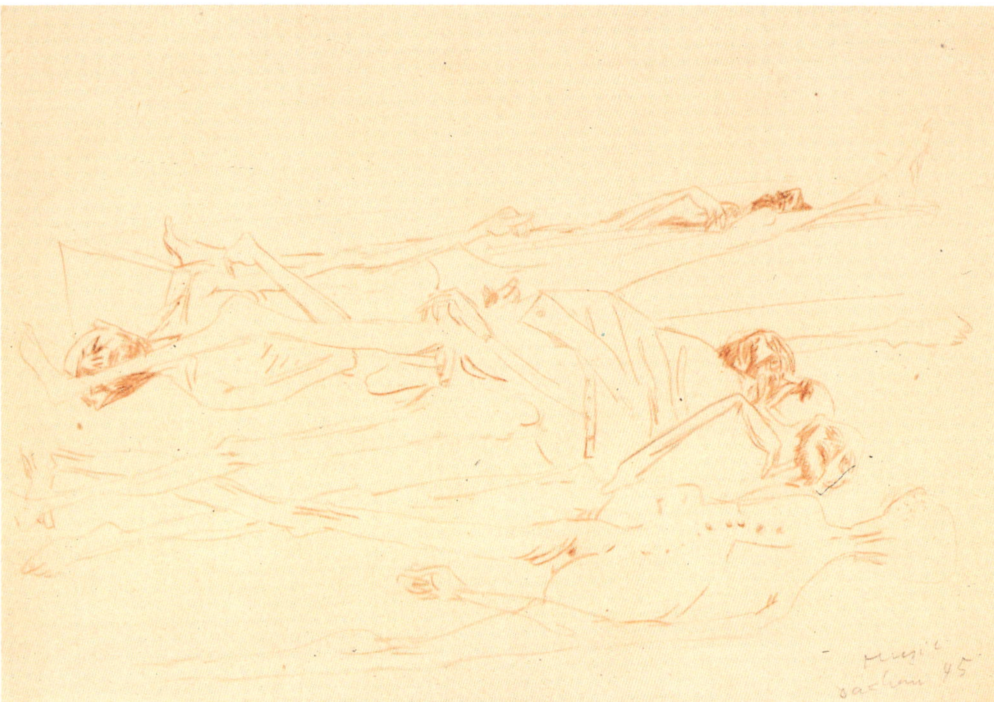

Dachau 1945
Tusche auf Papier
21,2 x 29,9 cm
bez. unten links: *Music/Dachau 1945*
Paris, Sammlung des Künstlers

Dachau 1945
Rötel und Bleistift auf Papier
21 x 30 cm
bez. unten rechts: *Music/Dachau 45*
Klagenfurt, Kunstsammlung

Dachau 1945
Tusche auf Papier
21,2 x 29,9 cm
bez. oben links: *Music/Dachau/1945*
Paris, Sammlung des Künstlers

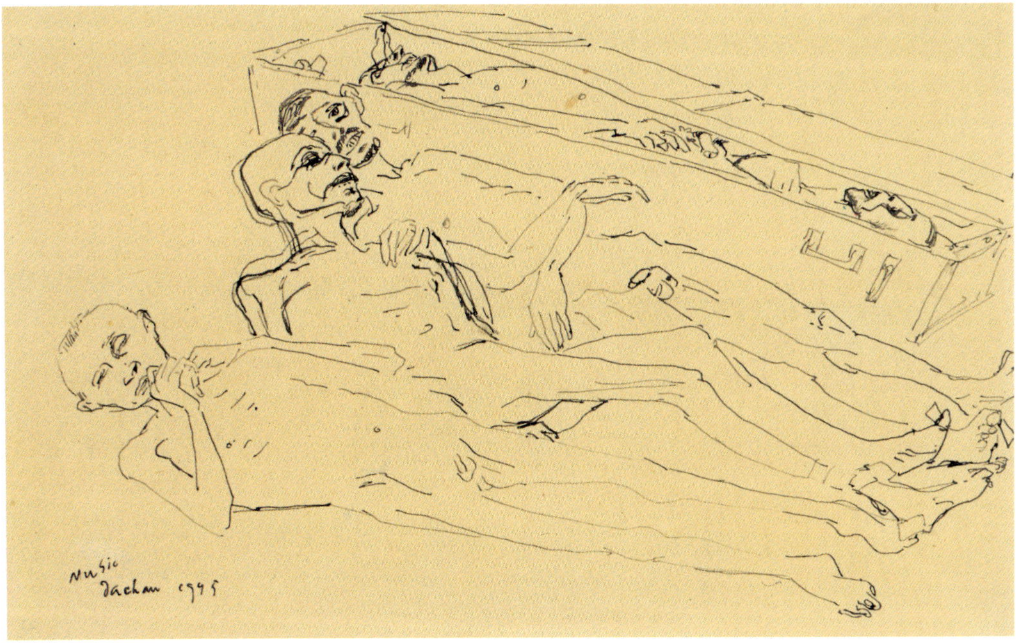
Music
Dachau 1945

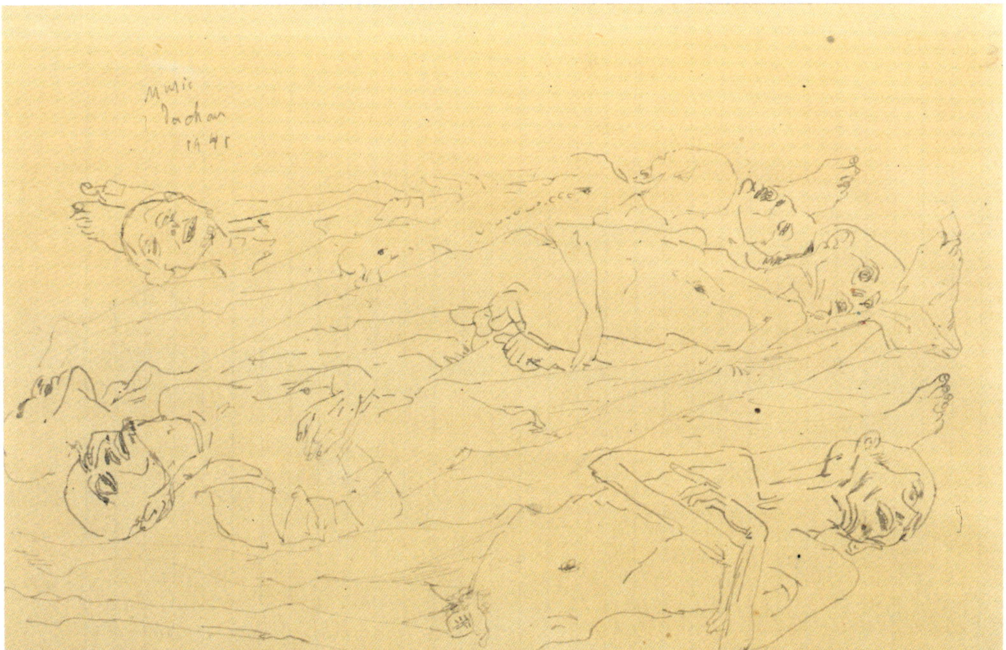
Music
Dachau
1945

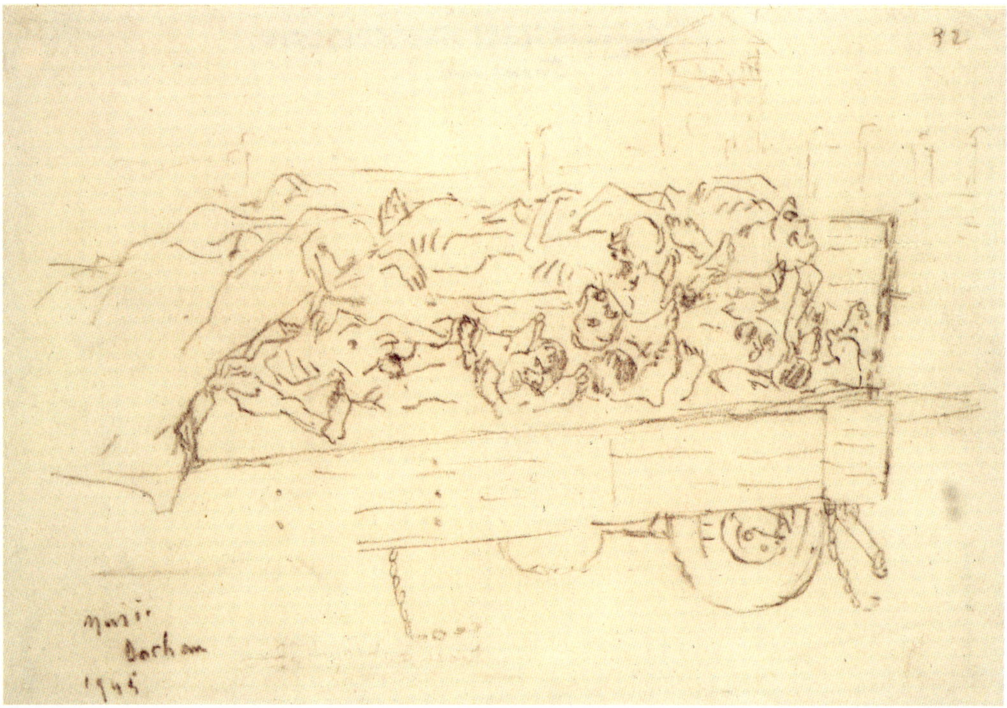

Dachau 1945
Braune Kreide auf Papier
20,8 x 29,4 cm
bez. unten links: *Music/Dachau/1945*
Basel, Öffentliche Kunstsammlung,
Kupferstichkabinett
Karl August Burckhardt-Koechlin-Fonds

Jorge Semprun

Ich habe es gesehen

Zoran Music sagte einmal, er habe Goyas schwarze Bilder erst wirklich verstanden, als er die tödliche Realität des Konzentrationslagers Dachau kennenlernte. Das heißt, wie mir scheint, daß der Bezug auf die Schwärze Spaniens zu Beginn des 19. Jahrhunderts, die frenetisch und voller Verzweiflung die Fresken der *Quinta del Sordo* (des Landhauses von Goya, dem *Tauben,* in der Nähe Madrids) prägt, erst dann völlig entzifferbar, grausam transparent geworden ist, als sie sich von ihrem historischen Kontext löste und universell wurde. Als sie zu einem Paradigma des menschlichen, allzumenschlichen Wahnsinns, der ständigen Anwesenheit des absolut Bösen in der menschlichen Seele wurde.

Wie man weiß, hat Music ein ganzes Jahr in Spanien gelebt, 1935/36. Ein Aufenthalt, dem die Konfrontationen am Vorabend des Bürgerkriegs ein Ende setzten. Und ein in mehrer Hinsicht bedeutsamer Aufenthalt.

Bedeutsam zunächst durch die Entdeckung der Landschaft Kastiliens, die ihn an Dalmatien erinnerte, die Landschaft seiner Kindheit. Eine wesentliche Landschaft, »die Mutter meiner Malerei«, wie Music sagt. »Ein nacktes, beinahe wüstenhaftes Land. Man könnte sagen versteinert, wo es nur innerhalb niedriger Steinmauern Oasen mit roter Erde mit einem Weingarten gibt oder Hügel mit violettem Lavendel...«

Vor allem aber gab es in Madrid das Prado-Museum, in dem Music viele Stunden verbrachte.

Man kann sich den jungen Maler – er ist siebenundzwanzig – vor den Gemälden von El Greco, Velazquez, Goya vorstellen. Vermutlich weiß er, daß er nicht der erste Maler ist und auch nicht der letzte sein wird, der dieses Glücksgefühl kennenlernt. Seit Napoleons Generäle bei Goya Porträts bestellt oder die Gemälde der spanischen Sammlungen geraubt haben und seit daraufhin die Reisenden der Romantik die spanische Malerei entdeckten, ist der Besuch des Prado für die europäischen Künstler üblich geworden, gleichsam eine Initiation. Von Edouard Manet bis Nicolas de Staël hat sich eine Tradition etabliert.

Man kann sich den jungen Music im Prado vorstellen: versunken, nachdenklich, wahrscheinlich von Glückseligkeit erfaßt. Er sieht die Herrlichkeit der Malkunst, die sich in den Bildern von Velazquez, von Goya zeigt: die Souveränität, die unverschämte, trügerische Leichtigkeit.

1935/36 war der Prado, vor dem kulturellen Massentourismus, ein strenger, nahezu menschenleerer Ort, ganz dem diskreten und erhabenen Ruhm der Malerei gewidmet. In der Stille der verlassenen und baufälligen Säle hallten die Schritte des Besuchers lange nach; stundenlang konnte man die Bilder betrachten, in aller Muße, ohne jemanden zu stören und ohne von jemandem gestört zu werden.

Ich weiß das nicht nur vom Hörensagen oder aus Büchern. Ich weiß es aus persönlicher Erfahrung. Zu jener Zeit, als sich der junge Zoran Music vor die Bilder von El Greco oder Velazquez setzte, um sie zu kopieren, seinen Blick zu schulen, seine Palette zu verfeinern – ein gieriger Betrachter, der sich der verzehrenden Leidenschaft des lernenden Blicks hingab –, zu jener Zeit wohnte ich nur hundert Meter vom Prado entfernt und verbrachte dort viele Sonntagmorgende. Nichts spricht im übrigen dagegen – es ist sogar statistisch wahrscheinlich –, daß Zoran Music dem zwölfjährigen Kind begegnet ist, das ich damals war. Und das ich immer noch bin: in gewisser Weise hört man nie auf, das Kind zu bleiben, das man gewesen ist.

Wenn ich heute versuche, mir Musics Leben in Madrid vorzustellen, sehe ich ihn gern vor einem der Bilder aus der *Quinta del Sordo*: vor dem außergewöhnlichen, im Sand versinkenden kleinen Hund, der seine rührende Schnauze zu einem leeren Himmel reckt. Eines Tages werde ich Zoran bitten müssen, mir von diesem Bild zu erzählen.

In Dachau also, acht Jahre nach jenem Aufenthalt in Spanien, erinnerte sich Zoran Music erneut an Goyas schwarze Bilder – und vermutlich auch an die Radierungen der *Desastres de la Guerra.* Damals, als er die tödliche Realität des Lagers beobachtete, sei ihm, so sagt er, die universelle Bedeutung dieser Malerei klar geworden.

Und damals begann er zu zeichnen, was er sah. Erinnerte er sich an die Bildunterschrift einer der Radierungen aus den *Desastres? Yo lo vi* – Ich habe es gesehen. Diese Radierung zeigt uns in einer von der geisterhaften Silhouette einer befestigten Stadt überragten Landschaft eine mit Schrecken erfüllte Menschenmenge auf der Flucht.

Wie dem auch sei, Music hat besser als irgendein anderer zum Ausdruck gebracht, wie wichtig die Zeichnungen aus Dachau in seinem Leben als Mensch und als Maler sind. Er hat die Angst beschrieben, das Fieber, die schöpferische Erregung, die ihn überkam, als es ihm gelang, sich Papier, einen Bleistift, Tinte zu beschaffen. Und dann gelang es ihm, vor allem in den letzten Wochen der Deportation, als die Disziplin und die Bewachung der SS nachließ, hastig einige Dutzend Zeichnungen anzufertigen, von denen nur ein kleiner Teil gerettet werden konnte: etwa dreißig von mehr als zweihundert.

»Ich war in einem fieberhaften Zustand«, sagt Music, »und verspüre das unwiderstehliche Bedürfnis zu zeichnen, damit mir diese grandiose und tragische Schönheit nicht entging. Ich lebte nur für diesen Tag. Morgen würde es zu spät sein. Das Leben, der Tod – für mich hing alles an diesen Papierblättern... Kleine Pferde, dalmatinische Landschaften, dalmatinische Frauen – es gab sie auch vorher. Nachher jedoch war es mir gegeben, sie anders zu sehen. Nach dem Anblick dieser von allen äußeren Markierungen, allem Überflüssigem entkleideten Kadaver, die von den Masken jeglicher Heuchelei und von allen Unterschieden befreit sind, mit denen sich die Menschen und die Gesellschaft schmücken, denke ich, habe ich die schreckliche und tragische Wahrheit entdeckt...«

Die Erfahrung von Dachau war entscheidend. Sie hat nicht nur das Leben von Zoran Music verändert, sondern auch seine Malerei. Vielleicht könnte man sogar sagen, daß gerade die Erfahrung von Dachau – wo er ein ganzes Jahr lang gelebt hat, falls man die Erfahrung des Todes überhaupt »leben« nennen kann – seine Malerei geformt hat, indem sie alle bisher studierten und angewandten künstlerischen Gesetze außer Kraft setzte oder in Frage stellte oder auf neue Weise beleuchtete.

Denn Music wäre zweifellos auch dann ein Maler gewesen, wenn er Dachau nicht kennengelernt hätte. Malen war seine Berufung, sein Wunsch, seine Leidenschaft. Aber ohne die Erfahrung von Dachau wäre er nicht der Maler geworden, den wir kennen, der uns in Erstaunen setzt und bewegt, der uns Kraft gibt durch die Kraft seiner Vision und die verhaltene Meisterschaft seiner formalen Perfektion.

Ohne die tödliche Erfahrung von Dachau wäre er nicht derselbe geworden. Auch nicht er selbst.

Dennoch tritt die Erinnerung an Dachau viele Jahre lang im Werk von Zoran Music nicht unmittelbar in Erscheinung. Vermutlich taucht sie, vielleicht sogar zwanghaft, in seinem Innern auf: in seinen Träumen, seinen schlaflosen Nächten, seinen Alpträumen. Auch wer keine solche Vergangenheit hat, wird sie aus seiner Malerei erahnen, erschließen können, einem Werk, das anwächst, sich entwickelt und von der heiteren Schönheit der Welt zeugt.

Die Erinnerung, das Erlebnis des Todes hat zweifellos seinen Blick auf die Landschaft, seine visuelle Annäherung an das Alltägliche verändert und geschärft. Aber es gibt keine sichtbaren Bezüge, keinen moralischen Diskurs. Sehr viel komplexer und subtiler entwickelt sich eine formale Norm, ein zu entschlüsselnder narrativer Code. Jedenfalls etwas, was die augenscheinliche Heiterkeit einer zur Ruhe gekommenen Malerei nicht zu trüben scheint.

Man versteht die Bestürzung von Jean Clair, als er im Museum von Basel die Zeichnungen sieht, die Zoran Music 1945 in Dachau gemacht hatte.

»Es war«, schreibt Jean Clair, »als hätte ich durch Zufall die Tür eines Hauses geöffnet, das mir bisher vertraut vorgekommen war, und plötzlich ein strenges Geheimnis entdeckt. War es möglich, daß die Heiterkeit und Sanftmut dieses Werks, die ich für eine Gabe der Natur hielt, in Wahrheit mit soviel Leid und so vielen Greueln erkauft werden mußten?«

Aber es war vorauszusehen, daß die Erfahrung von Dachau, das Erlebnis so vieler Tode, gesammelt und versinnbildlicht in den großartigen und ergreifenden Zeichnungen – neuen *Desastres de la Guerra* –, die im Museum von Basel gezeigt wurden, irgendwann von neuem ans Licht kommen würde, um ihr unverjährbares Recht zu fordern.

Zoran Music hat uns erklärt, wie und unter welchen Umständen: »Es kam völlig unerwartet. Nachdem ich einige Jahre in Paris gewesen war, geriet ich in eine Arbeitskrise. In meiner Umgebung war nur noch von abstrakter Malerei die Rede. Allmählich fühlte ich mich unnütz und schwach neben dieser großen Strömung, der alle bekannten Künstler und Kritiker angehörten. Und so bin ich schließlich von meinem Weg abgekommen. Ich habe mich auf meine Weise in der abstrakten Malerei versucht. Und bei diesem Versuch habe ich meine persönliche Wahrheit verloren. Das Schlimmste, was einem Künstler passieren kann, denn ohne diese Wahrheit existiert er nicht mehr. Und aus dieser Verwirrung, dieser Frustration sind die Leichen hervorgebrochen...«

Von neuem sind die brüderlichen Leichen von Dachau hervorgebrochen. Das alte Erlebnis all diesen Todes ist wieder zum Leben erwacht. Ebenso der Wunsch, das Bedürfnis, von neuem jener Erfahrung entsprechend zu malen, mit ausdrücklichem Bezug auf dieses tödliche Erlebnis.

Man kann ihn verstehen.

Zumindest einige von uns können ihn noch verstehen. Wir sind nicht mehr sehr viele. Und wir werden nicht mehr lange überleben. Aber zu dieser Stunde können wir noch, für eine unbestimmte, wenn auch kurze Zeit, die vitale Kraft des Wunschs verstehen, die Zoran Music dazu trieb, den Faden seines Lebens, seiner tödlichen Erfahrung wiederaufzunehmen. Erneut an diese Identität – diese »persönliche Wahrheit« – anzuknüpfen, die auf der Erfahrung von Dachau gründet.

Unter Umständen wie der von Music erwähnten Krise (»man könnte sagen, daß ich zu den Leichen zurückkehre, wenn es mir nicht mehr gelingt, die Dinge zu malen, die ich im Leben liebe«, sagt Music mit schrecklicher Hellsicht) kann sich der Selbstmord als einziger Ausweg aufdrängen. Er war es, den Primo Levi wählte. Der sich ihm aufdrängte, an einem Tag im April 1987.

Zoran Music wählte den anderen Ausweg: jenen, der sich ihm vielmehr aufdrängte.

Er stellte sich den Bildern des einstigen Todes, Bildern, die er bereits direkt, um nicht zu sagen *live* – wenn man mir diesen Ausdruck an der Grenze des schwarzen Humors gestattet – in seinen Zeichnungen aus Dachau eingefangen hatte. Er beherrschte seine Bilder, bearbeitete sie, gab ihnen eine neue Form, rief sie wieder ins Leben mit der wunderbaren Serie von Bildern unter dem Titel *Wir sind nicht die Letzten.*

Man darf jedoch vermuten, daß die Wahl des einen oder des anderen Auswegs – entweder den des Todes wie Primo Levi, wie Jean Améry, wie Paul Celan, oder die vitale Zurückeroberung der Todeserfahrung (um mit ihr zu leben, und sollte einem dabei der Atem ausgehen) wie bei Music – nicht nur eine Frage der Vitalität ist. Es ist auch eine Frage des Glücks: einer Minute Glücks oder Unglücks.

Jedenfalls hat Zoran Music bei seiner zweimaligen Rückkehr zur Erfahrung von Dachau – zum erstenmal Anfang der 70er Jahre und ein zweites Mal 1987 – alle Möglichkeiten seiner Malerei bis zu ihren letzten Konsequenzen, in all ihrem düsteren Glanz ausgeschöpft.

Ohne Rhetorik und ohne Schwarzmalerei oder pathetische Effekte, alle Hindernisse und Fallstricke der realistischen Darstellung umgehend – denn was die künstlerische Wiedergabe betrifft, so gibt es für die Realität dieser Erfahrung keinen schlimmeren Feind als den Naturalismus –, sind die unter dem Motto *Wir sind nicht die Letzten* versammelten Gemälde gerade deshalb, weil Musics Werk so brillant über das bloße Zeugnis hinausgeht, indem es die tragische Schönheit jener Gestalten des Todes auf sich nimmt, das beste ästhetische Zeugnis für die Erfahrung der nationalsozialistischen Konzentrationslager.

Später, in den kommenden Jahrhunderten, außerhalb ihres konkreten historischen Kontextes, wenn die unmittelbare, lebendige Erinnerung an all diese Tode erloschen sein wird, dann werden die Zeichnungen und Gemälde von Zoran Music, gleich den *Desastres de la Guerra* und den schwarzen Bildern von Goya, weiterhin die emblematische, universelle Gestalt des radikal Bösen umreißen, das die Freiheit des Menschen in sich birgt: ein rasender, feuriger Pfeil, der ihn durchbohrt.

Aus dem Französischen von Eva Moldenhauer

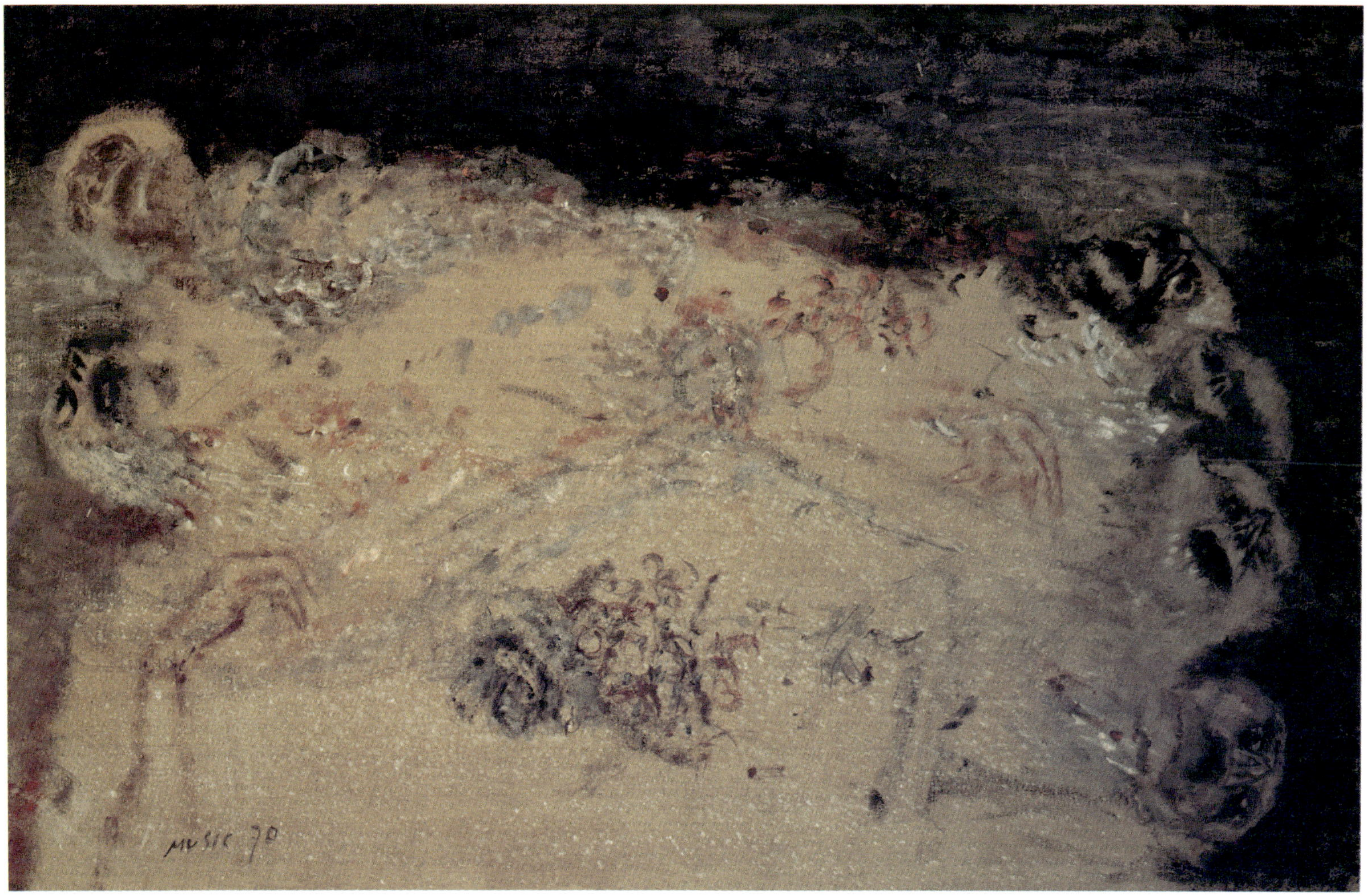

Wir sind nicht die Letzten
1970
Acryl auf Leinwand
98 x 146 cm
bez. unten links: *Music 70*
Paris, Sammlung des Künstlers

Wir sind nicht die Letzten
1970
Acryl auf Leinwand
115 x 145 cm
Paris, Sammlung des Künstlers

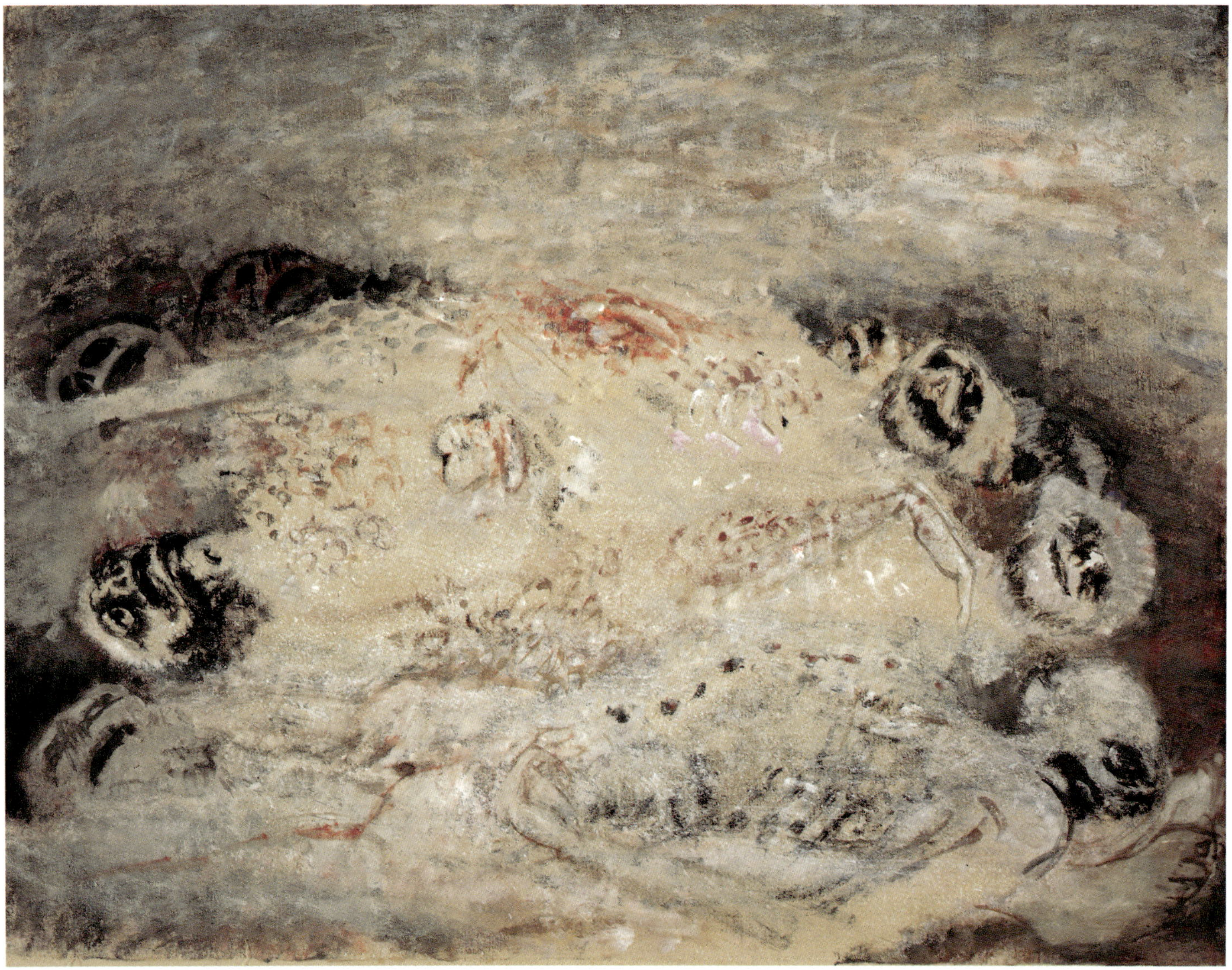

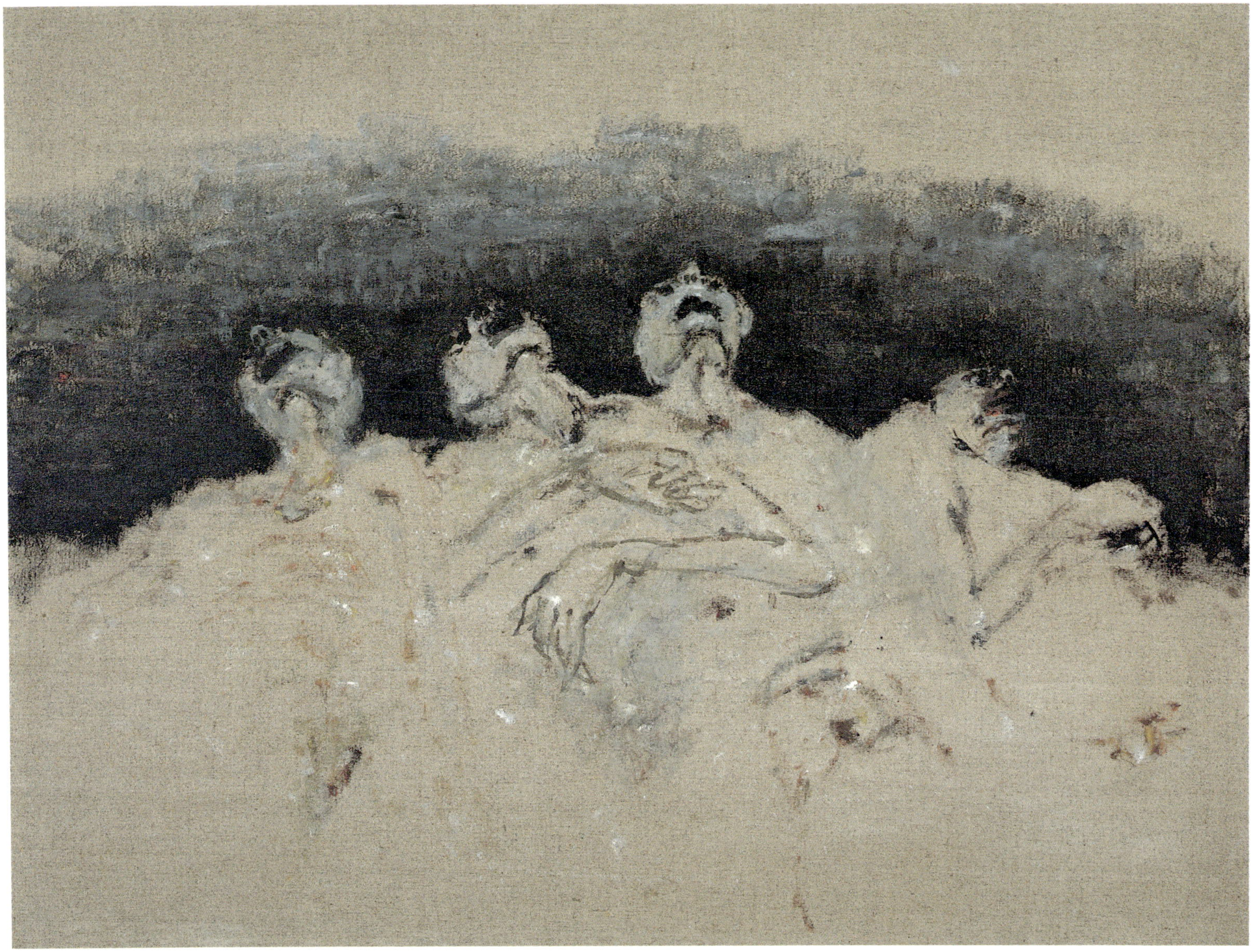

Wir sind nicht die Letzten
1971
Acryl auf Leinwand
89 x 116 cm
Venedig, Sammlung des Künstlers

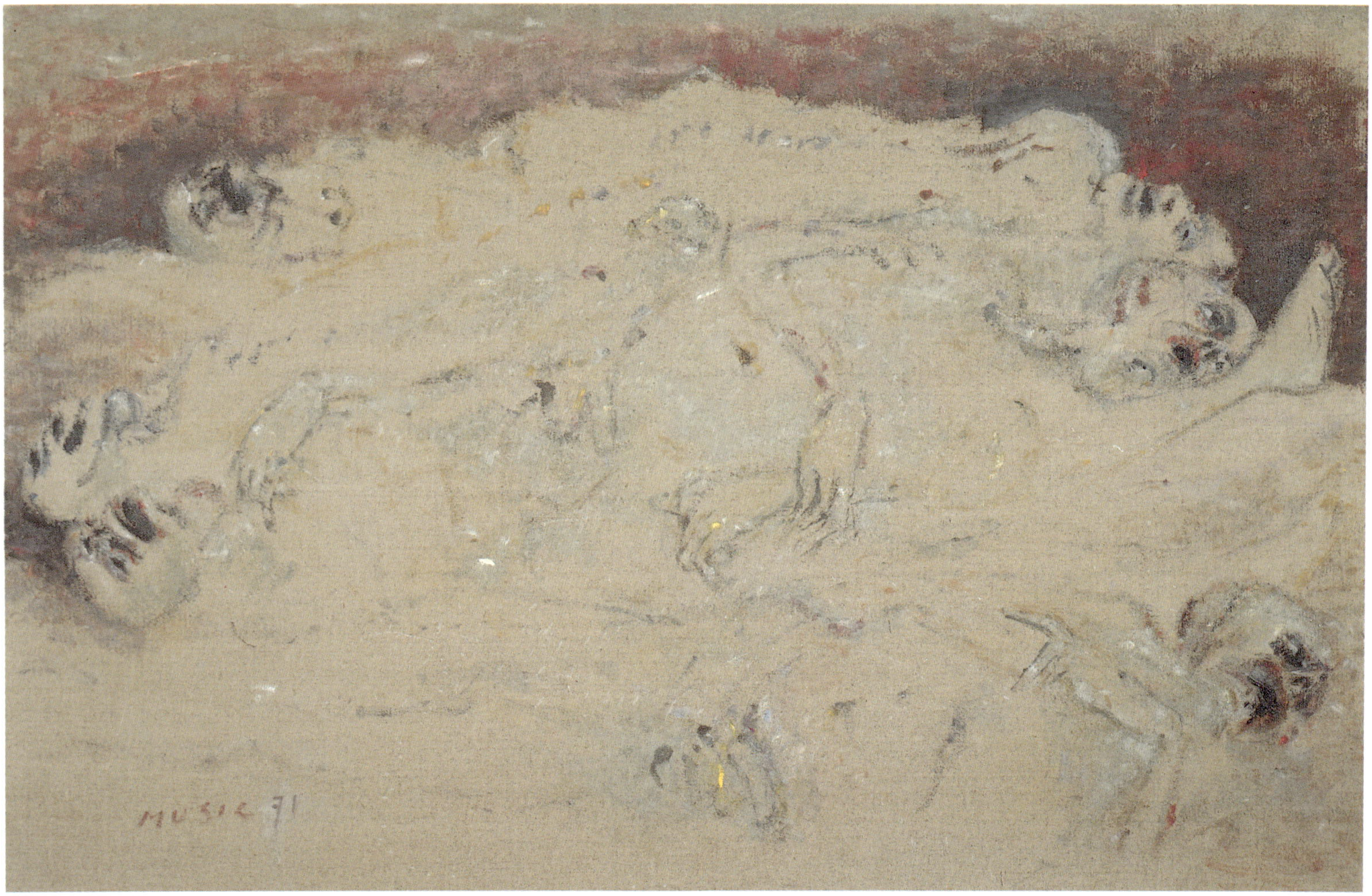

Wir sind nicht die Letzten
1971
Acryl auf Leinwand
97 x 146 cm
bez. unten links: *Music 71*
Venedig, Sammlung des Künstlers

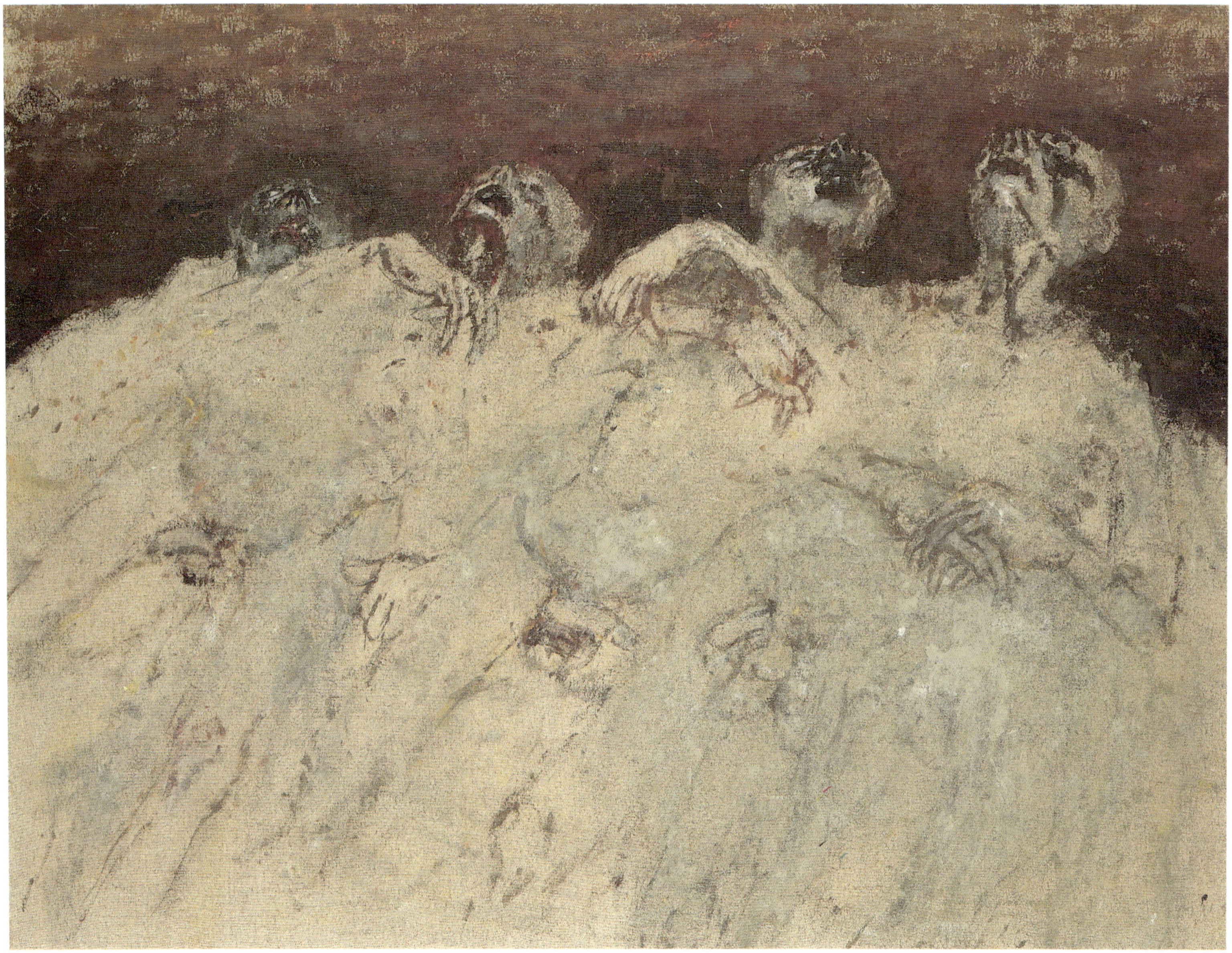

Wir sind nicht die Letzten
1971
Acryl auf Leinwand
114 x 146 cm
bez. unten rechts: *Music 71*
New York, The Metropolitan Museum of Art
Donation Mrs. Everett B. Birch, 1991

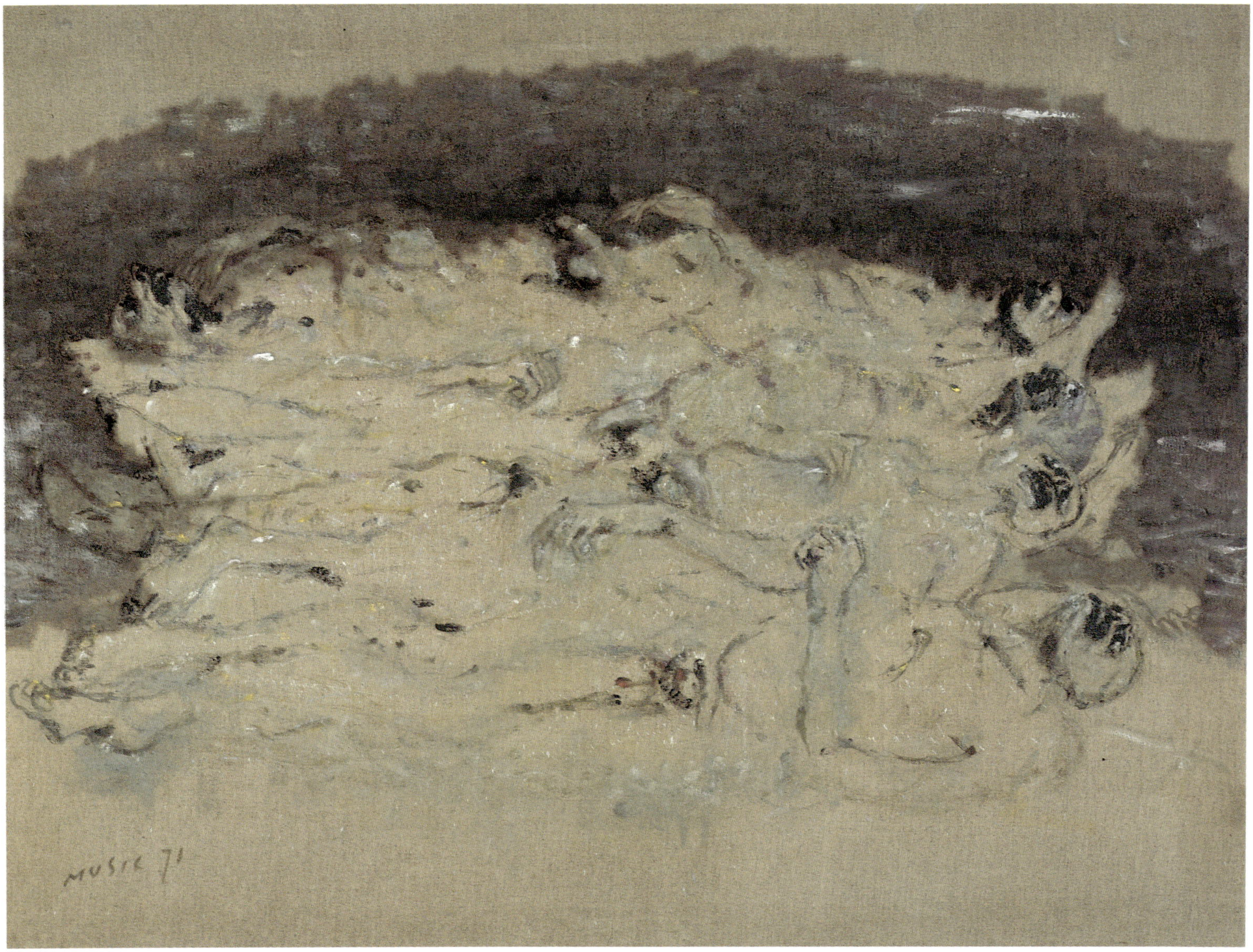

Wir sind nicht die Letzten
1971
Acryl auf Leinwand
114 x 146 cm
bez. unten links: *Music 71*
Venedig, Sammlung des Künstlers

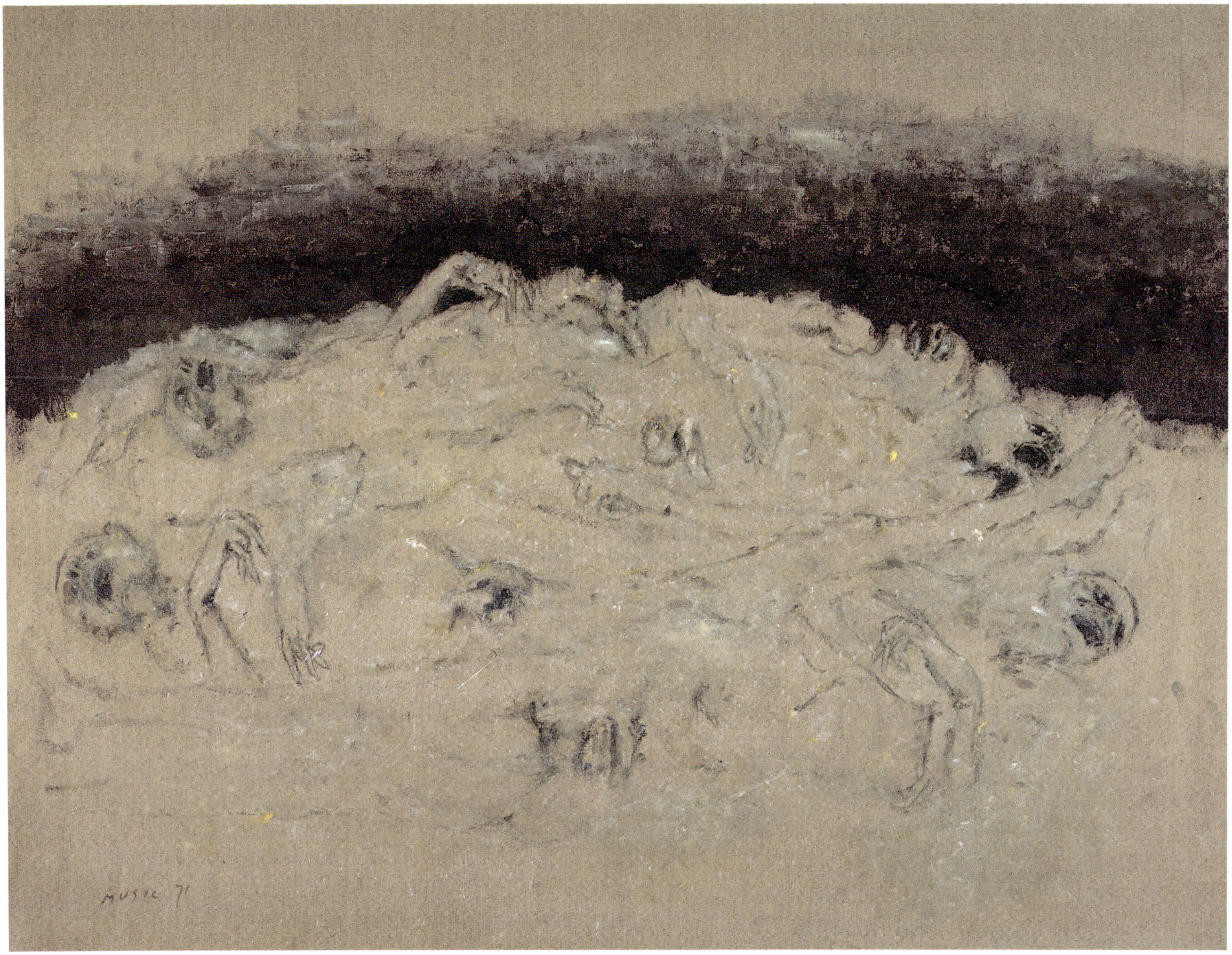

Wir sind nicht die Letzten
1971
Acryl auf Leinwand
114 x 146 cm
bez. unten links: *Music 71*
Venedig, Sammlung des Künstlers

Wir sind nicht die Letzten
Rückseite: Pflanzenmotiv
1973
Acryl auf Leinwand
154 x 195 cm
bez. unten rechts: *Music 70*
Genf, Krugier-Ditesheim Art Contemporain

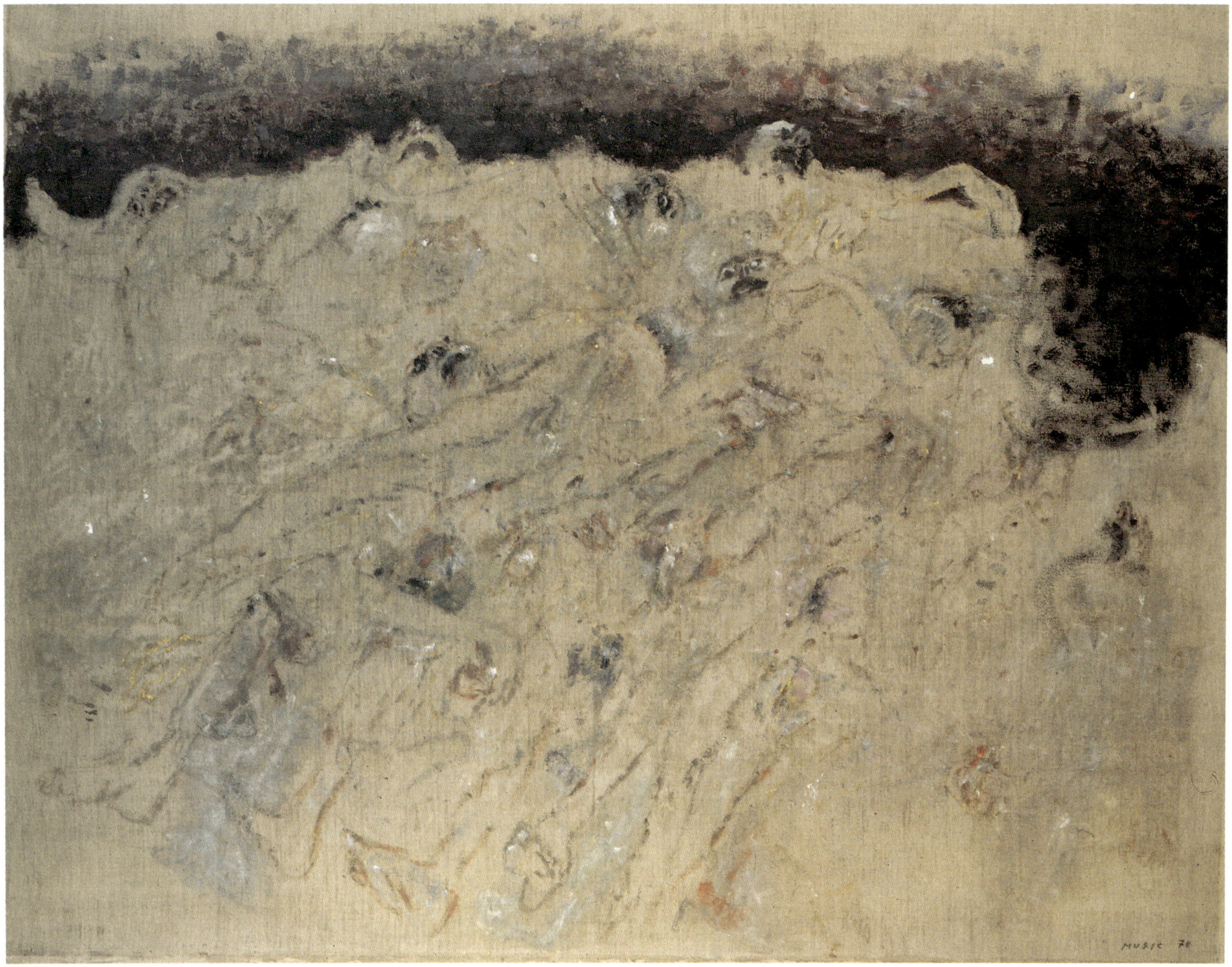

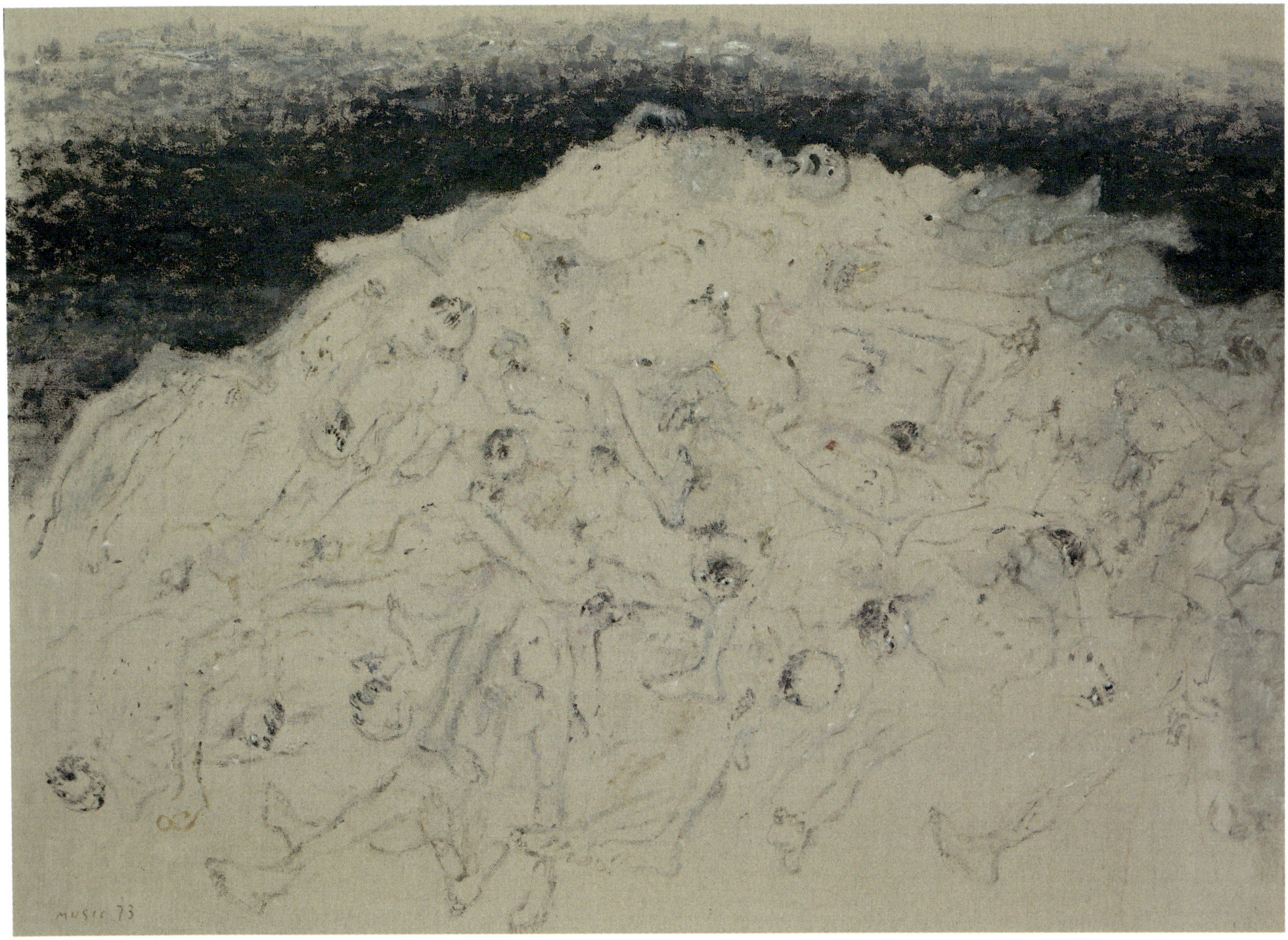

Wir sind nicht die Letzten
1973
Acryl auf Leinwand
200 x 267 cm
bez. unten links: *Music 73*
Genf, Krugier-Ditesheim Art Contemporain

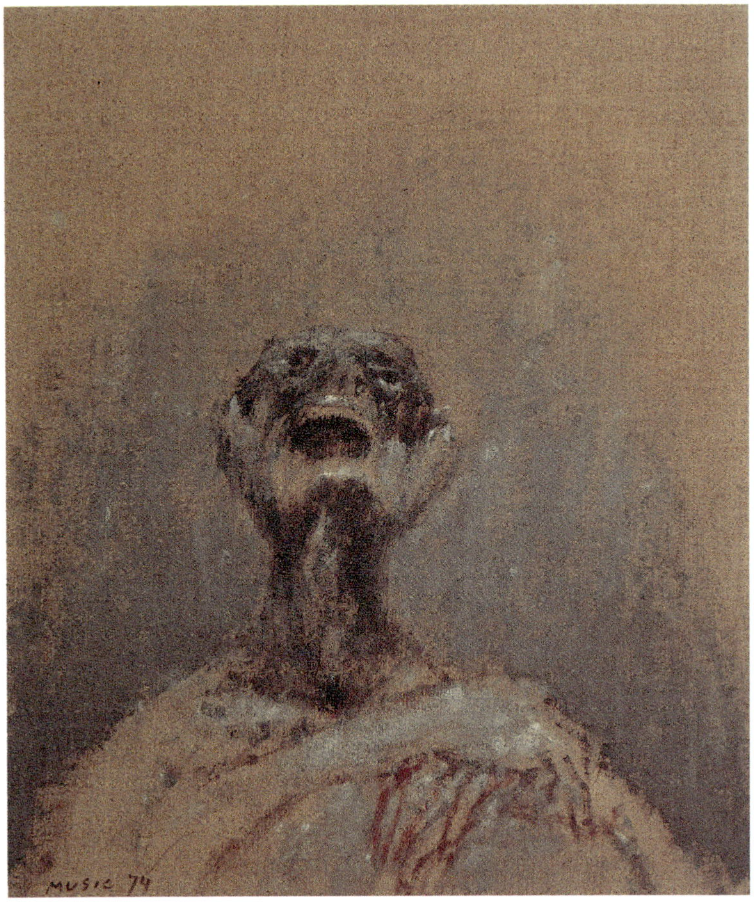

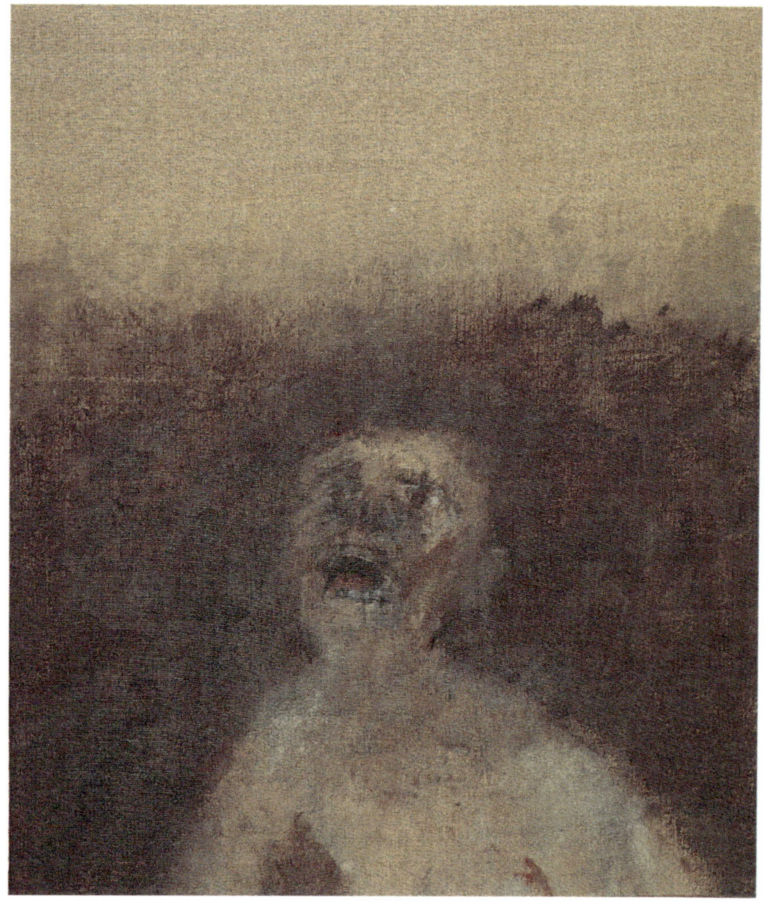

Wir sind nicht die Letzten
1974
65 x 54 cm
bez. unten links: *Music 74*
Venedig, Sammlung des Künstlers

Wir sind nicht die Letzten
1974
Acryl auf Leinwand
62 x 48 cm
bez. unten rechts: *Music 74*
Venedig, Sammlung des Künstlers

Wir sind nicht die Letzten
1974
Acryl auf Leinwand
73,5 x 60 cm
Venedig, Sammlung des Künstlers

Wir sind nicht die Letzten
1975
Acryl auf Leinwand
80 x 54 cm
bez. unten rechts: *Music 75*
Venedig, Sammlung des Künstlers

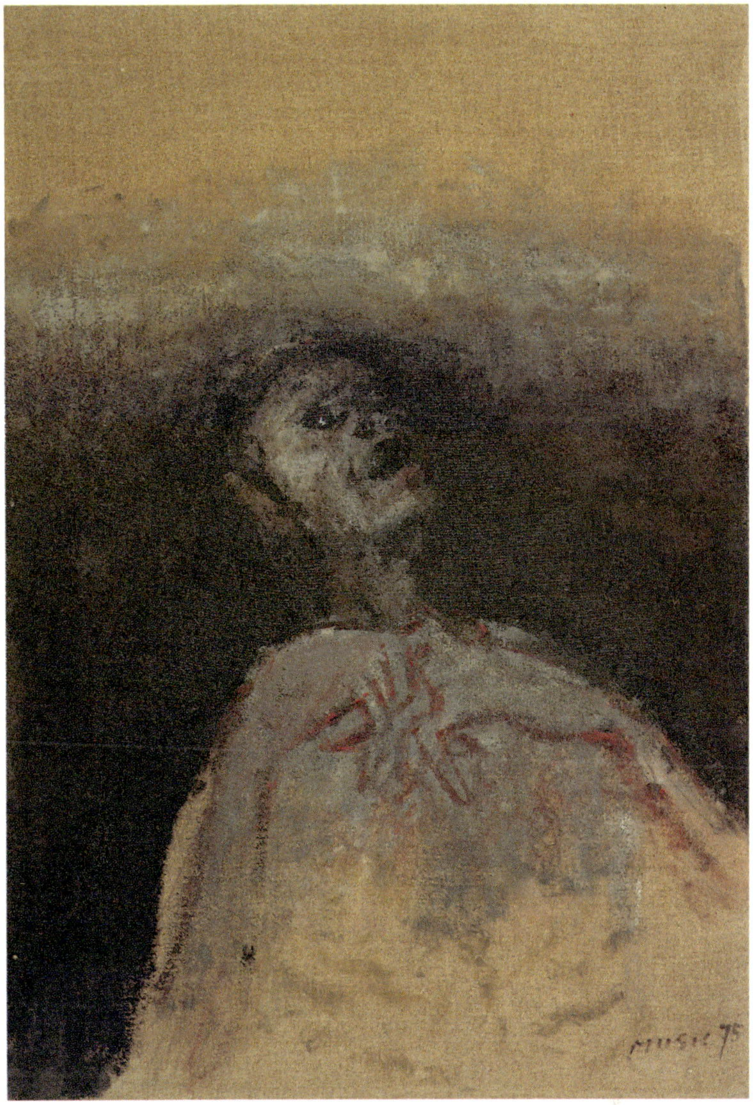

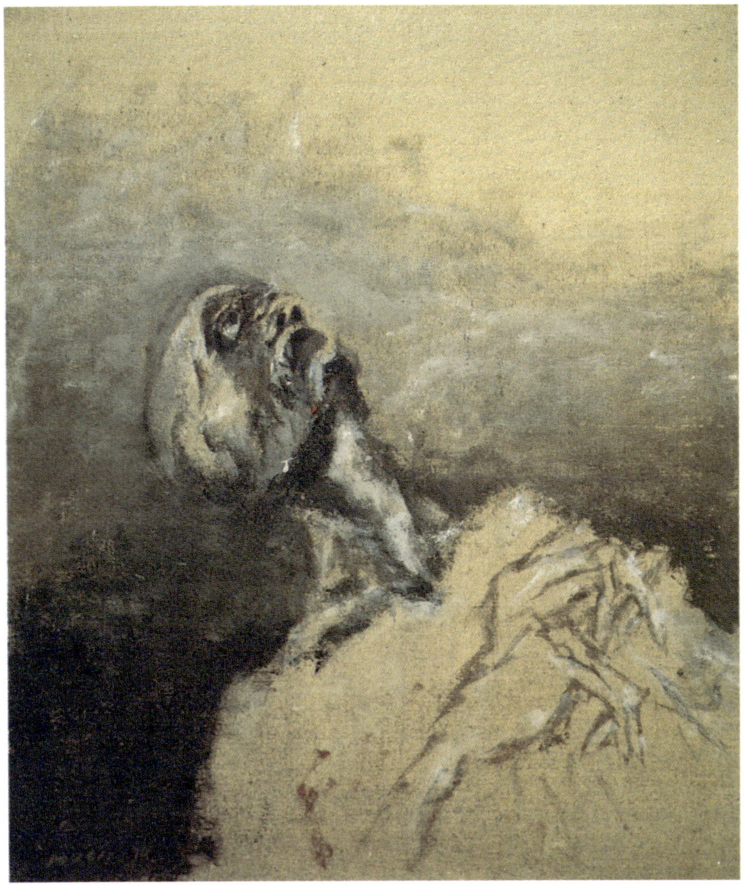

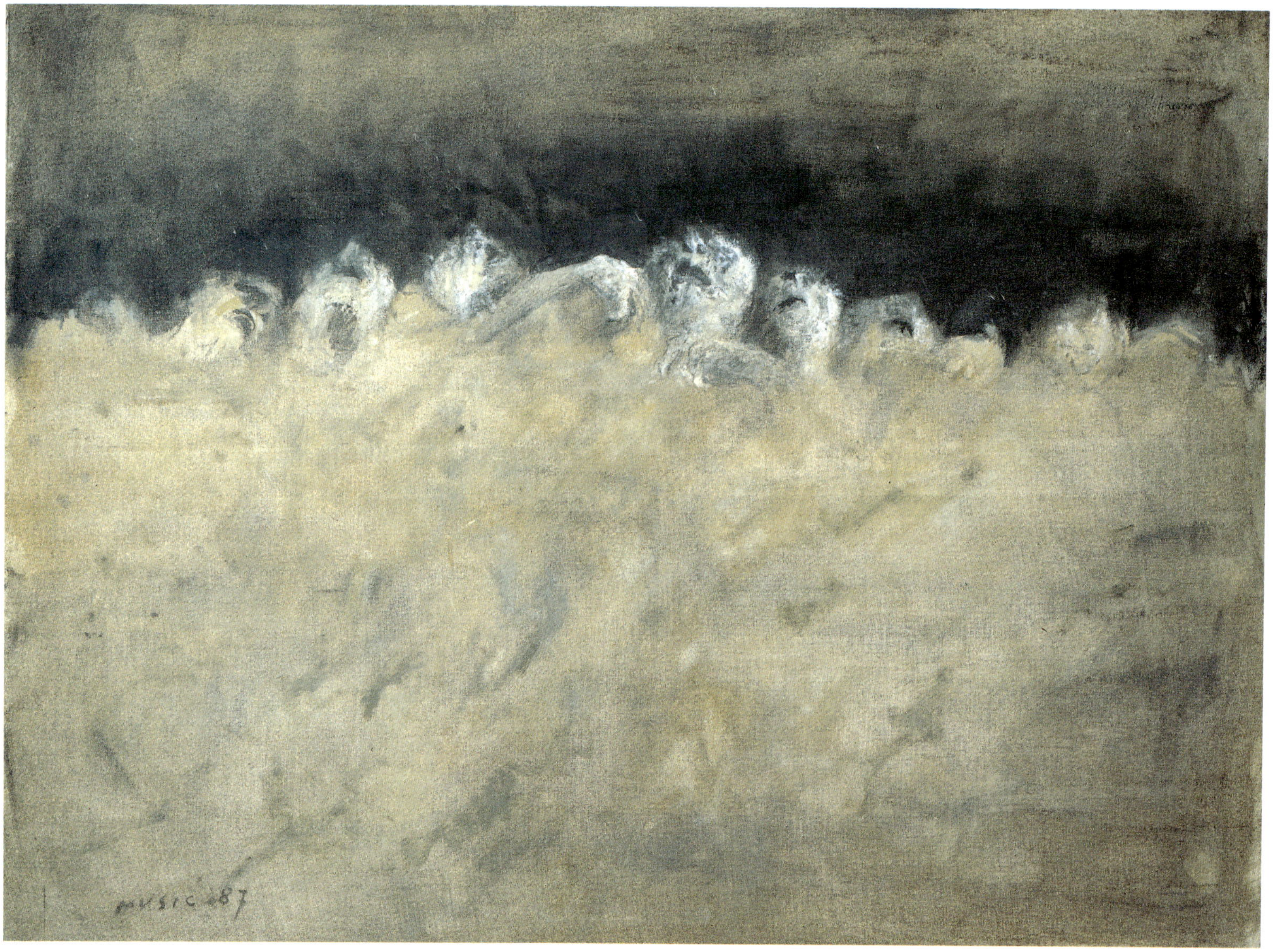

Wir sind nicht die Letzten
1987
Öl auf Leinwand
114 x 146 cm
bez. unten links: *Music 87*
Paris, Privatsammlung

Jean Clair

Der Engel in Dachau

Music hat eines seiner letzten Gemälde, ein Selbstbildnis mit großer, bewegter Silhouette, *Il Viandante* genannt. Damit ist diese eigentümliche Figur eines zwischen Landstreicher und Pilger schwankenden Wanderers als der »Vorübergehende« oder der »Reisende« beschrieben. *Pelegrinus viator* ist derjenige, der seinen Weg geht, dessen Gangart mit dem Tempo der Schritte das Verstreichen der Zeit bestimmt; ein Rhythmus, der für den Körper das ist, was das Stundenglas oder die Wasseruhr für die Elemente sind. Aber der *Viandante* ist zugleich ein Emigrant, derjenige, der kein Ziel kennt, an dem er verweilen darf, der Heimatlose, der Umherirrende, der Staaten- und Obdachlose.

Als Zoran Music zu Beginn des Jahrhunderts geboren wurde, war Europa noch jene *Welt der Sicherheit,* von der Stefan Zweig gesprochen hat. Das kultivierte Milieu, dem Music entstammt, war zwar bescheidener als das von Zweig beschriebene, aber dennoch gutsituiert – eine Familie von Winzern und Schulmeistern in Gorizia, dem ehemaligen Görz, in den Hügeln des Collio an der Grenze zwischen Italien und Ex-Jugoslawien. Man sprach dort sowohl Slowenisch als auch Italienisch; Deutsch diente als Verwaltungssprache, im Bürgertum war das Französische gebräuchlich, und häufig ließ man einige Worte in Russisch oder einer der zahlreichen Sprachen des Balkan einfließen. Eine raffiniertere Kunstform als das »Gesamtkunstwerk« Oper – universell in der Musik, polyglott in den Libretti – konnte diese kosmopolitische und optimistische Kultur in Mitteleuropa um die Jahrhundertwende kaum hervorbringen. Innerhalb von zwei Jahren fand diese Kultur mit den Balkankriegen, dem Untergang der Titanic (1912)[1] und dem Ausbruch des Ersten Weltkrieges ein jähes Ende.

Im Kindesalter, während dessen sich Erinnerungen dem Gedächtnis besonders tief einprägen, wurde Music Zeuge dieses plötzlichen Zusammenbruchs. Geboren am Rande des Reiches, dort, wo sich die Sprachen wie die Arme eines Flußlaufs ineinanderschlingen und verwirren, wurde er von nun an von einer Grenze zur anderen gestoßen und zwischen den Sprachen hin- und hergerissen. Noch gefährlicher war die Forderung, sich den Ideologien der Zeit zu unterwerfen. Als Music sich der Zwangsrekrutierung für die SS verweigerte, bezahlte er seine Entscheidung mit dem Aufenthalt an einem Ort, wo Sprachen und Nationalitäten zugleich mit der Kleidung, den Haaren und anderen Unterscheidungsmerkmalen, die den Menschen ausmachen, nichts mehr zählten.

Aber nichts in seiner Lektüre, seinen Freundschaften, seinen Interessen und auch seinen Aversionen hat je die geistige Freiheit des *Viandante,* der er ist, in Frage stellen können. Selbst wenn er dabei sein Leben riskierte, weigerte sich der »Wanderer«, die mörderische Künstlichkeit der Grenzen und die durch sie erzwungene Freiheitsberaubung zu akzeptieren. So kam es, daß Zoran Music im Alter von vierzig Jahren, »in unsres Lebensweges Mitte«, zum zweiten Mal über seine Laufbahn entscheiden mußte. Er verließ Italien und Venedig, seine zweite Heimat, und beschloß, in Frankreich zu leben. Der legendäre und noch immer lebendige Ruf der Ecole de Paris, der Einfluß seines Freundes Massimo Campigli und das Beispiel vieler Schriftsteller, die sich, von Alberto Savinio bis André Pieryre de Mandiargues, für zwei Wohnorte dies-

1 Zahlreiche deutsche Historiker haben in diesen beiden Ereignissen den Beginn des globalen Konflikts und den Zusammenbruch der technologischen Utopie gesehen, mit dem man sich am Ende eines positivistischen Jahrhunderts getröstet hatte. Vgl. z. B. Friedrich von Bernhardi, *Deutschland und der nächste Krieg,* Stuttgart 1912. Ernst Jünger hat den Untergang der »Titanic« zum Zeichen für die »Heraufkunft des Arbeiters« erklärt.

und jenseits der Alpen entschieden hatten, schließlich die Beachtung durch André Chastel und Marcel Arland – all das trieb ihn in die französische Metropole. In Venedig stellte die Biennale während dieses Nachkriegsjahrzehnts eine wenn nicht überraschende, so doch nicht mehr zeitgemäße Frankophilie zur Schau und huldigte alle zwei Jahre dem künstlerischen Ruhm von Paris, während man unterdessen in New York beschlossen hatte, Frankreich aus der Kunstgeschichte zu streichen.

Aber vielleicht gab es bei dieser Reise eine Art Mißverständnis. Es sollte das Bild, das man sich in Italien wie in Frankreich von Music und seiner Malerei machte, für lange Zeit trüben. Man wollte in ihm einen abstrakten Landschaftsmaler sehen, bald einen italienischen Vertreter der Ecole de Paris, bald einen im Nebel verlorenen Byzantiner, den bescheidenen Schöpfer einer sonderbaren, exotischen kleinen Musik im Konzert der Abstraktion von Saint-Germain-des-Prés und dergleichen mehr. Nun, italienisch war Music zweifellos, doch bedeutet das nicht viel. Ein Abstrakter aber ist er nie gewesen. Dem Erben der zentraleuropäischen Sezessionen blieb die Pariser Moderne zutiefst fremd, ging sie doch im Vergleich mit ihm, dem Zögernden, so gewandt mit den Formen um und übertönte seine Ockertöne und Erdfarben verschwenderisch mit immer neuen Farben.

Hätte der Krieg nicht alles umgestürzt, dann hätte dieser Slowene sein Glück zweifellos jenseits des Brenner in München gesucht. Sein Lehrer in Zagreb war Babic gewesen, ein Stuck-Schüler, der ihm Grosz und Dix nahegebracht hatte. Musics erste Radierungen zeigen deutlich deren Einfluß. Mit zwanzig Jahren entdeckte er Klimt und Schiele in Wien, der Stadt, von der er noch heute sagt, sie sei seine eigentliche Heimat. Bald danach bestärkte ihn ein langer Aufenthalt in Madrid noch in seiner Vorliebe für eine Kunst, die durch Deformation eine ganz besondere, in Italien und Frankreich beispiellose Morphologie des menschlichen Körpers bloßlegte. Zugleich fand er im Süden wieder eine Kunst, die eine von Schrecken und Faszination[2] genährte Vorliebe für das Makabre und den Tod hegt. Dieses Erlebnis war stark und prägend genug, um ihn auf das vorzubereiten, was ihn erwarten sollte.

2 Vgl. Werner Hofmann, »La mort dans la peinture autrichienne«, in: *Vienne, L'Apocalypse joyeuse,* Ausstellungskatalog, Paris 1986, S. 82ff.

Während seiner Zeit in Madrid 1935 besuchte Music den Prado fast täglich. Er kopierte dort, wie man weiß, El Greco und Goya. Aber hat er jemals dieses so einzigartige, erschütternde Werk bemerkt, dessen Bilderreichtum nicht nur dem Sinn für das Makabre in der österreichischen Malerei entgegenkam – und die Habsburger sollten die Werke dieses Malers sammeln –, sondern das ihn sicher auch durch seine drohende Stimmung, den mahnenden, mysteriösen Verweischarakter beeindruckt hätte: den *Triumph des Todes* von Brueghel?

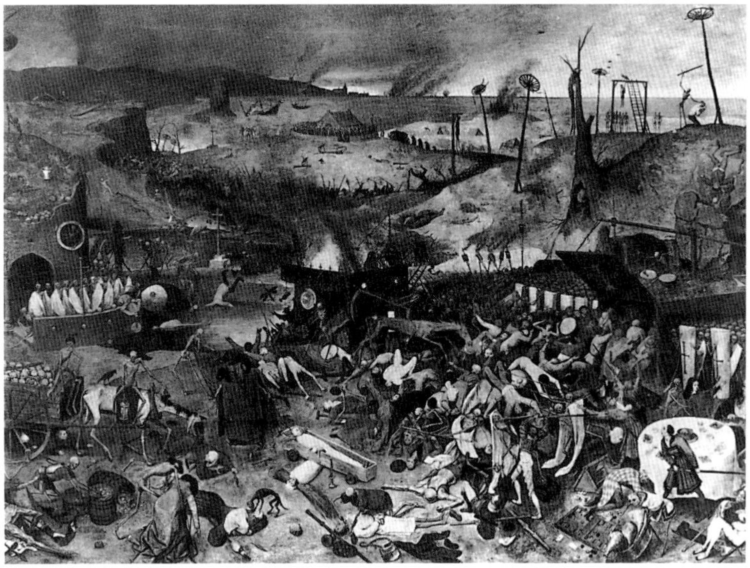

Pieter Brueghel
Der Triumph des Todes, 1562
Museo Nacional del Prado, Madrid

In einer ausgedörrten Hügellandschaft am Rande des Meeres sieht man eine Armee von Skeletten, erschreckend in ihrer knochigen Anonymität; sie tragen – lächerlichen Heereszeichen gleich – Standarten aus weißen Holzsärgen und treiben mit Pikenstößen und Sichelhieben eine in Angst und Schrecken zitternde Menschenmenge vor sich her. Kaum hatten ihre Opfer Zeit zu begreifen, was mit ihnen geschieht. Im Gedränge stürzen viele und werden von den Folgenden niedergetrampelt; unbarmherzig drängt sie die Armee der lebenden Toten vorwärts. Die Peiniger zwingen sie in eine Art länglichen Kasten, dessen Deckel sich hermetisch hinter ihnen schließen wird. Manche tragen noch die Kleidung aus ihrem Leben von Gestern, andere wurden bereits entblößt, und nackt treten alle in das düster drohende Gebäude ein. Links nähert sich ein Holzkarren, von einer Schindmähre gezogen. Er ist mit menschlichen Gebeinen beladen, auf denen eine Schaufel liegt. Im Zentrum der Komposition stößt ein riesiger Ofen Flammenwirbel und schwarze Rauchschwaden aus. Im Hintergrund wurden Galgen aufgerichtet, an denen Gehängte baumeln. Aus der Ferne nähern sich weitere Menschenkolonnen, bewacht von Skelettarmeen. Zug um Zug erkennt man in diesem Bild die Zeichnungen wieder, die Music sechs Jahre später in Dachau anfertigen sollte: die Krematoriumsöfen, die Karren mit ihrer Last aus Leichen – »wie zu Holz verhärtet«, wird er in seinen Erinnerungen schreiben –, Gehenkte am Galgen, Tote überall, im Krampf erstarrt.

Die Donaukultur – der man nirgendwo noch so begegnet wie in Spanien, diesem anderen Habsburger-Reich – erscheint als imaginärer Raum, der sich in Übereinstimmung mit den Grenzen des Heiligen Römischen Reiches von Madrid nach Wien und nach Triest erstreckte; für drei Generationen gehörte ihm auch Venedig an. Hier herrschte ein barockes Verständnis des Fleischlichen, eines Fleisch gewordenen *Logos,* des inkarnierten Wortes. Diese Auffassung stand einerseits in radikalem Widerspruch zur Askese begrifflicher Abstraktion im nordeuropäischen Luthertum, andererseits zum analytischen Rationalismus der Franzosen und zur Eleganz italienischer *maniera.* Musics Aktfiguren sind weder heroisch noch erotisch, sie erinnern eher an entblößte Körper denn an Akte, an einzelgängerische Gestalten von Philosophen oder Säulenheiligen, an Metamorphosen barocker *Vanitas*; sie erscheinen eher gedemütigt als glorifiziert. Diese beweglichen, elastischen, knotigen Körper, schwerelos, weil sie der Ordnung des Geistes, nicht der Unordnung des Begehrens gehorchen; diese eingeschnürten Torsi mit den hervorkragenden Flanken; diese überlängten Glieder, die den Regeln des *nomos* nicht mehr gehorchen, da sie nach etwas streben, was nicht von dieser Welt ist; diese feinen Gelenke, die wie dürres Reisig jeden Moment zu zerbrechen drohen; und schließlich diese außerordentlich langfingrigen, flatternden Hände: All das evoziert eine unvergeßliche Reihe ähnlicher Bildnisse von El Greco bis Schiele, von Klimt bis Boeckl, von Goya bis

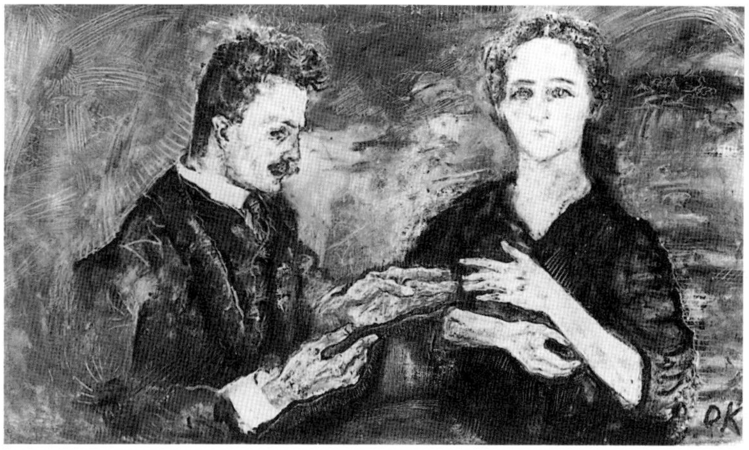

Oskar Kokoschka
Hans Tietze und Erika Tietze-Conrat, 1909
New York, The Museum of Modern Art

Kokoschka, die wie ein Totentanz vorüberziehen, ohne indes Schrecken oder Ekel zu erregen. Ein ähnlich schwereloses Ballett der Hände, diese Flügel gewordenen, von der Luft getragenen Finger, finde ich eigentlich nur noch in dem wunderbaren Doppelportrait *Hans Tietze und Erika Tietze-Conrat* von Oskar Kokoschka. Dieses unsichere Fleisch, dessen Überleben kein Konstruktionsgesetz und dessen Vollkommenheit oder Fortbestehen keine Harmonieregel gewährleistet, wird dabei immer so aufgefaßt, als befände es sich an der Schwelle zur Leichenstarre.

Wie es damals üblich war, hatte Music während der dreißiger Jahre an der Kunstakademie in Zagreb noch das Sezieren von Leichen gelernt. Ist es nicht verwunderlich, wie wenig Beachtung der Tatsache geschenkt wurde, daß diese Praxis, die so alt ist wie die Malerei selbst, nach dem Zweiten Weltkrieg aus den Lehrplänen der Kunstakademien verschwand?[3] Welche Erklärung man auch anführen mag, um dieses Verschwinden zu rechtfertigen – die Weigerung der Malerei, den Menschen länger *in Augenschein zu nehmen,* ihr Bedürfnis, seine Gesichtszüge und sein Abbild vom Atelier fernzuhalten, gehören zu den außergewöhnlichsten und folgenreichsten Ereignissen in der Kunstgeschichte.

3 Vgl. Jean-François Debord, »De l'anatomie artistique à la morphologie«, in: *L'âme au corps,* Ausstellungskatalog, Paris 1993, S. 102 ff.

Daß der Mensch nach den Leichenbergen eine gewisse Abneigung gegenüber dem Menschlichen empfand, ist einleuchtend. In dieser Rückzugsbewegung äußerte sich die Verweigerung einer Figuration, die – wie es schien – nach den Nazi-Theorien über antike Schönheit für alle Zeit unmöglich geworden war. Eine Folge all jener Abwegigkeiten der Rassentheorien war die Furcht davor, die Physiognomie des Menschen, seine typischen Merkmale, seine Gesichtszüge, seine Stimmungen und Leidenschaften künstlerisch in Angriff zu nehmen. Was von den Massenschlachthöfen blieb, war ein Entsetzen vor Blut und Individuellem. Nur eine Kunst wie die amerikanische, die mit der Demokratie identifiziert wurde, aber die Gestalt ächtete, eine Kunst, hinreichend glatt, um an Polemik nicht mehr zu provozieren als die linguistischen Spitzfindigkeiten über Barnett Newmans *Vir sublimis,* schien unmittelbar nach dem Massenmord noch akzeptabel und anschaubar. So fiel über die Nachkriegszeit für ein Vierteljahrhundert der Schleier eines modernen Ikonoklasmus.

Music aber war nicht nur Augenzeuge der Grausamkeiten gewesen, sondern ihr Opfer. Wäre es ihm möglich gewesen, das Erlebte zu ertragen und sogar umzusetzen, wenn ihn nicht die Kunstakademie zehn Jahre zuvor auf das vorbereitet hätte, was er sehen mußte? Diese Frage kann man stellen. Was hätte er gesehen, was hätte er festgehalten, wäre diese – wenn auch bruchstückhafte – Erfahrung des bleiernen Tisches und des Prosektors nicht gewesen? Zweifellos kann das Abzeichnen abgetrennter und in Formol konservierter Körperteile eine ziemlich unangenehme, ja verdrießliche Übung sein. Aber diese erste Annäherung ist vielleicht – ungeachtet ihrer Kürze – der Konfrontation des Lebenden mit dem Tod vergleichbar, oder der Sensibilisierung des Organismus gegenüber einer allergieauslösenden Substanz. Hatte Rilke nicht in Duino, unweit von Gorizia, die Anfangsverse seiner ersten *Elegie*[4] geschrieben: »Denn das Schöne ist nichts als des Schrecklichen Anfang …?«

4 Music wird sich daran erinnern, daß seine Mutter 1912 Gelegenheit hatte, Rilke in dem einzigen kleinen Café von Duino zu begegnen.

Als »plötzliche Offenbarung einer tragischen Schönheit«, wird Music seine »Zeichenmanie« angesichts der aufgehäuften Körper in Dachau beschreiben, diese aus Leichen errichteten, Dutzende von Metern messenden Mauern. Durch das Wetter, die Kälte, die Temperaturschwankungen wirkten die Körper wie ausgehöhlt, ihrer Fasern und Körpersäfte entledigt. Sie waren eingeschrumpft und hatten Ähnlichkeit mit Föten angenommen. Was aber sollten sie ihrerseits gebären, in dieser entschieden »verkehrten« Welt, in dieser Welt der Verrückten, dem Konzentrationslager?

Selten nur läßt Music sich dazu verleiten, von seinen Erinnerungen an das Lager zu sprechen. Tut er es, gleichen seine Erzählungen *Capriccios.* Da gibt es etwa die Geschichte von Häftling Nr. 4, einem seit 1933 in Dachau inhaftierten Kommunisten. In der Genealogie des Lagers war er der vierte Gefangene – zweifellos der am längsten Internierte unter den Zigtausenden, die das Lager durchliefen. Man hatte ihn zum *Haltestetter* ernannt; nie zuvor hatte man ein Beispiel derartiger Langlebigkeit gesehen. Doch die Befreiung des Lagers überlebte er nicht: Einen Monat später war er tot. Es gab da auch jenen Buchhalter, dessen starres Gesicht Music auf einer seiner Zeichnungen festgehalten hat. Auf einem Kasten stehend, überwachte er, wie man den Leichen die Goldzähne ausriß. Dabei blickte er niemals auf, sondern machte nur jedesmal, wenn das schwache, metallische Geräusch eines in den Eimer fallenden Zahnes erklang, einen Strich in sein Heft.

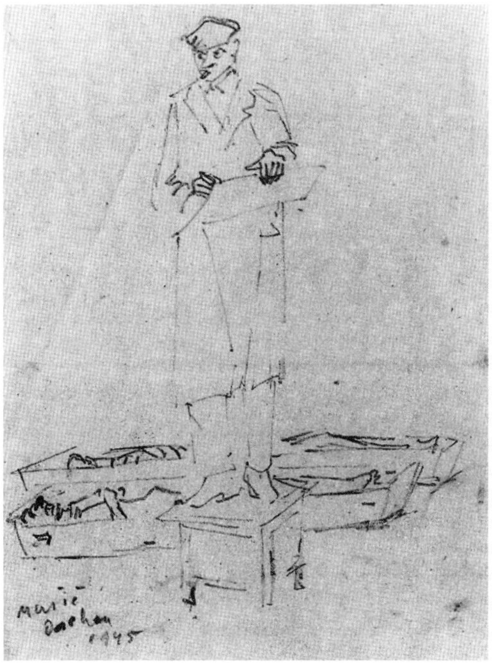

Dachau 1945

Manche dieser *Capricci* ähneln Träumen, so irreal muten sie an. So erzählt Music von Häftlingen, die lebend in den frischen Zement von Fundamenten geworfen wurden. Lange Zeit später traten Knochen und einzelne Körperpartien an die Oberfläche der Mauern, wiederaufgetaucht aus ihrem Grab. Music erklärt dann, wobei er – manchmal – lächelt, daß für ihn nur die 'Dachauer Schule‹ noch wichtiger als die Zagreber Kunstakademie gewesen sein. Der Nationalsozialismus hatte seine Lüge zuerst im Herzen der Sprache festgesetzt, eine Perversion, die Schritt für Schritt alle Begriffe des Wortschatzes erfaßte, ihren Sinn veränderte und verkehrte, ihre Geschichte verdarb und Orte wie Menschen verseuchte.[5] Im Lande Goethes und Stifters, Heines und Liebermanns gab es also einige Kilometer von München entfernt einen Ort namens Dachau. Dort hatte sich, angezogen von der landschaftlichen Schönheit und dem Renommee Ludwig Thomas, seit der Mitte des 19. Jahrhunderts eine Künstlerkolonie etabliert, die so erfolgreich war, daß die Dachauer Schule[6] um 1900 einen ähnlich guten Ruf genoß wie die Schulen von Barbizon oder Fontainebleau in Frankreich. Doch als Music 1944 das Tor zu seiner Dachauer Schule durchschritt, bezeichnete der Name nicht mehr eine Idylle, sondern das Grauen. War es aber nicht seit jeher die Aufgabe von Dichtung und Malerei, gegen die schleichende Verseuchung aller geliebten, verehrten Namen und Orte[7] ihren ursprünglichen Sinn, die wesentliche Form zu setzen? Primo Levi erzählt, daß er begonnen habe, sich die *Göttliche Komödie* Vers um Vers in Erinnerung zu rufen, und von jenem Tage an der Hölle, in die er geraten war, entronnen sei. Zugleich aber rettete Levi seinen Freund Pikkolo, denn die geistigen Fluchten bedurften eines Publikums, so klein es auch sein mochte. Im Angesicht der Leichen besann sich Music einerseits auf seine Zagreber

5 Vgl. Victor Klemperer, *Lingua Tertii Imperii.* Notizbuch eines Philologen, Leipzig 1975.

6 Die Dachauer Schule spielt auch in der Geschichte der Photographie eine Rolle: Theodor und Oskar Hofmeister haben uns hervorragende Aufnahmen dieser Gegend hinterlassen.

7 Es entspricht dieser Logik, daß Buchenwald vor den Toren Weimars und Auschwitz nicht weit von Krakau errichtet wurden.

Anatomie-Lektionen, andererseits auf die Gemälde, die er in Madrid und Wien gesehen hatte, auf die – wie er sagt – in ihnen erahnte »tragische« Schönheit von Krankheit, Leiden und Tod, um deren nun unmittelbar drohende Gegenwart akzeptieren zu können.

Wer außer den Anatomen und einigen wenigen Künstlern hat jemals so wahrhaftig wie Music registriert und notiert, daß bei extremem Kräfteverfall die Körperöffnungen, die die gleichmäßige Hülle des menschlichen Gewebes unterbrechen, sich des ganzen Körpers bemächtigen? Klaffende Öffnungen: Mund, Nasenlöcher, Geschlecht – all das, wodurch der Körper ausfließt oder sich ausdrückt, will die Geschlossenheit dieses Körpers besiegen. Die Hülle wird überall löchrig und fällt in sich zusammen. Auch im Gesicht wird die Epidermis verzehrt: Die Augen sind es, die alles verschlingen. Der Körper scheint sich so auf einen aus den Augenhöhlen tretenden Blick, auf ein herausragendes Geschlechtsteil zu reduzieren, als wollten die Augen und die Fortpflanzungsorgane in dem Maße, in dem die Gesichtszüge verschwinden, das Antlitz in die Anonymität übergeht und das Leben erlischt, noch einmal die Reste der ihnen verbliebenen Energie in einem letzten Kraftakt sammeln. Diese unsagbare Schönheit, erklärt Music fast entschuldigend, habe sich seinen Augen so dargeboten: weiße, durchsichtige Körper, die sich, Insektenpuppen ähnlich, zu einer letzten, unbeschreiblichen Metamorphose anschickten.

Denn weit mehr als das magere Schulwissen wirkt die gewissermaßen prophylaktische Kraft einer Tradition fort, in der die Heiligkeit des Menschen auf der Sichtbarkeit des Antlitztes gründet. Sie erlaubte es dem Maler, jenes Unerträgliche, von dem Rilke spricht, auszuhalten, es zu *ertragen,* ohne zugleich davon *zerstört* zu werden. Welche Kultur hat jemals überzeugender oder auch nur auf ähnlich großartige Weise vom Fleisch gesprochen als jene Tradition des Wortes, von Sujets wie der Pietà oder Kreuzabnahme über Jahrhunderte auf wunderbare Weise illustriert? Das Fleisch gilt dieser Tradition weder als abstrakter, zum Modell vollkommener Schönheit erhobener Körper, noch als intelligible Konstruktion oder Illustration einer immer wieder bestätigten Theorie, sondern als heikel und kostbar.

In Venedig konnte Music Tizian sehen, besonders sein letztes Werk, die *Pietà* von 1575. Tizian hatte das Bild für die Christuskapelle in der Frari-Kirche gemalt und hoffte, im Gegenzug an diesem Ort sein eigenes Grabmal errichten und sich damit der ewigen Kreuzanbetung hingeben zu dürfen. Wie soll man angesichts dieses zerquälten, gleichsam noch zuckenden Körpers nicht an die letzten Aktbilder von Music denken? Vier Jahrhunderte später aber gibt es außer den bereits genannten Malern – Klimt in den großen Kompositionen *Das Leben und der Tod* oder *Die drei Lebensalter,* Schiele in *Die Familie,* Kokoschka in der *Pietà* von 1908 und vielleicht noch Boeckl in der *Anatomie* von 1931 – nur wenige, die es wagen, diese einzigartigen, zerbrechlichen, verwundbaren Gestalten darzustellen. Sie scheinen in jenes *Gleitende* verstrickt, das Hofmannsthal in den gleichen Jahren poetisch beschwört, und treiben in einem Element, das sie zugleich stützt und verschlingt.

Tizian
Pietà, 1575
Galleria dell'Accademia,
Venedig

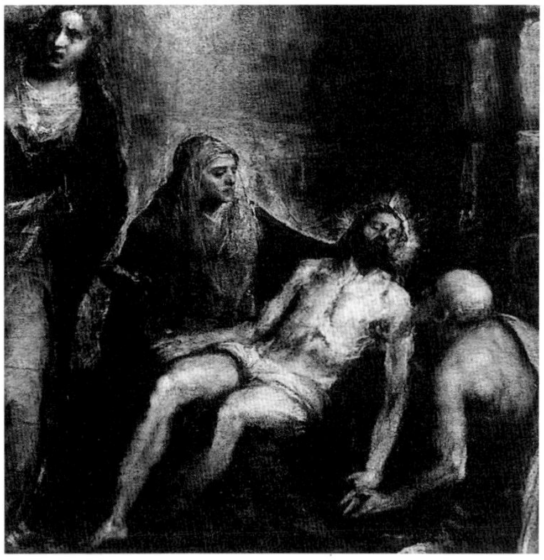

Die Kunst schien von der Wirklichkeit gerade in dem Moment eingeholt zu werden, als die Ikonographie des sterbenden, zu einem langen Kreisbogen gedehnten oder in sich zusammensinkenden Körpers aus dem modernen Bildrepertoire verschwand. Denn wollte der moderne Mensch nicht ›anders‹ sein, der funktionelle *neue Mensch,* und hielt er sich im Angesicht der schrecklichen Schönheit der Maschine nicht gerne für unsterblich? Man leugnete den Tod, oder vielmehr jenes Gefühl der Verwundbarkeit im Angesicht des Todes, als er seine Präsenz auf schrecklichste Weise wieder geltend machte. Wer war imstande, den Schock zu ertragen? Wer konnte ohne die Mittlerfiguren der katholischen Malerei, Maria oder Johannes, noch diese entleerten und verkrampften Körper, die die entsetzten Befreier 1945 in den Lagern vorfanden, verstehen, annehmen, aufheben und behutsam auf die Erde betten? Neben dem finsteren, kleinen Buchhalter der Goldzähne bedurfte es noch eines Hüters der Wirklichkeit, eines Buchhalters der Erscheinungen, der Strich für Strich die Erinnerung bewahrte und seiner Bilanz im Verborgenen heimlich Gestalt verlieh – wäre Music beim Zeichnen ertappt worden, hätte man ihn sofort hingerichtet. Auf die Amnesie, von der die Malerei in einem solchen Ausmaß ergriffen wurde, daß sie sich für zwanzig Jahre und mehr vom Körper abwandte, antwortete Music 1970 mit einer Anamnese: Er malte noch einmal jene Visionen, die er bis dahin hatte geheimhalten wollen. Nun rückten diese Bilder wieder in den Mittelpunkt seines Werkes und gaben ihm neue Nahrung.

Die Harmonie in Musics Werk ist ein gebieterisches, doch stets empfindliches Gleichgewicht – *das Gleitende* – des Lebenden und des Toten. Einerseits malt er das Reglose, Undifferenzierte, Unbelebte. Das können Mineralien sein, die abgeschliffenen Hügel der Sieneser Landschaften oder die Kalksteinmassive der Dolomiten. Das kann, in Südfrankreich, die Pflanzenwelt nach einer Feuersbrunst sein, der verdörrte Baumstamm, von dem gewölbeartig die geborstenen Äste herabhängen. Aber das kann, in dieselbe Wölbung gezwungen, nach demselben Gesetz gebeugt, von denselben Wassern ausgewaschen, auch das menschliche Element sein, die Masse der Leichen, der Haufen ineinander verschlungener und wieder der Anonymität anheimgefallener Leiber. Stangl, der Kommandant von Treblinka, sagte von den ihm ausgelieferten Häftlingen, er habe sie selten als Einzelwesen wahrgenommen, sondern als Masse. Diese Körper lösen sich auf, so wie sich Dolomit durch sauren Regen auflöst oder die Erde der Hügel durch Auswaschungen. Das Einzelwesen zerrinnt, verliert das Bewußtsein dafür, ein Gesicht gehabt zu haben, charakteristische Züge, eine Persönlichkeit, einen Blick. »Man muß glatt sein«, schrieb Robert Antelme über seine Erfahrungen im Lager, »Jeder trägt seine Augen wie eine Gefahr.«

Gerade weil es diese Nicht-Gesichter, diese rankengleichen Körper, diese Berge aus Talg und Kalzium gegeben hat und noch immer gibt, weil ihre fremde, »glatte« Schönheit an jener der Felsen, der Pflanzen oder der Larven teilhat, malt Music Gesichter, hartnäckig, Tag für Tag. Die Portraits erscheinen als Besitznahme und Rettung, schroff und rauh. Das Gesicht als »Visum«, dazu bestimmt, gesehen und unterschieden zu werden; eine Folge von unermüdlich immer neu entworfenen Portraits, deren Züge aus der Gestaltlosigkeit emportauchen, einmalig und unverwechselbar.

Vielleicht folgen die Gesichter deshalb in den letzten Jahren morphologisch jenem *principium individuationis,* das die (von mir bereits exemplifizierte) Malerei eines idealen Heiligen Römischen Reiches Deutscher Nation beherrschte, erinnern aber zugleich immer mehr an Erscheinungen. Während das Äußere immer mehr oder weniger auf einer Täuschung beruht, die vorgibt, eine Wahrheit der Wiedergabe glaubhaft zu machen, ist die Erscheinung ein Phänomen, das per se nicht als »wahr« oder »falsch« eingestuft werden kann. Sie ist das Faktum der Malerei selbst, eine Manifestation, ein Aufscheinen des Sichtbaren am Rande des Unsichtbaren. Dieses Emportauchen des Seins, diese an die Oberfläche tretenden Gesichter evozieren – noch einmal – weit eher die Fremdheit von Kubins *Anderer Seite* als mediterrane Klarheit und Offenheit. Statt Ruhe zu vermitteln, beunruhigen diese Bilder. Doch gerade diese Unruhe, dieses Aufrühren der Oberfläche läßt sie leben. An seine Grenze getrieben, öffnet sich der Realismus dem Phantastischen und umgibt sich mit dem Nimbus irrealen Leuchtens.

Music hat nie etwas anderes gemalt als das Unmittelbare und das Unabänderliche. Das unmittelbar Nahe und das unabänderlich Ferne. Sein Werk, das ist sein eigenes Gesicht oder das seiner Frau, das, was ihm unendlich vertraut geblieben ist, was er festhält, einbehält, vorenthält. Aber es ist auch, als Gegenpol, die gleichgültige und stumme Natur (seinen Landschaften geht jedes romantische Einverständnis mit der Natur ab) oder der vermaßte, verdinglichte Mensch, der Leichnam, das, was nicht mehr von dieser Welt, außer Reichweite ist. Alles, was existiert, sich ereignet und den Alltag ausmacht, die flüchtig gesehenen Gesichter, der schöne Schein, die Begegnungen, die flüchtig gewechselten Worte, werden zwischen diesen beiden Polen – dem unendlich Vertrauten und dem radikal Fremden – zur Frivolität, zur mondänen Oberflächlichkeit, zur Zerstreuung. Diesem Zeitvertreib weicht Music aus, jedoch nicht aus Gleichgültigkeit – niemand bringt anderen mehr Aufmerksamkeit entgegen als er – sondern, um das Wesentliche im Werk zu konzentrieren.

Dieser Mensch, der vor zehn Jahren gestand: »Ich würde gerne mit geschlossenen Augen malen«, wahrt heute tatsächlich eine Distanz, die zugleich außerordentliche Nähe bedeutet. Mit geschlossenen Augen malen heißt, den als zu schwer empfundenen Körper leichter zu machen, sein Gewicht der Leinwand aufzubürden, indem für seine Wiedergabe nur ein Minimum an Materie verwendet wird, und es bedeutet, sich dem Licht so weit wie möglich anzunähern. Vielleicht muß man aber auch die Gegenwart jenes »notwendigen Engels« wiederentdecken, von dem ein venezianischer Philosoph[8] spricht – jener Engel, dessen Schwingen das Gewicht der sterblichen Hülle verringern, der letzte unter den möglichen Fürsprechern, nun da die Götter verschwunden sind. Mit geschlossenen Augen, das heißt: der ganz intime Besitz des Selbst jenseits des Sichtbaren, des zurückeroberten, wieder zusammengesetzten Selbst, das der Spiegelung nicht mehr bedarf, um sich zu erkennen.

8 Massimo Cacciari.

Akt
1991
Öl auf Leinwand
162 x 130 cm
Venedig, Galleria Contini

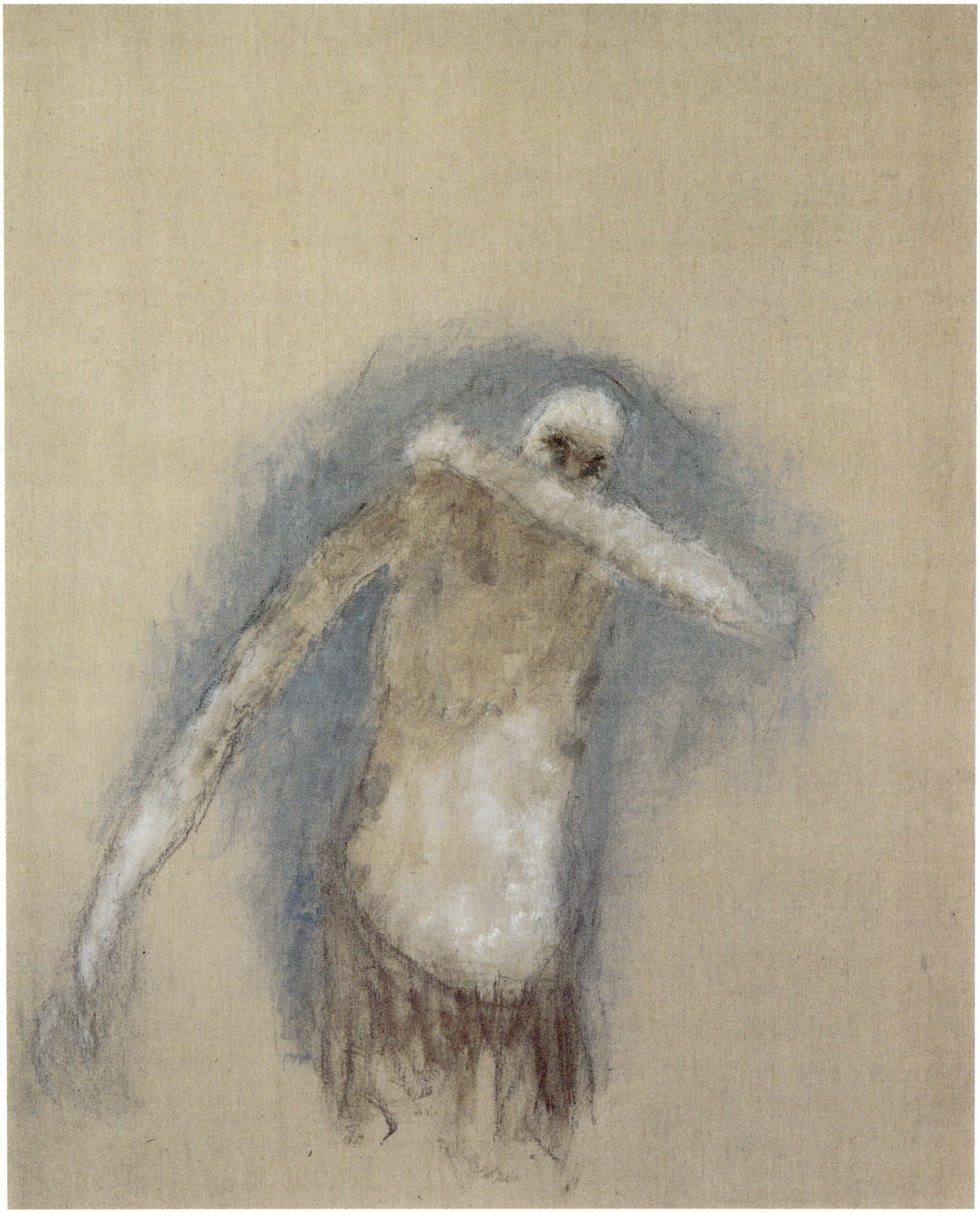

Pflanzenmotiv
1972
Acryl auf Leinwand
114 x 162 cm
bez. unten links: *Music 72*
Sammlung Rino Sartori

Pflanzenmotiv
1972
Öl auf Leinwand
200 x 268
bez. unten links: *Music 72*
Paris, Musée d'Art Moderne de la Ville de Paris

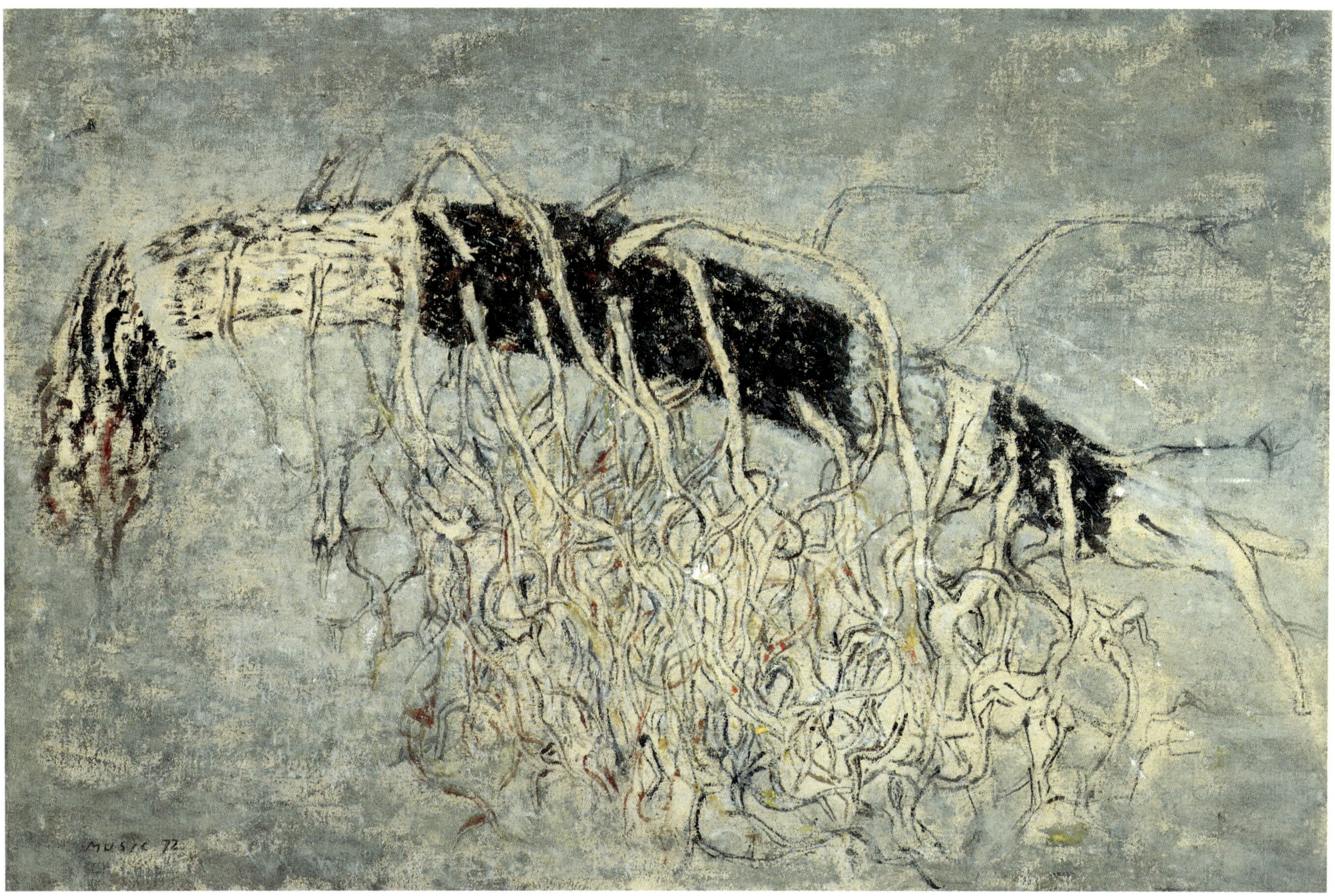

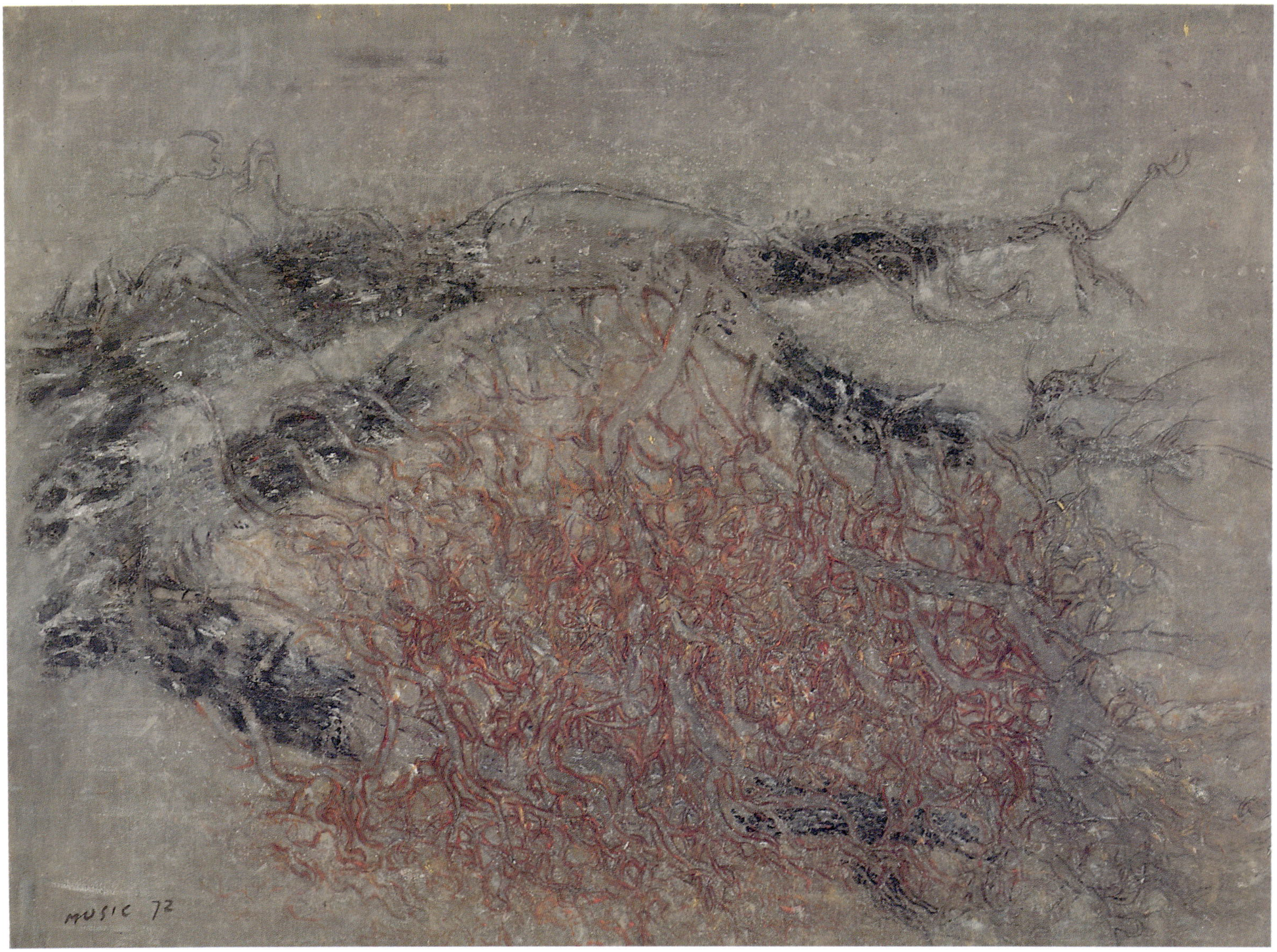
MUSIC 72

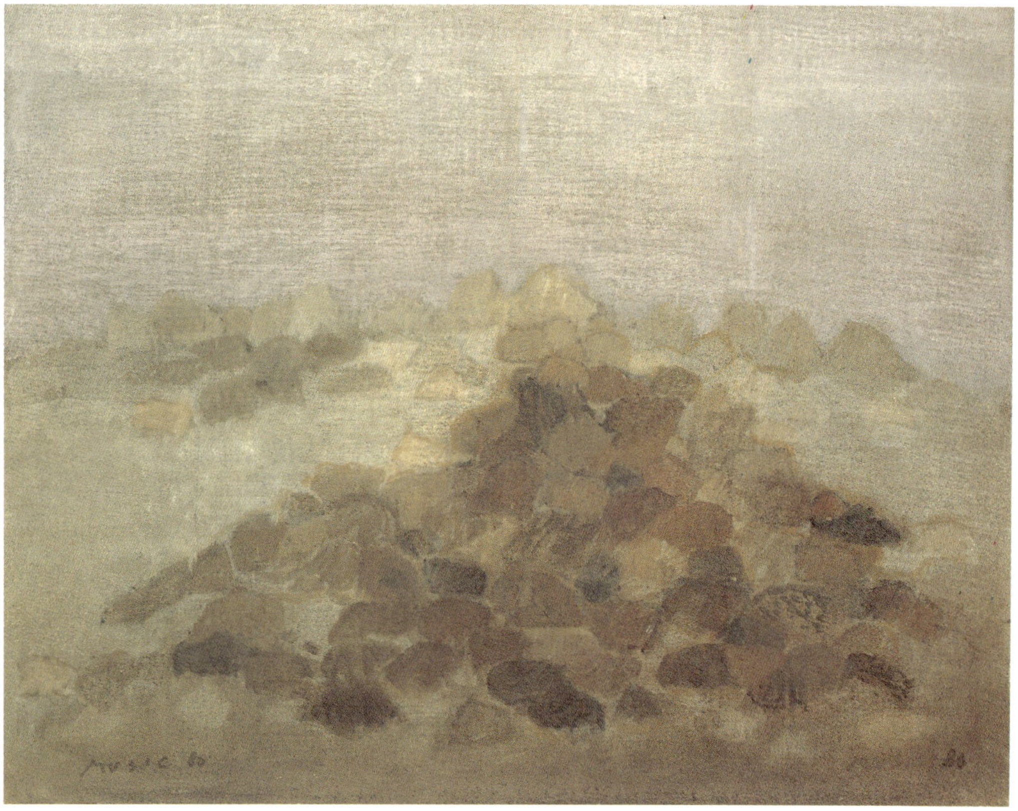

Steinige Landschaft
1980
Öl auf Leinwand
65 x 81 cm
bez. unten links: *Music 80*
Venedig, Sammlung des Künstlers

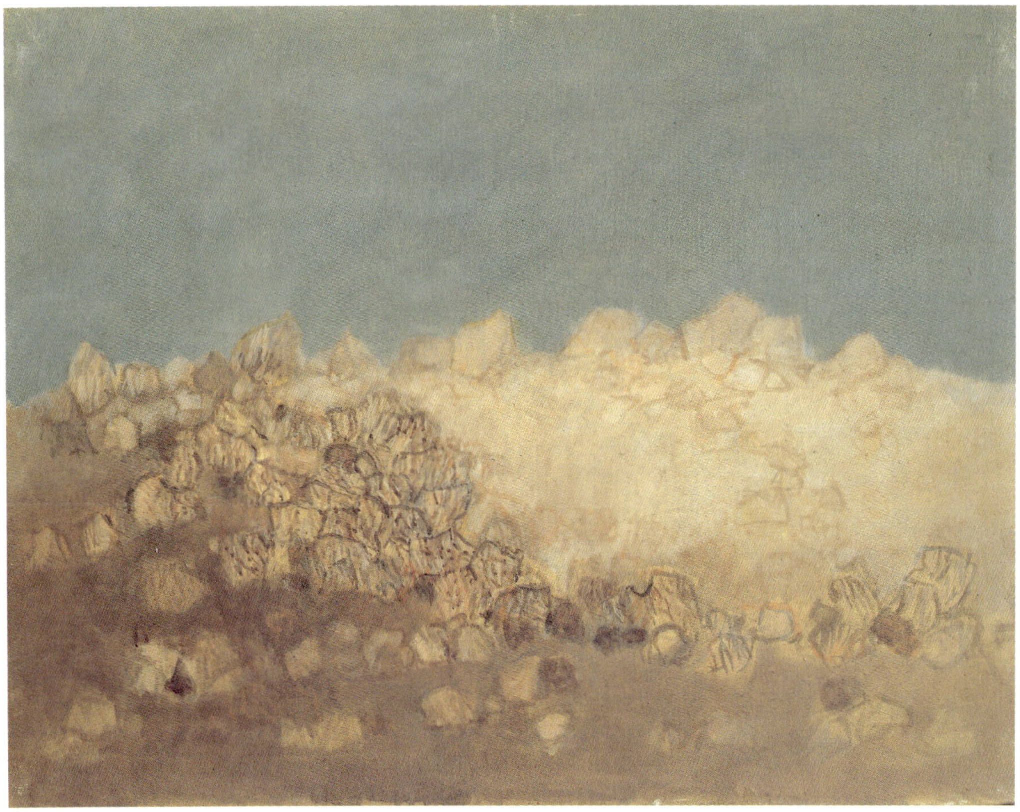

Steinige Landschaft
1980
Öl auf Leinwand
65 x 81 cm
Venedig, Sammlung des Künstlers

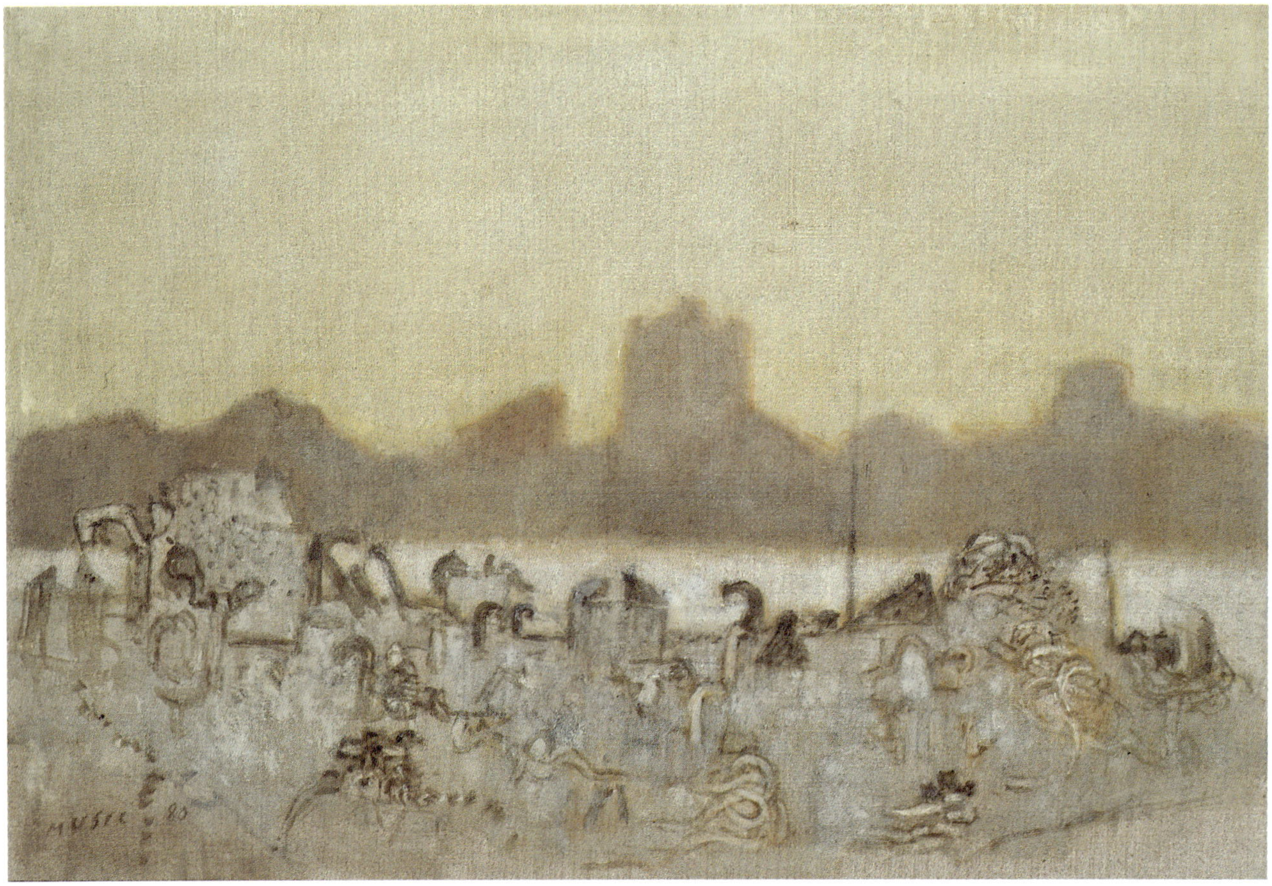

Giudecca
1980
Öl auf Leinwand
65 x 92 cm
bez. unten links: *Music 80*
Venedig, Galleria Contini

Venezianische Fassade
1983
Öl auf Leinwand
65 x 91 cm
bez. unten Mitte: *Music/83*
Sammlung Rino Sartori

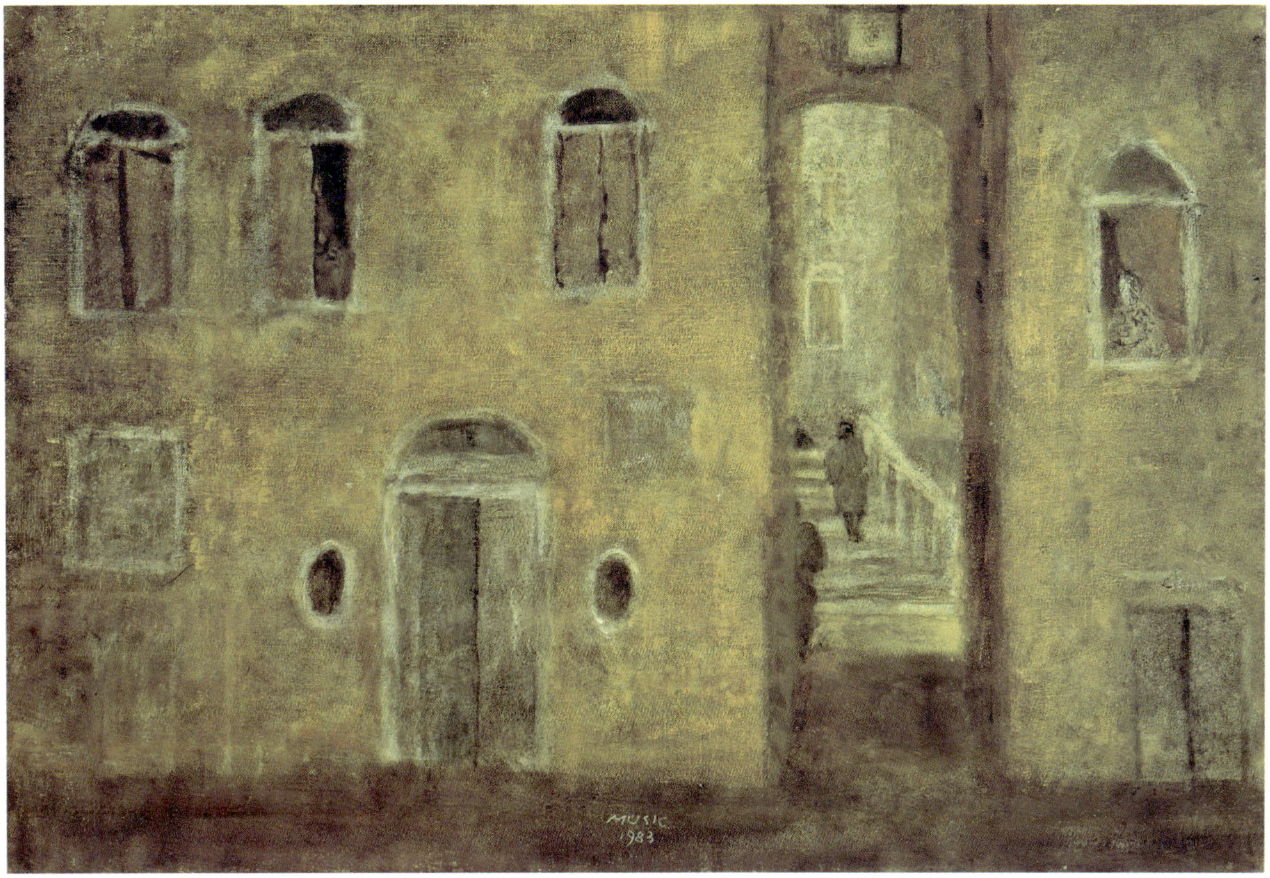
MUSIC
1983

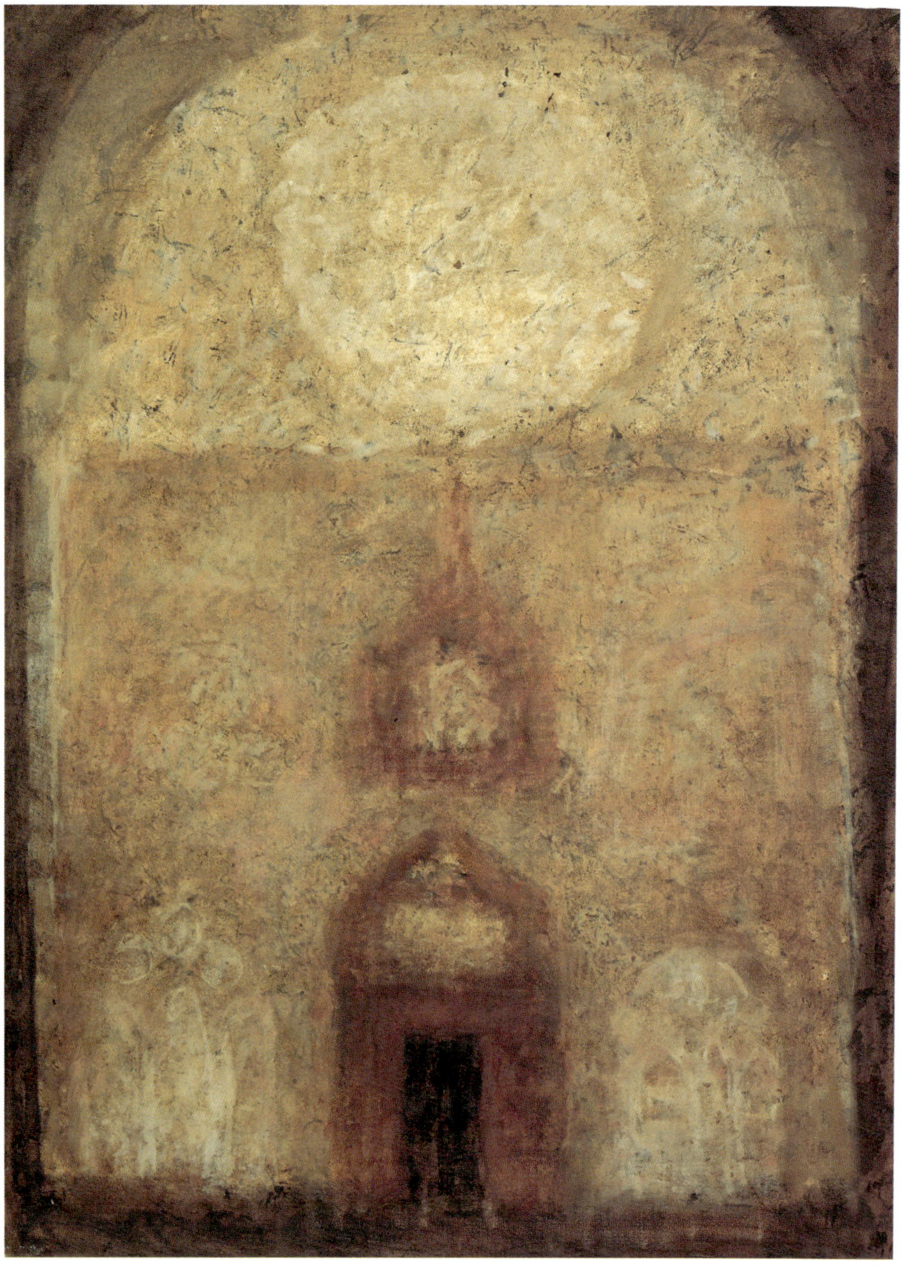

Kathedrale
1984
Öl auf Leinwand
106 x 75 cm
Paris, Sammlung des Künstlers

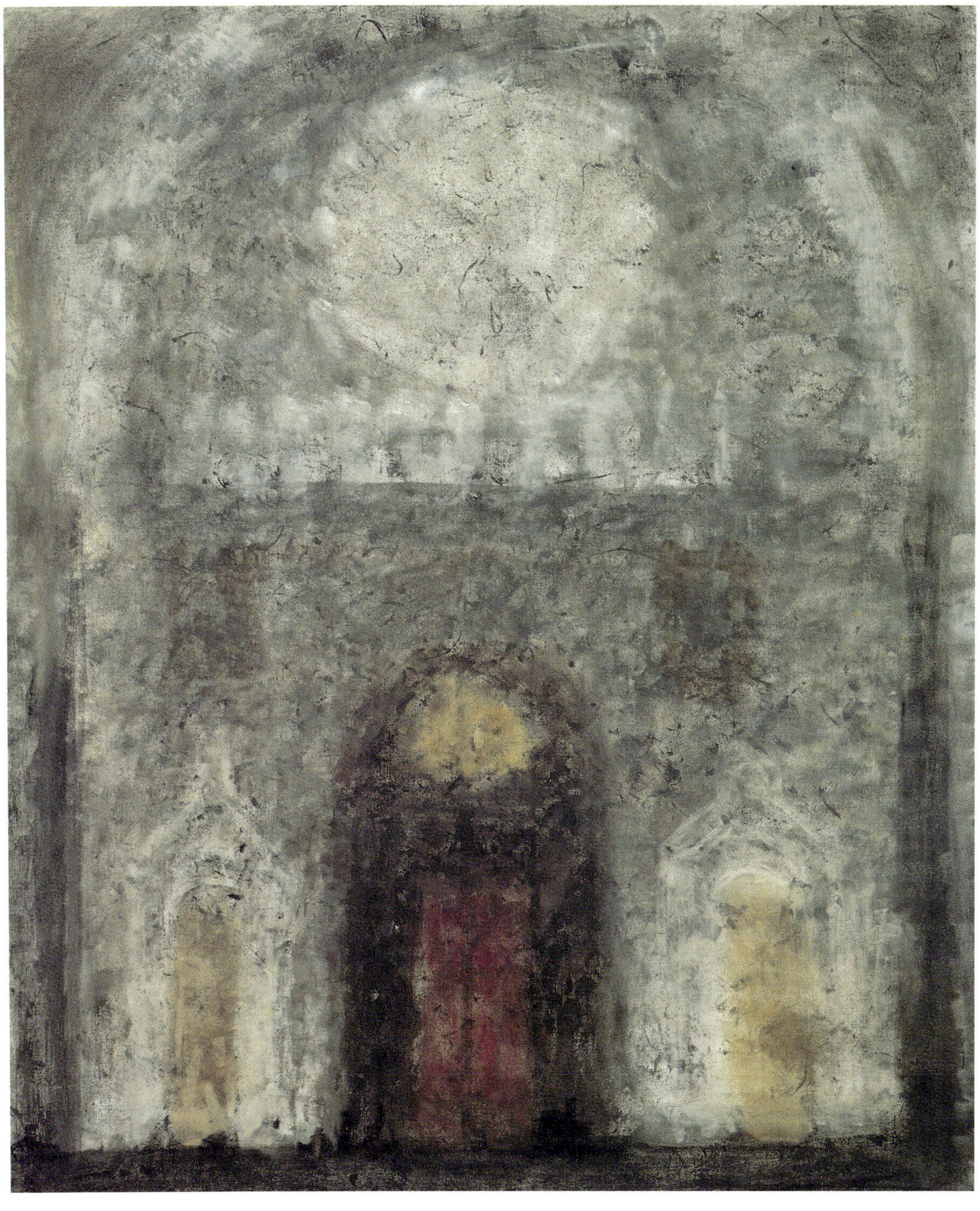

Kathedrale
1984
Öl auf Leinwand
100 x 80 cm
Paris, Sammlung des Künstlers

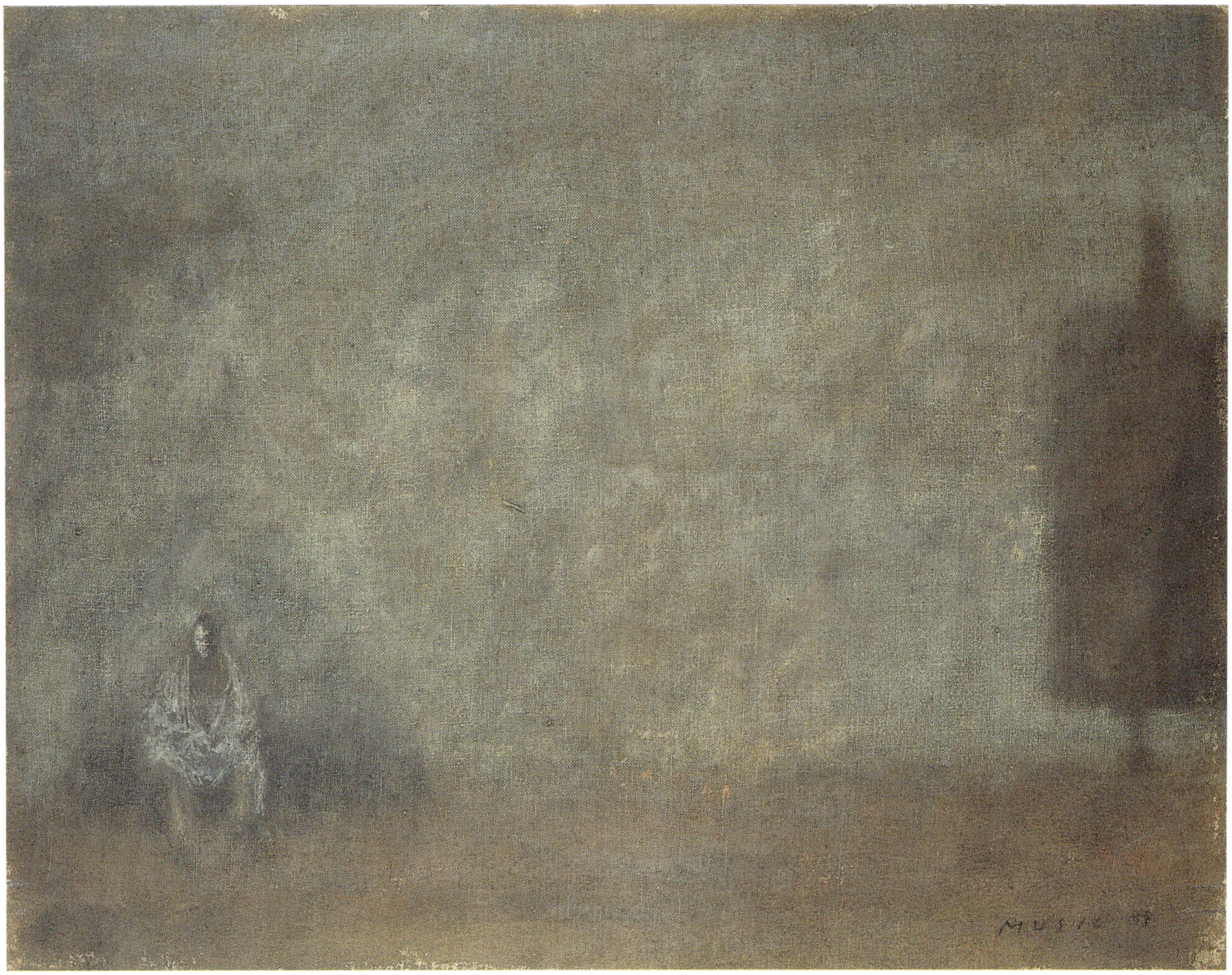

Atelier
1984
Öl auf Leinwand
72 x 91 cm
bez. unten rechts: *Music 84*
Genf, Privatsammlung

Atelier
1984
Öl auf Leinwand
81 x 116 cm
bez. unten Mitte: *Music 84*
Genf, Krugier-Ditesheim Art Contemporain

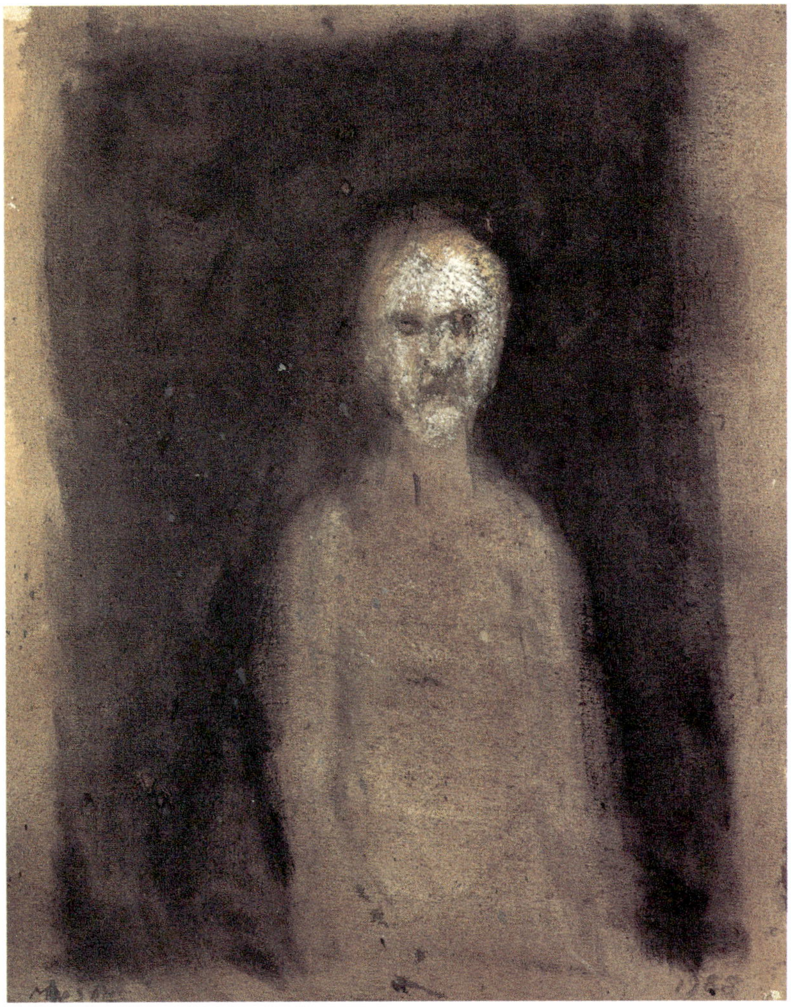

Selbstbildnis
1988
Öl auf Leinwand
65 x 50 cm
bez. unten links: *Music*; rechts: *1988*
Klosterneuburg, Sammlung Essl

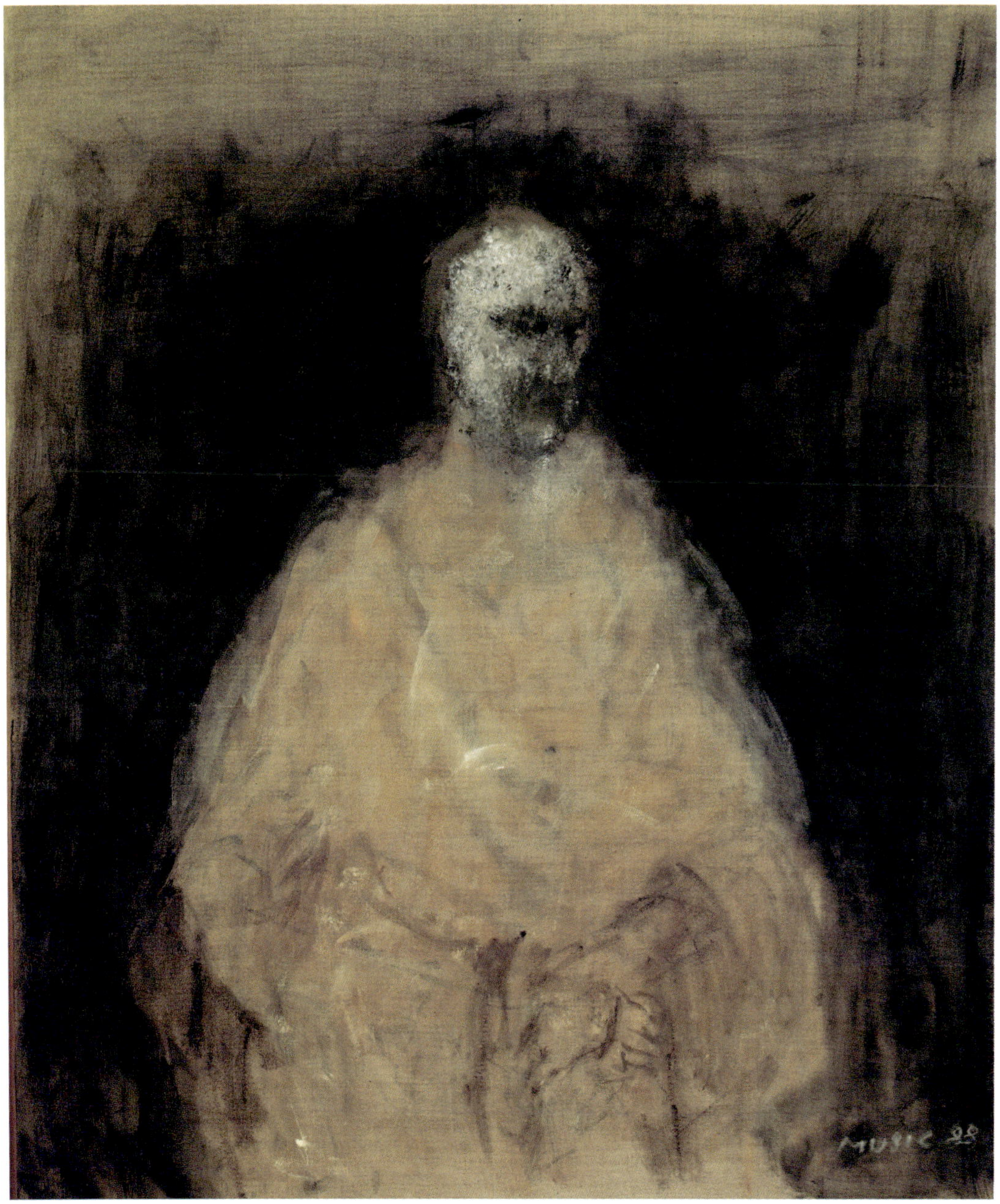

Selbstbildnis
1988
Öl auf Leinwand
100 x 80 cm
bez. unten rechts: *Music 88*
Paris, Sammlung des Künstlers

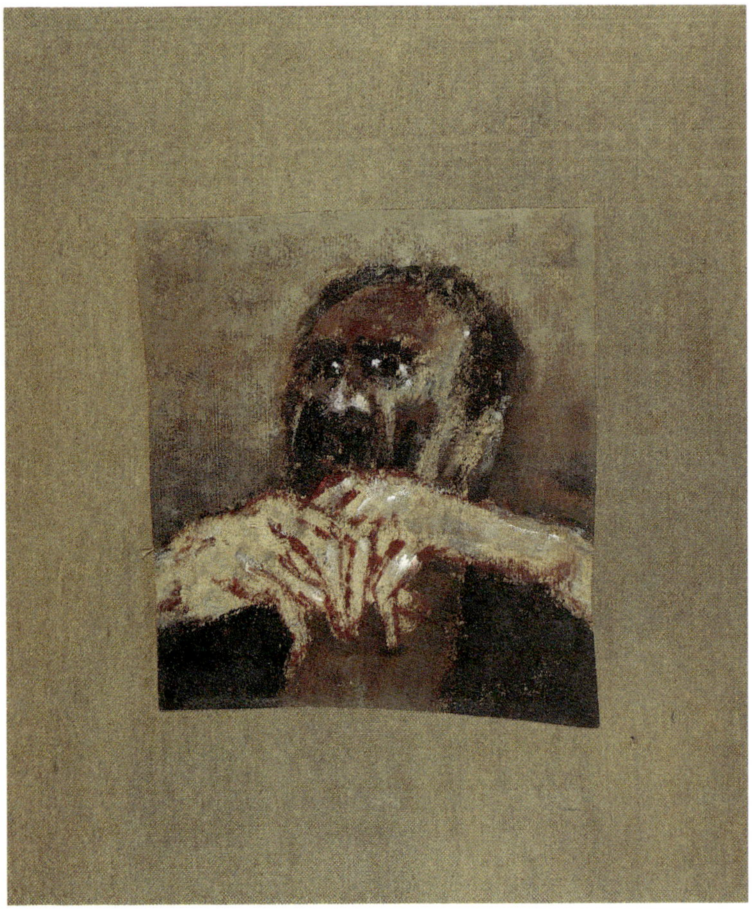

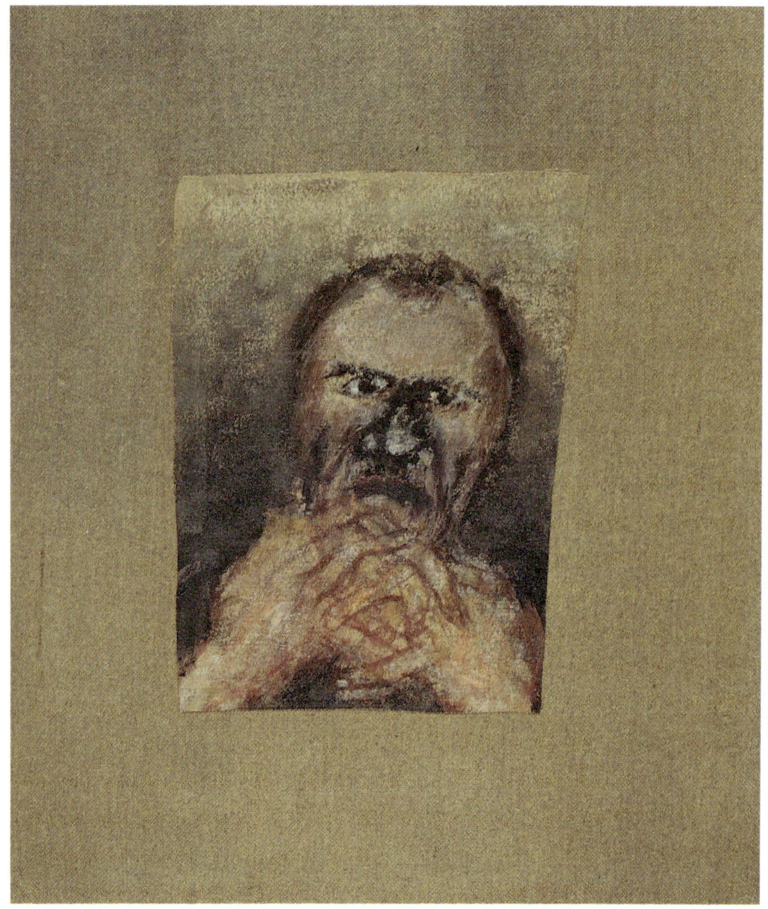

Selbstbildnis
1988
Öl auf Leinwand
62 x 50 cm
Venedig, Sammlung des Künstlers

Selbstbildnis
1988
Öl auf Leinwand
62 x 50 cm
Venedig, Sammlung des Künstlers

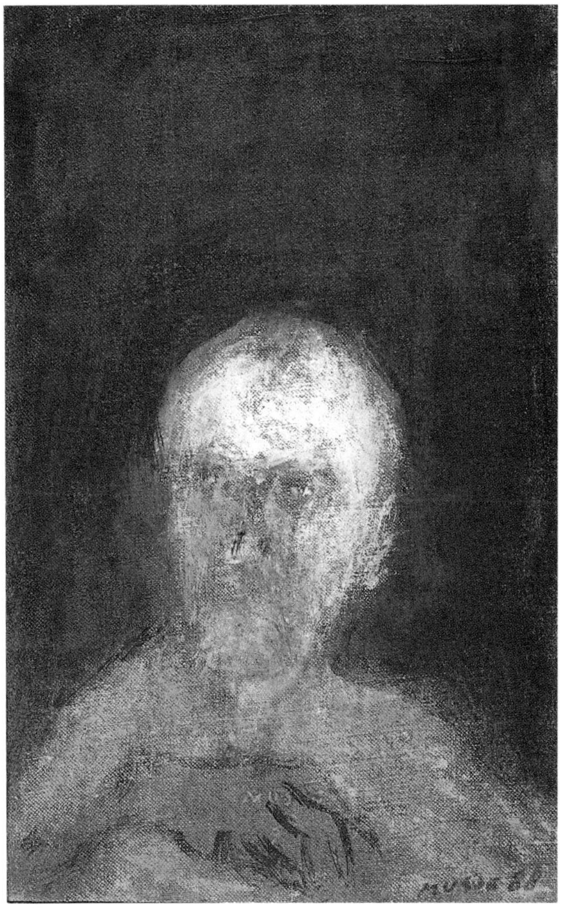

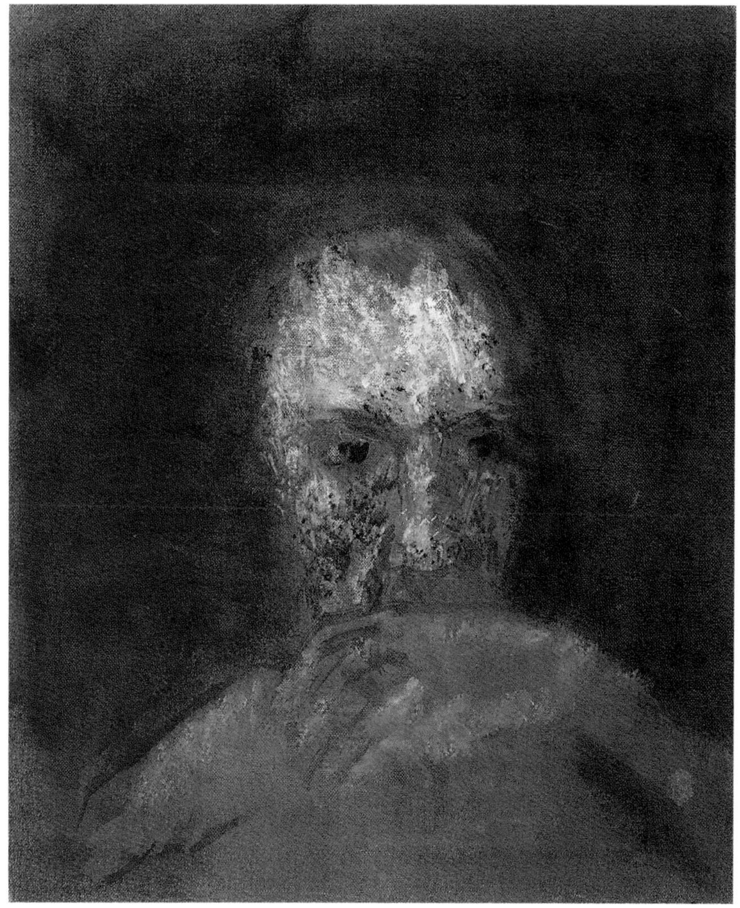

Selbstbildnis
1988
Öl auf Leinwand
55 x 33 cm
bez. unten rechts: *Music 88*
Venedig, Sammlung des Künstlers

Selbstbildnis
1988
Öl auf Leinwand
41 x 33 cm
Venedig, Sammlung des Künstlers

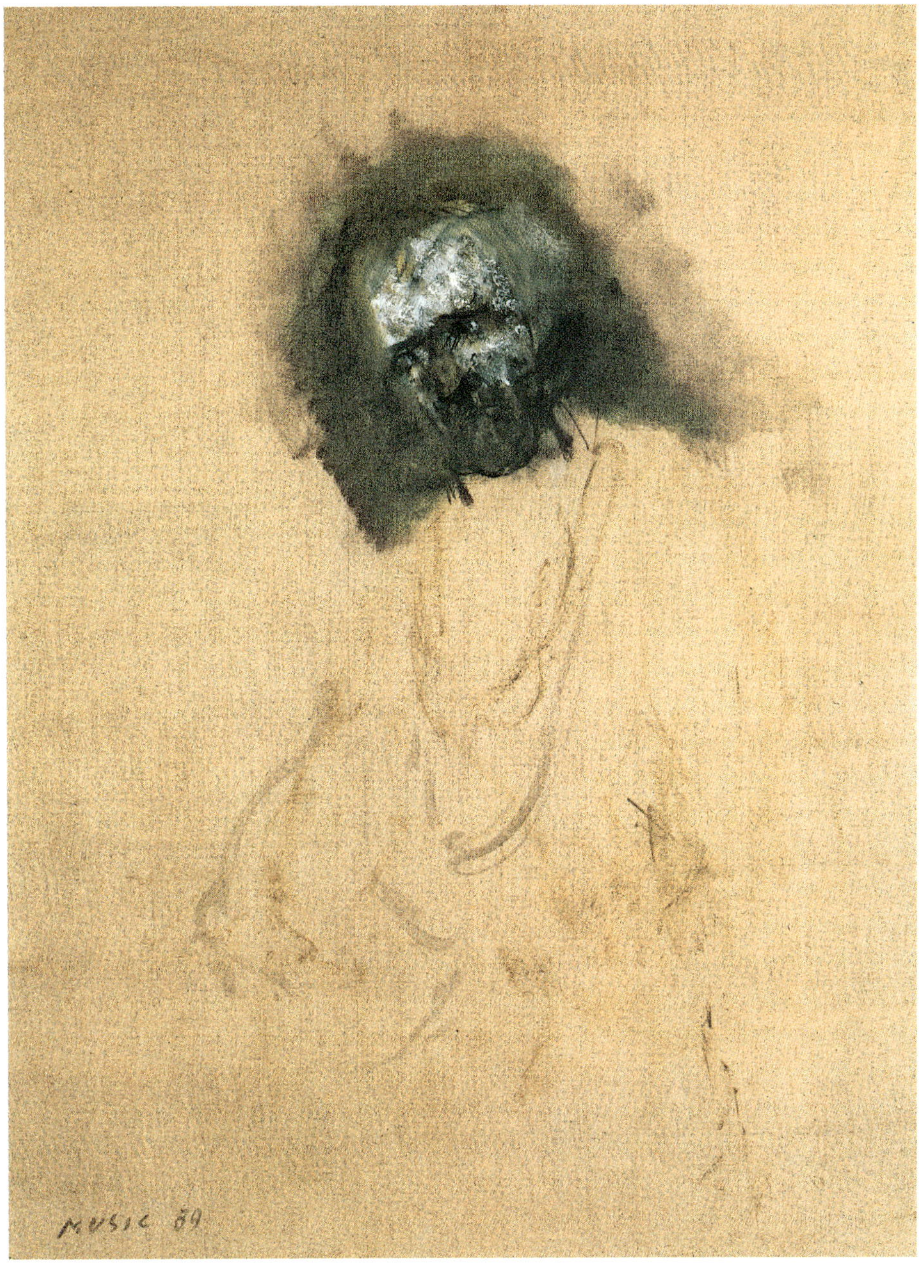

Selbstbildnis
1989
Öl auf Leinwand
162 x 114 cm
bez. unten links: *Music 89*
Genf, Sammlung Francois Ditesheim

Philosoph
1989
Öl auf Leinwand
100 x 73 cm
bez. unten links: *Music 89*
Sammlung Jan und Marie-Anne Krugier-Poniatowski

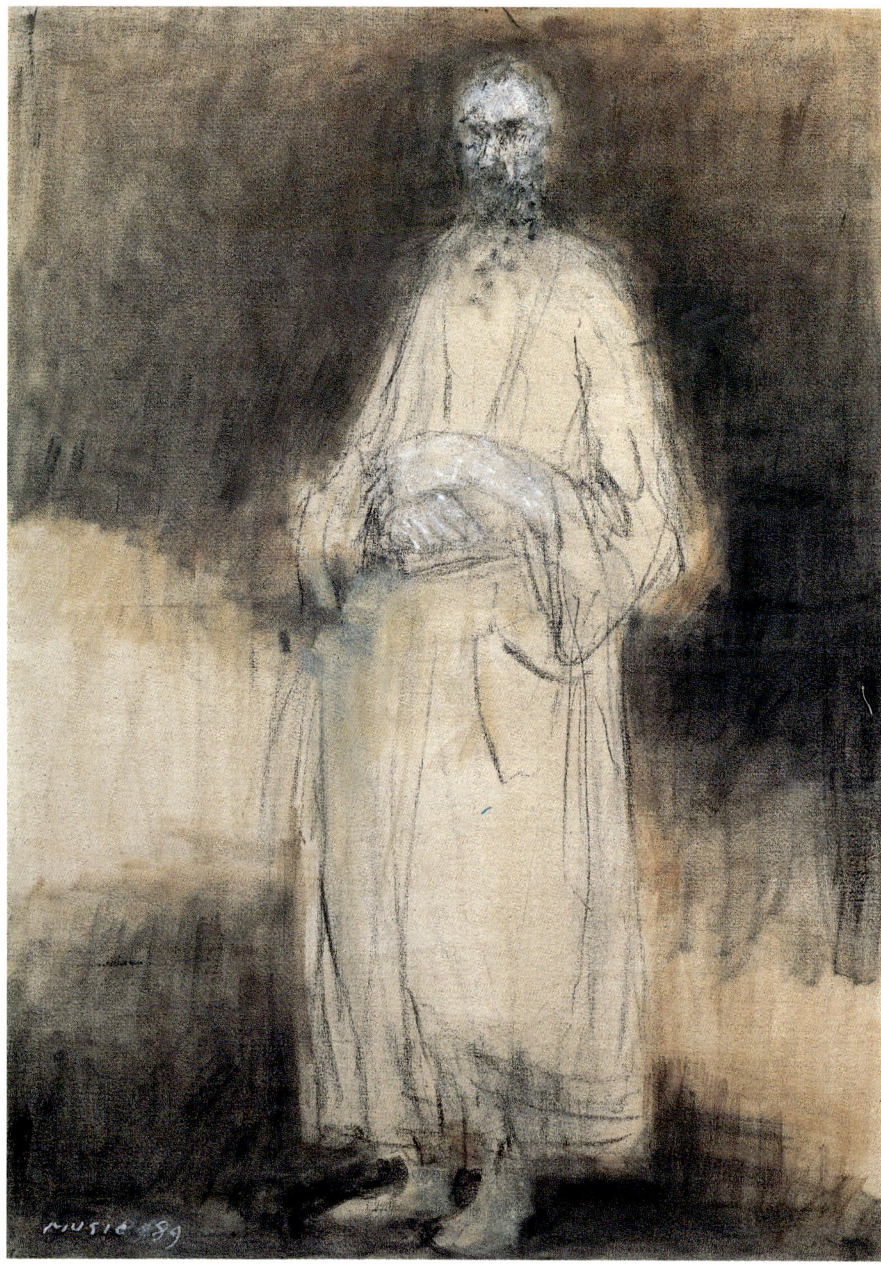

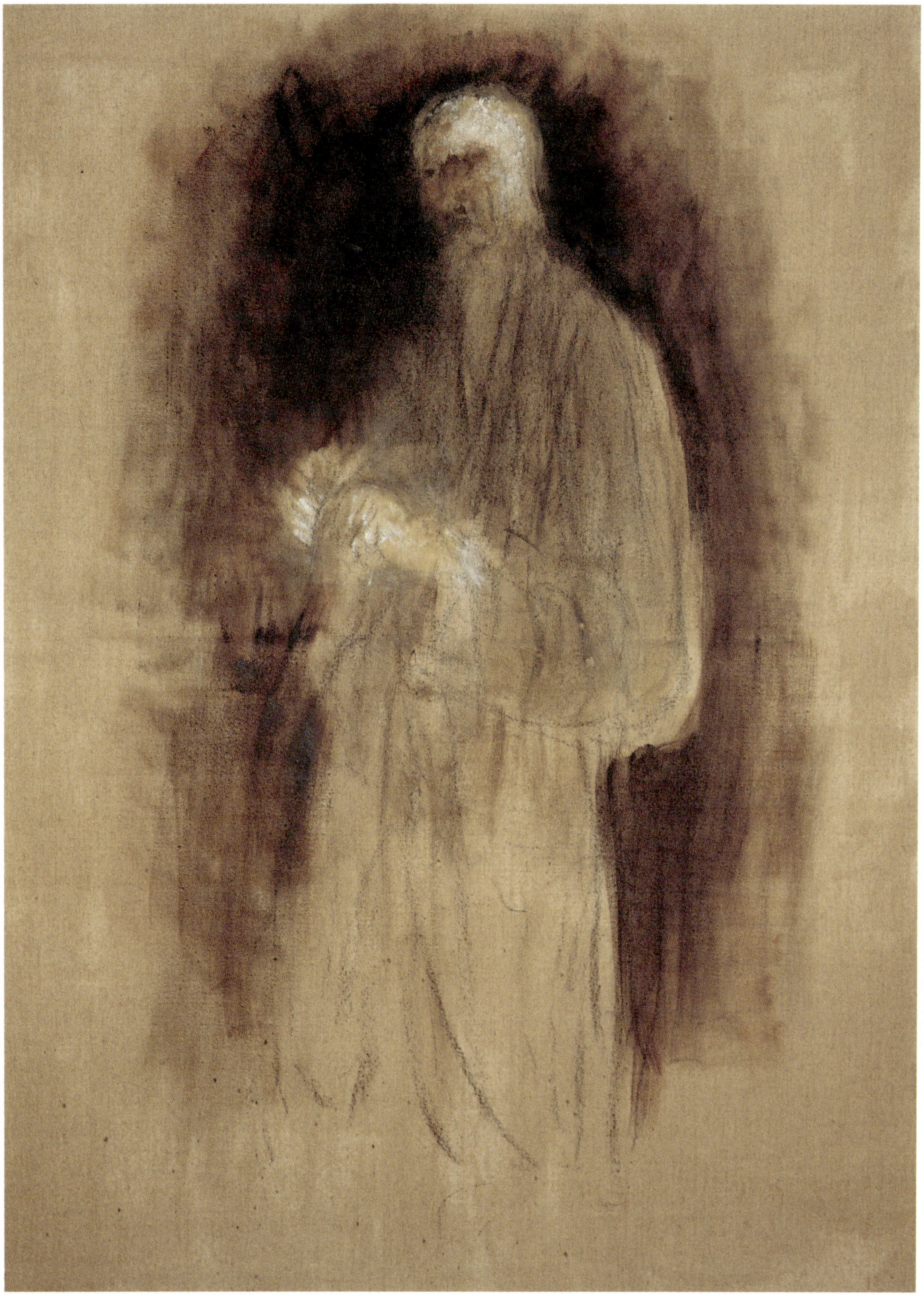

Philosoph
1990
Öl auf Leinwand
160 x 130 cm
Paris, Sammlung des Künstlers

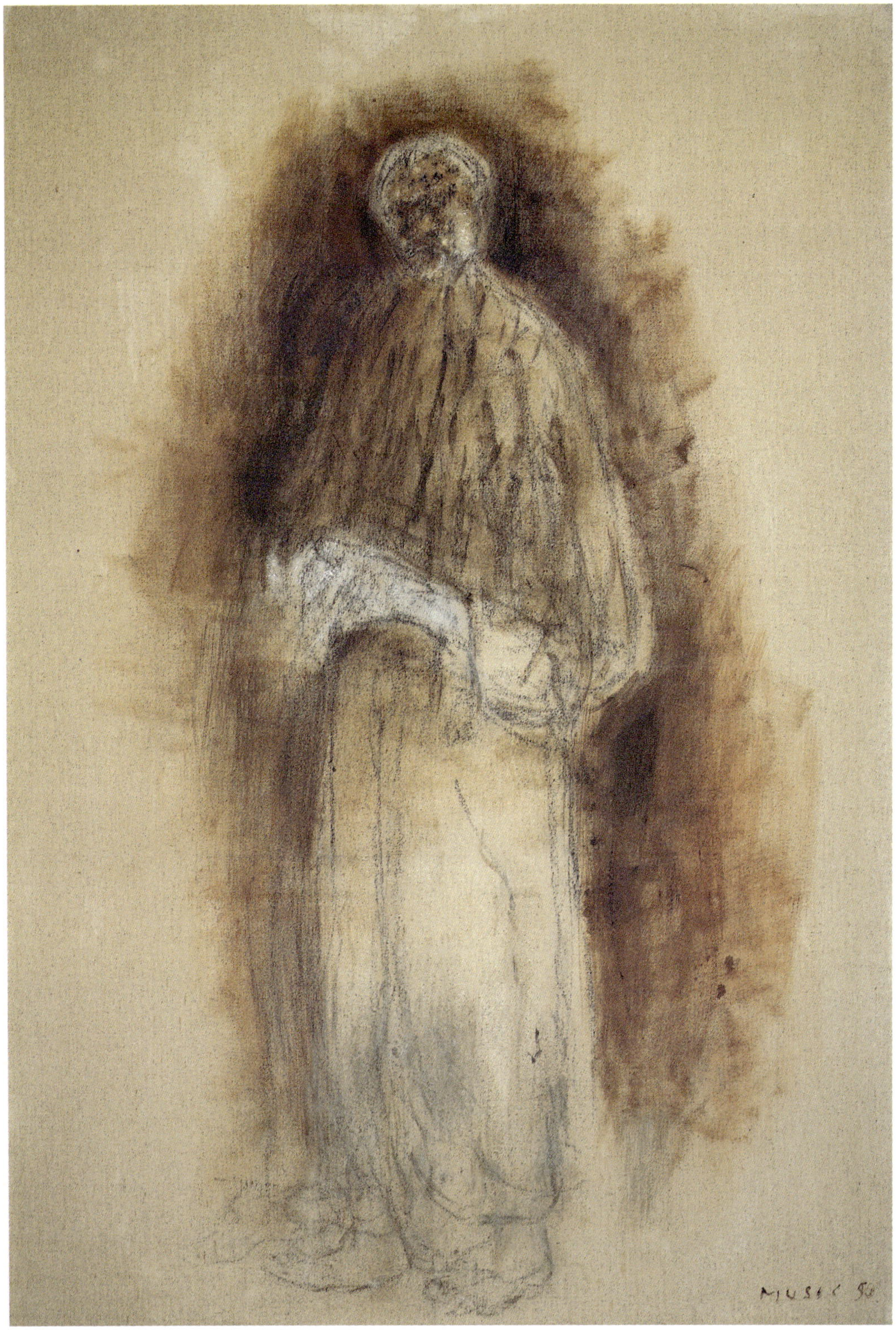

Philosoph
1990
Öl auf Leinwand
195 x 130 cm
bez. unten rechts: *Music 90*
Venedig, Sammlung des Künstlers

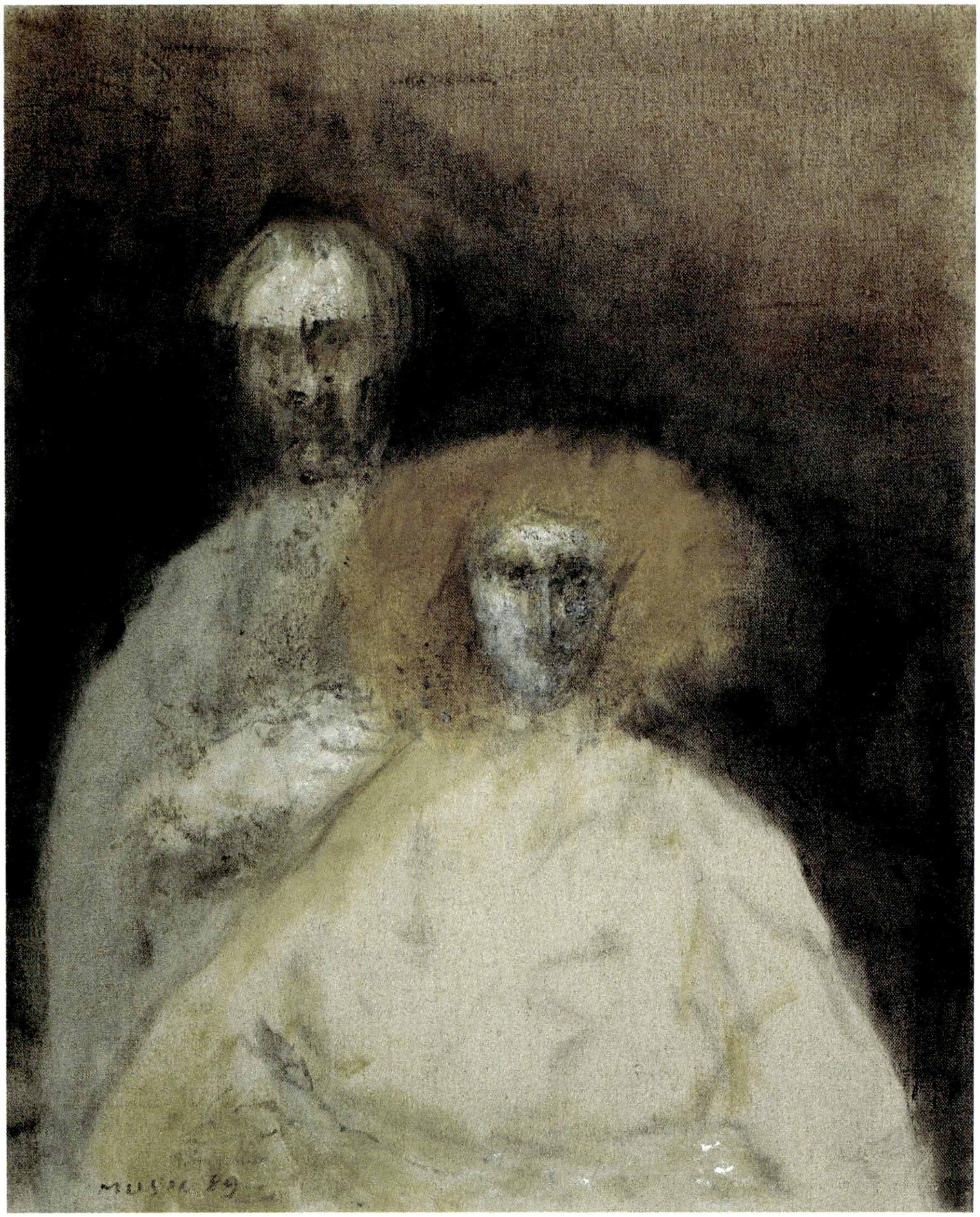

Doppelportrait
1989
Öl auf Leinwand
92 x 73 cm
bez. unten links: *Music89*
Venedig, Sammlung des Künstlers

Atelier
1989
Öl auf Leinwand
130 x 195 cm
bez. unten links: *Music 89*
Venedig, Sammlung des Künstlers

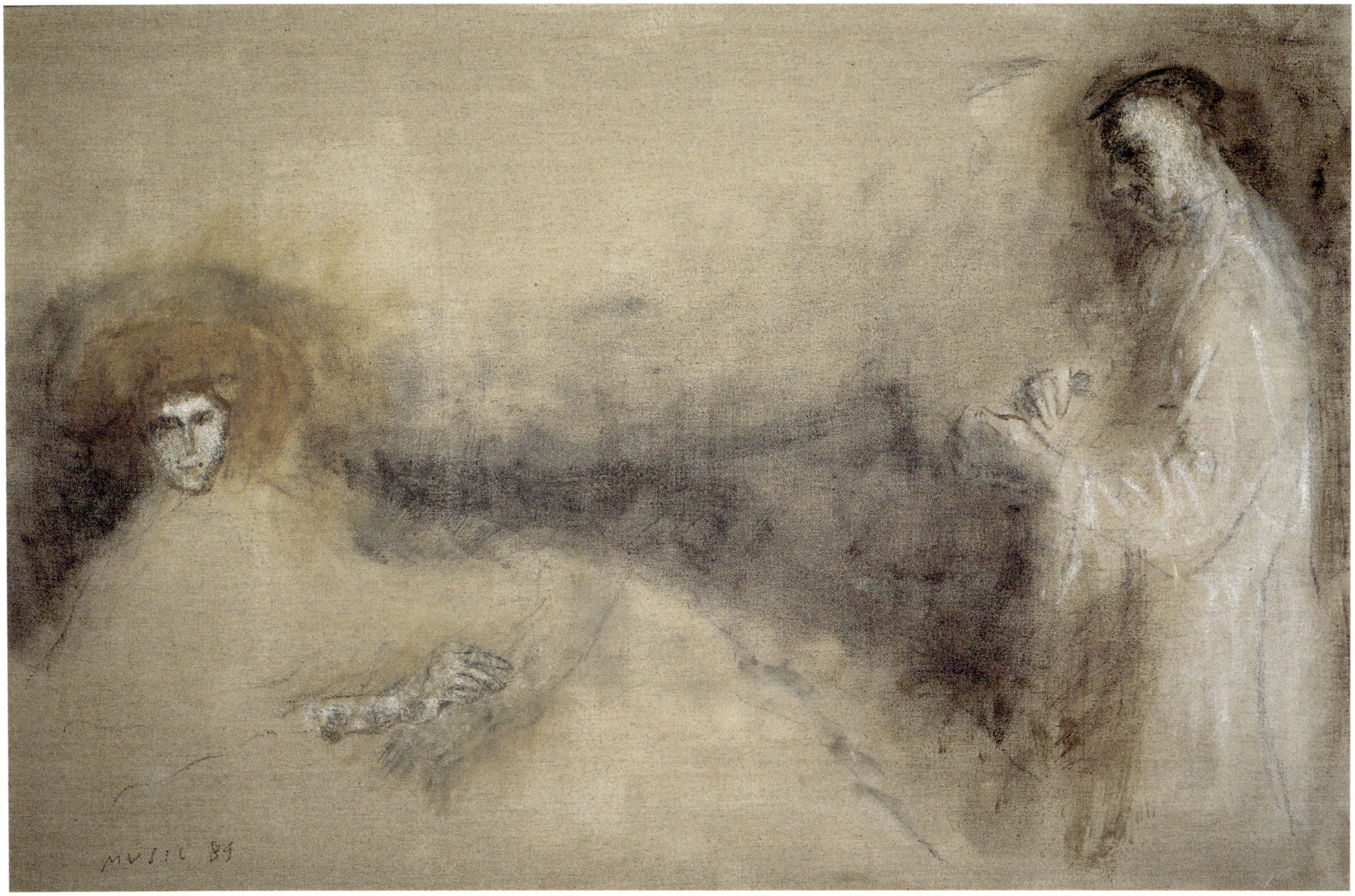

Die Vorstellung des Todes trägt uns alle. Schon im Alten Testament kommt alles, wirklich alles aus der Wüste. Alle meine Arbeiten umkreisen ein Thema: Die Wüstenlandschaft des Lebens. Ein Leben, verbrannt von der Sonne und geschlagen vom Wind.

Stadt
1990
Öl auf Leinwand
162 x 130 cm
bez. unten rechts: *Music 1990*
Genf, Sammlung Jan und Marie-Anne Krugier-Poniatowski

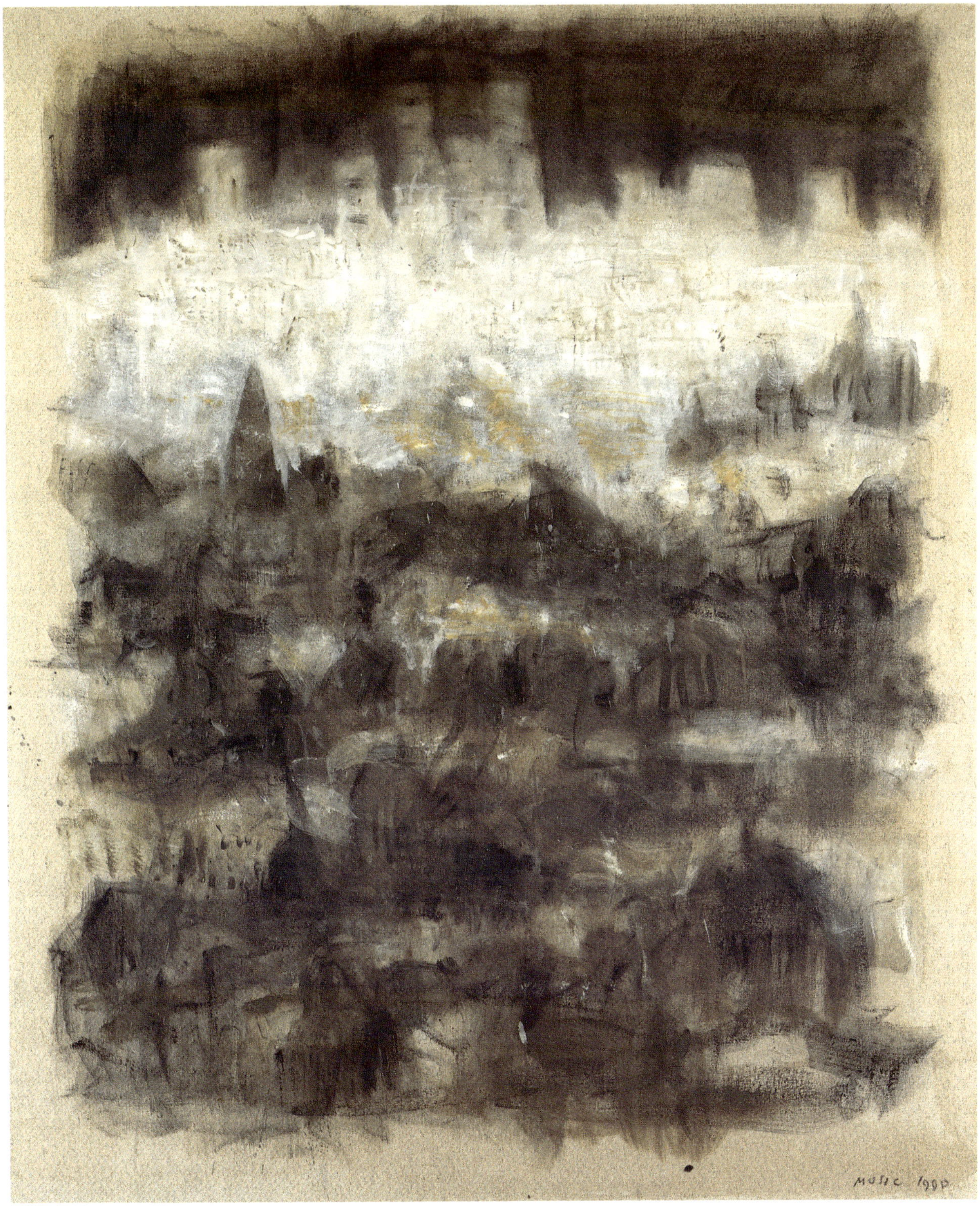

S67 B83

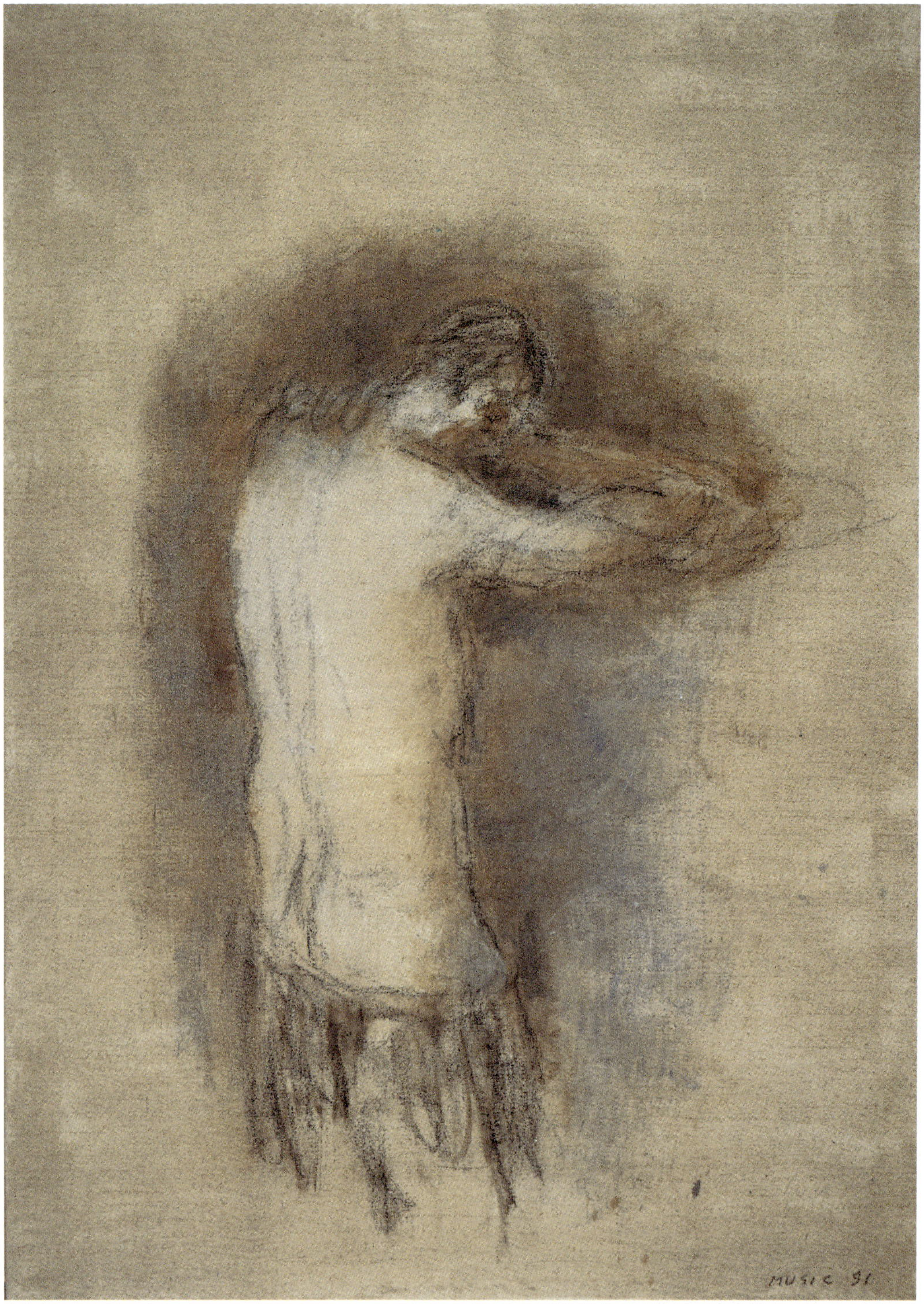
MUSIC 91

Waschender
1991
Öl auf Leinwand
162 x 114 cm
bez. unten rechts: *Music 91*
Venedig, Galleria Contini

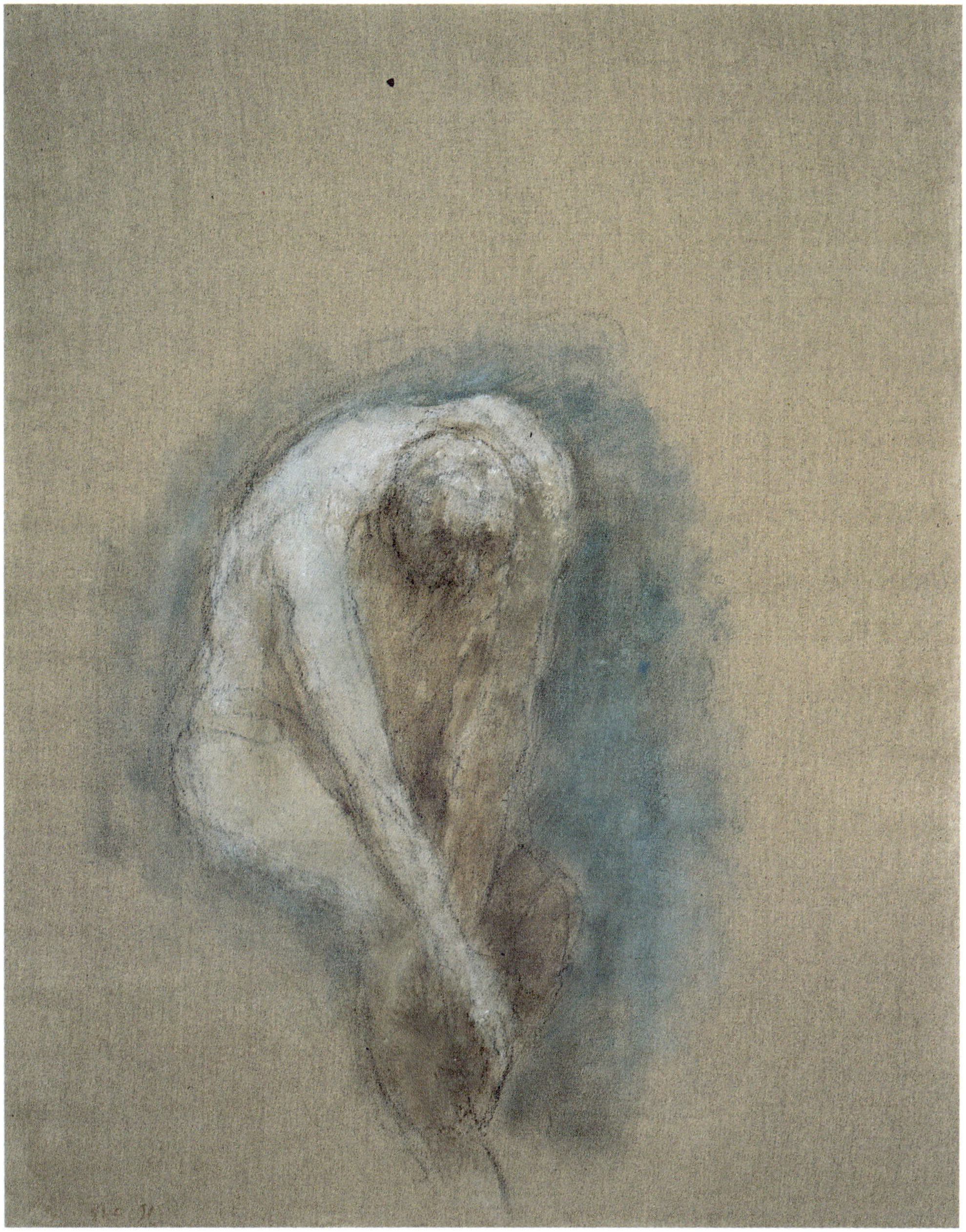

Hockender
1991
Öl auf Leinwand
146 x 114 cm
bez. unten links: *Music 91*
Genf, Privatsammlung

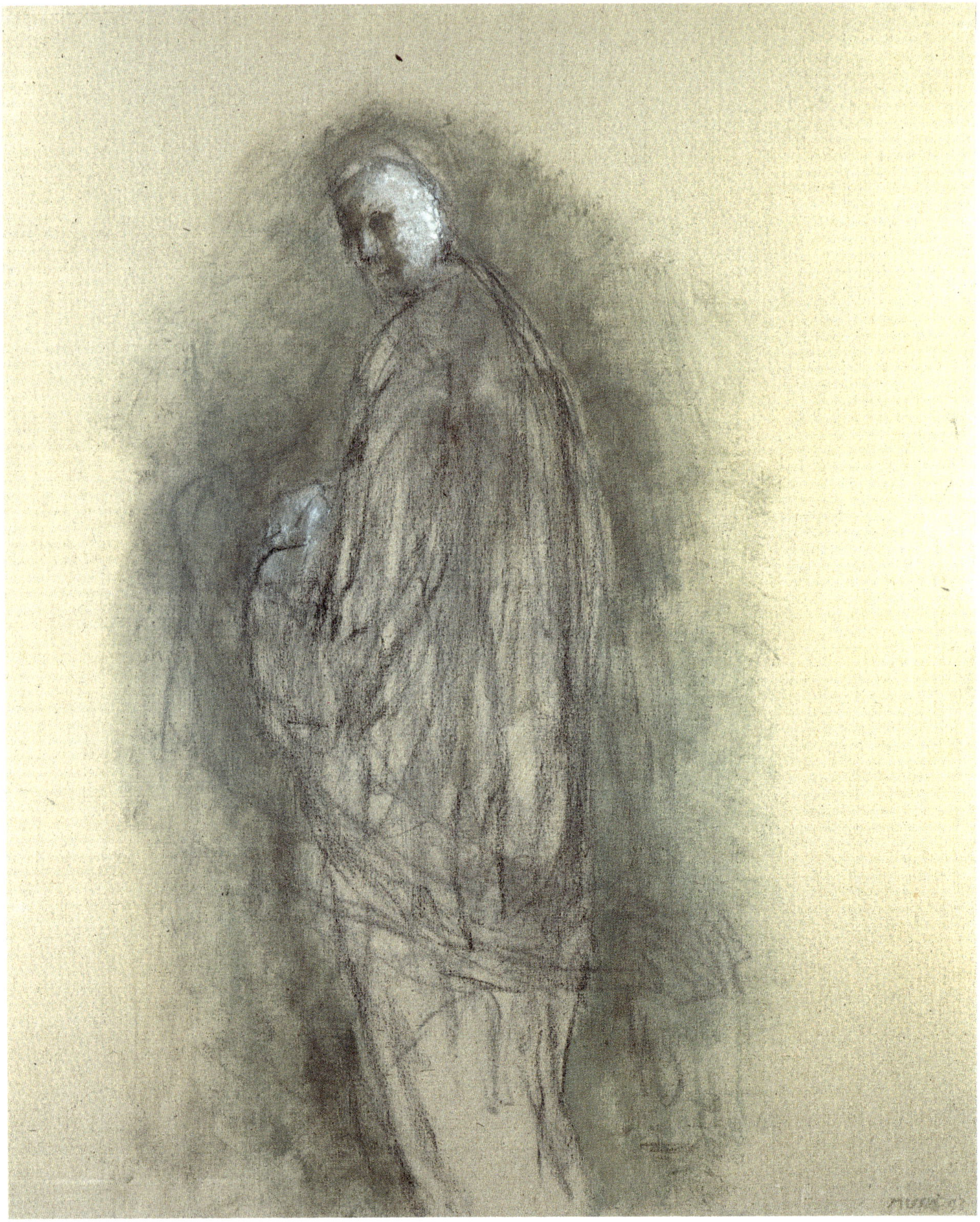

Zurückblickender
1993
Öl auf Leinwand
162 x 130 cm
bez. unten rechts: *Music 93*
Klosterneuburg, Sammlung Essl

Kämmender
1993
Öl auf Leinwand
162 x 130 cm
Paris, Centre National d'Art Moderne,
Centre Georges Pompidou

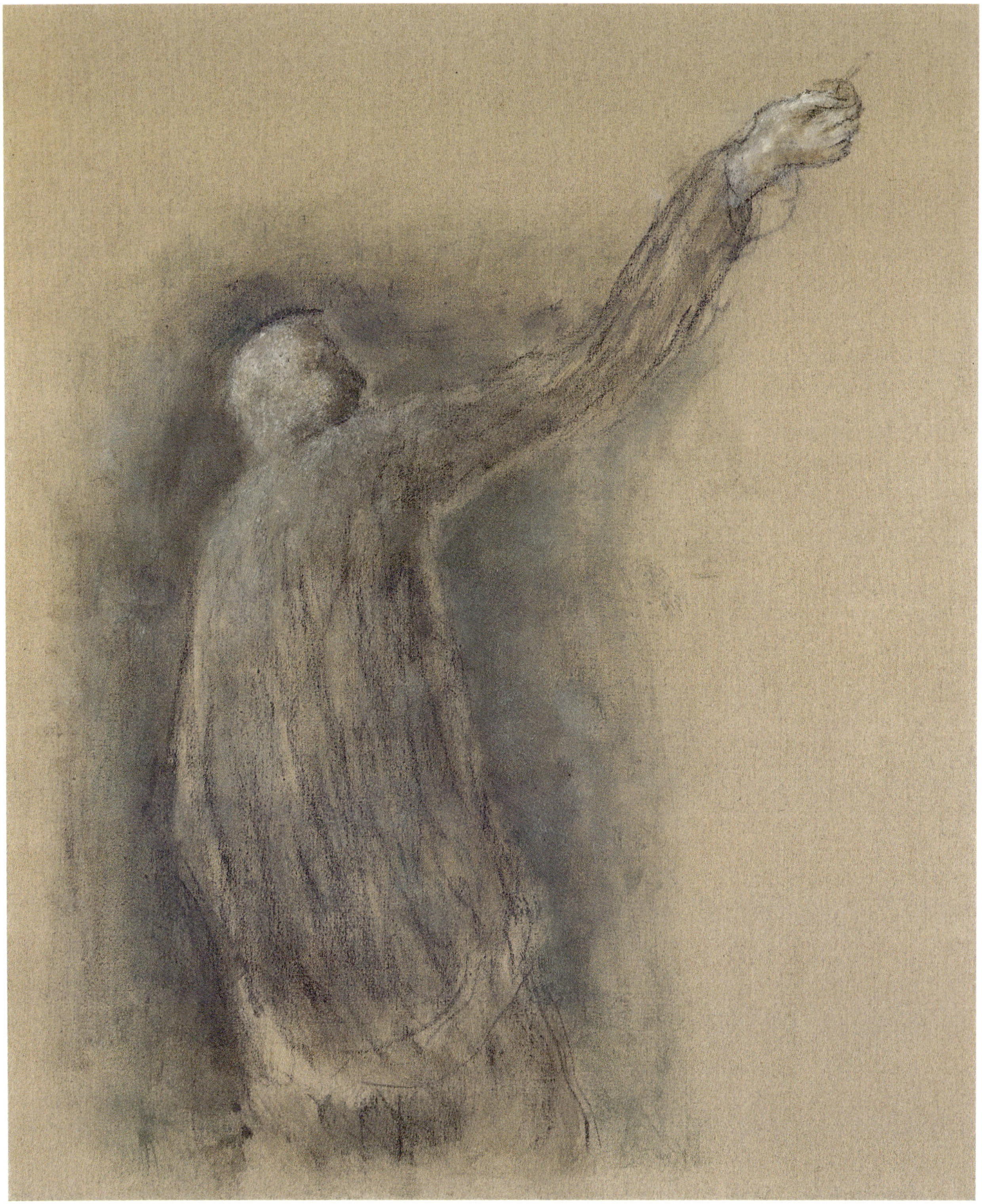

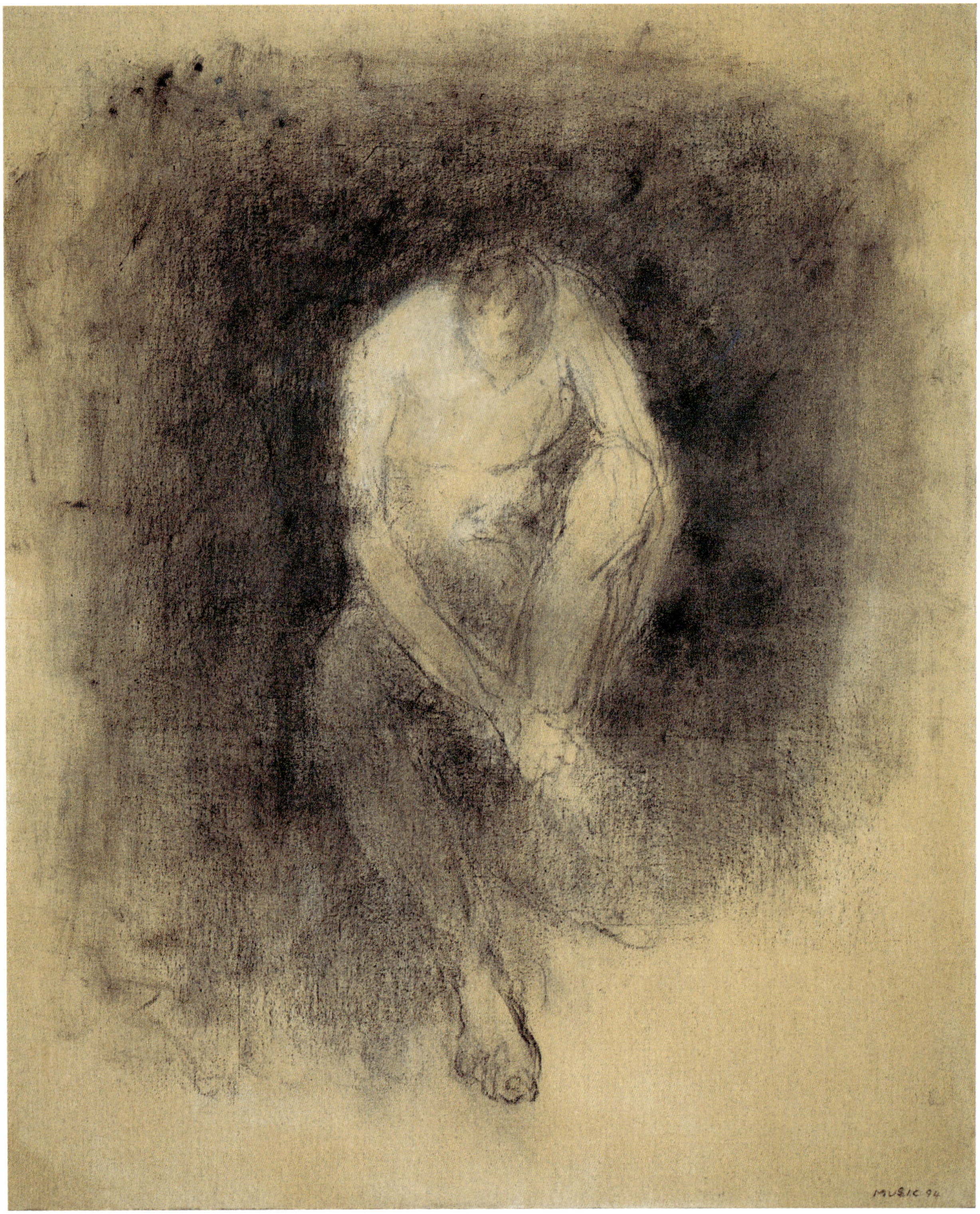
MUŠIC 94

Anachoret
1994
Öl auf Leinwand
162 x 130 cm
bez. unten rechts: *Music 94*
Venedig, Sammlung des Künstlers

Anachoret
1994
Öl auf Leinwand
146 x 114 cm
bez. unten links: *Music 94*
Venedig, Sammlung des Künstlers

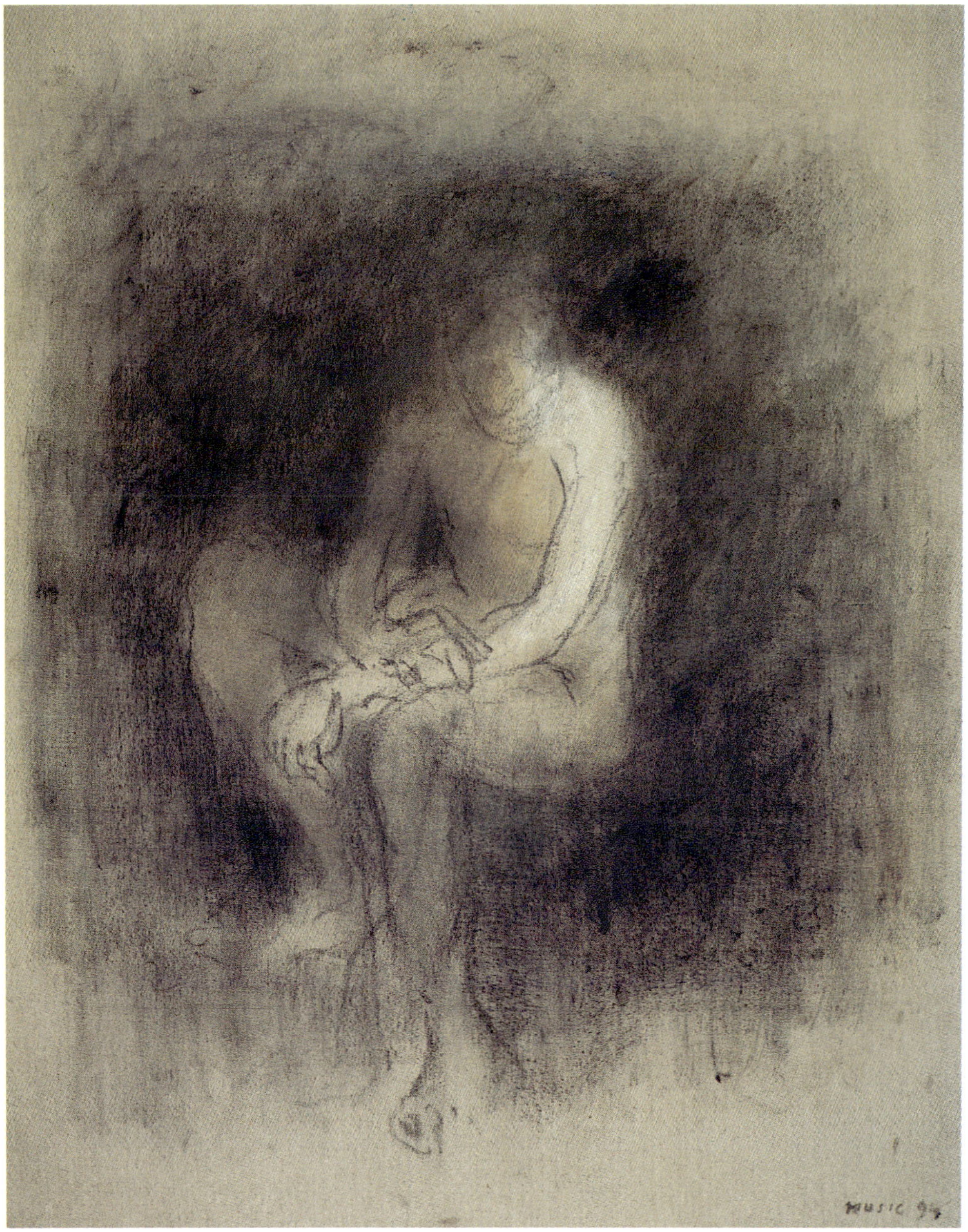

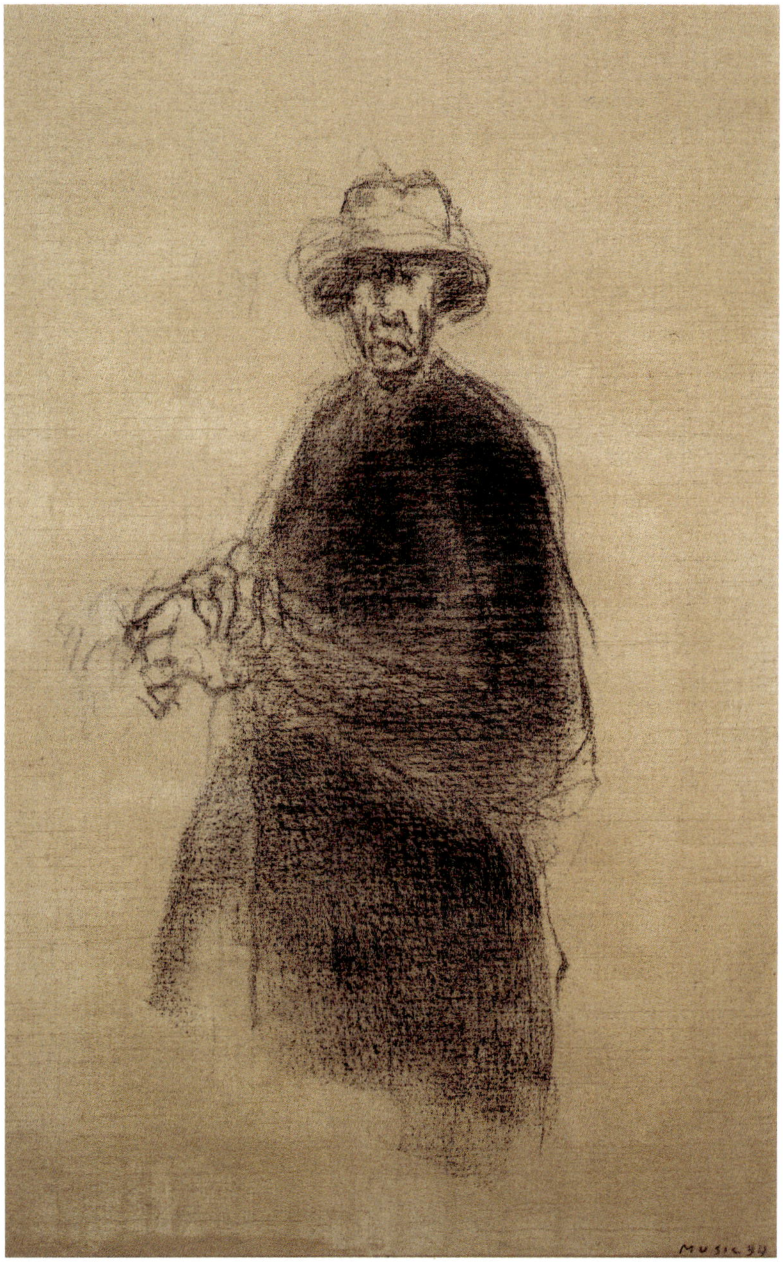

Viandante
1994
Kohle auf Leinwand
146 x 97 cm
bez. unten rechts: *Music 94*
Privatsammlung

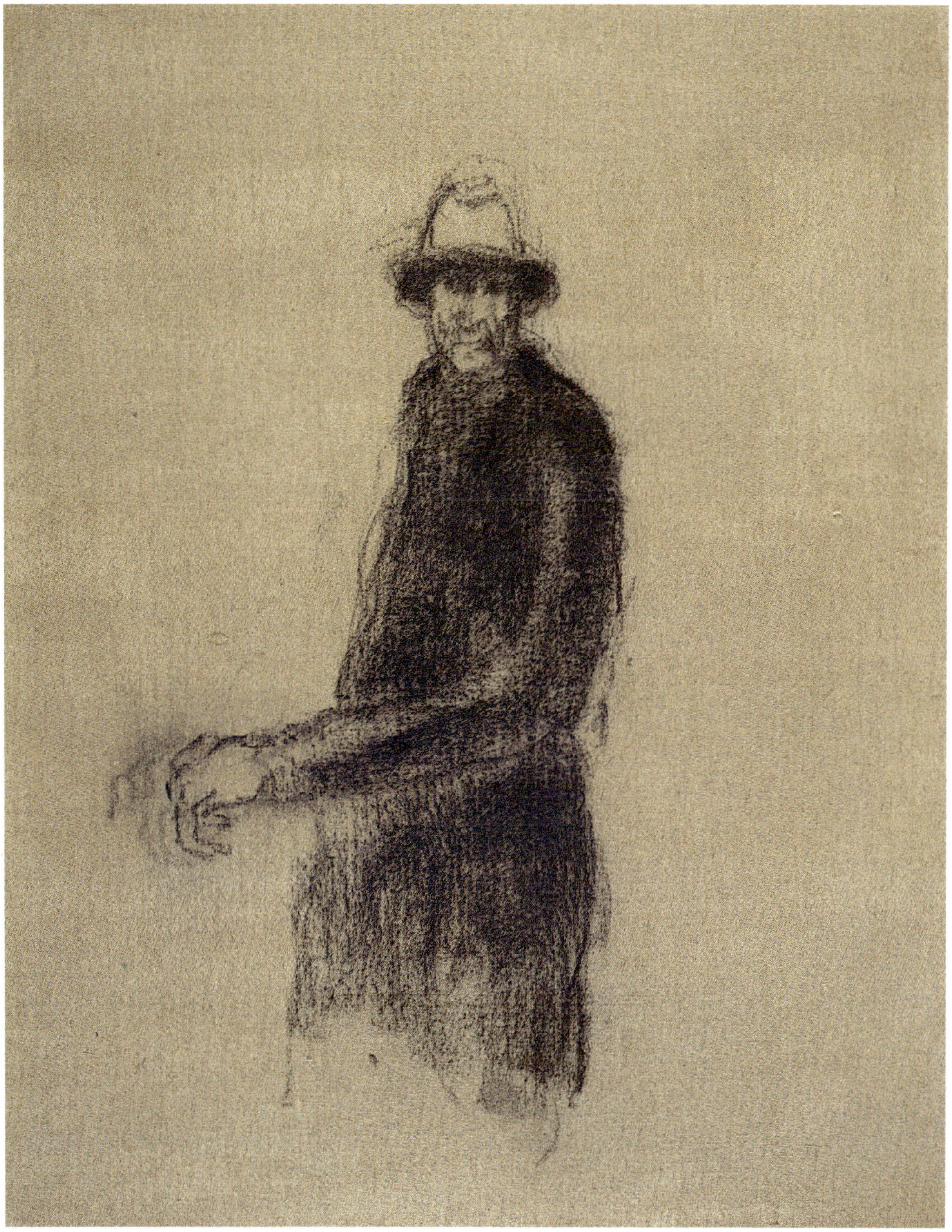

Viandante
1994
Öl auf Leinwand
116 x 89 cm
Venedig, Sammlung des Künstlers

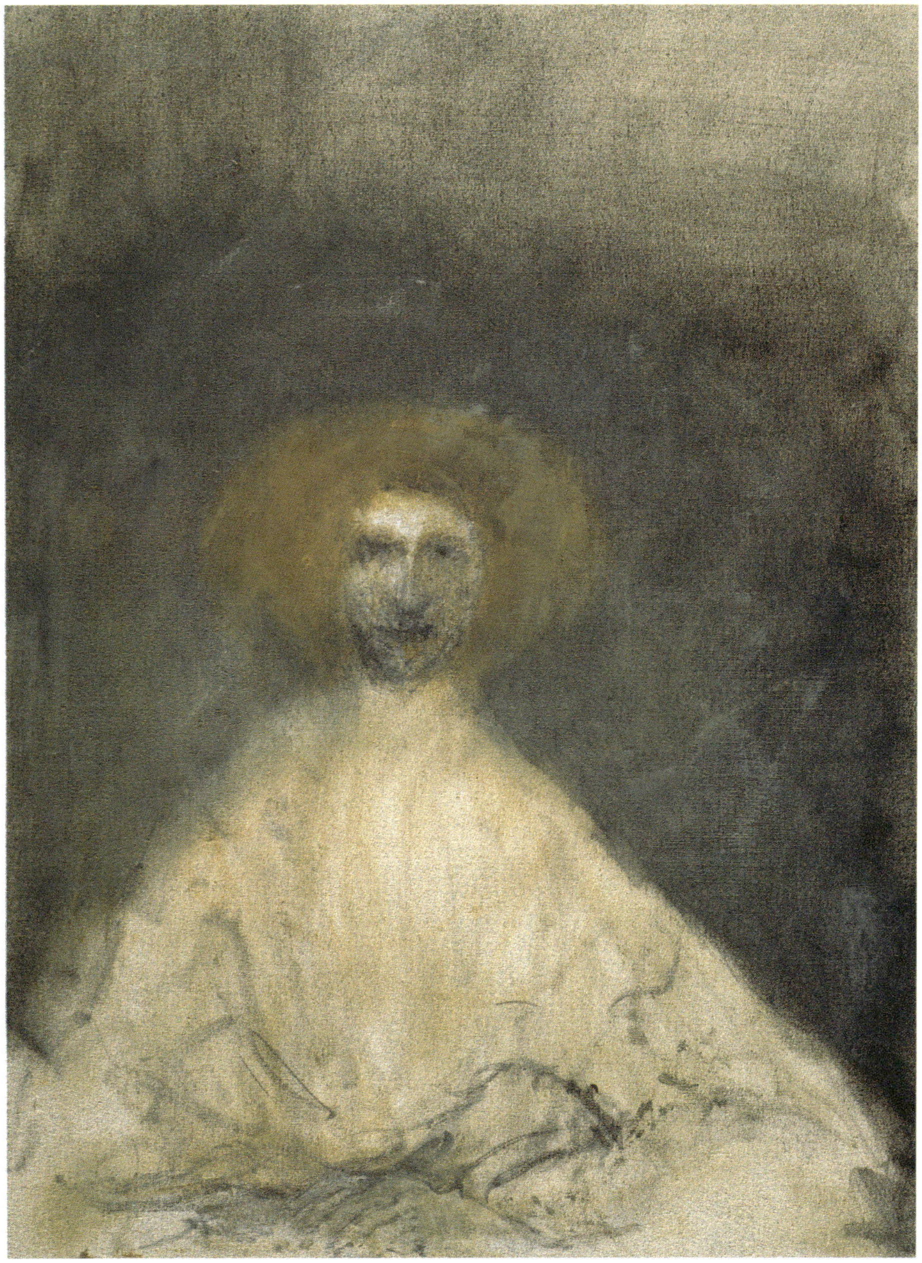

Ida
1994
Öl auf Leinwand
100 x 73 cm
Venedig, Sammlung des Künstlers

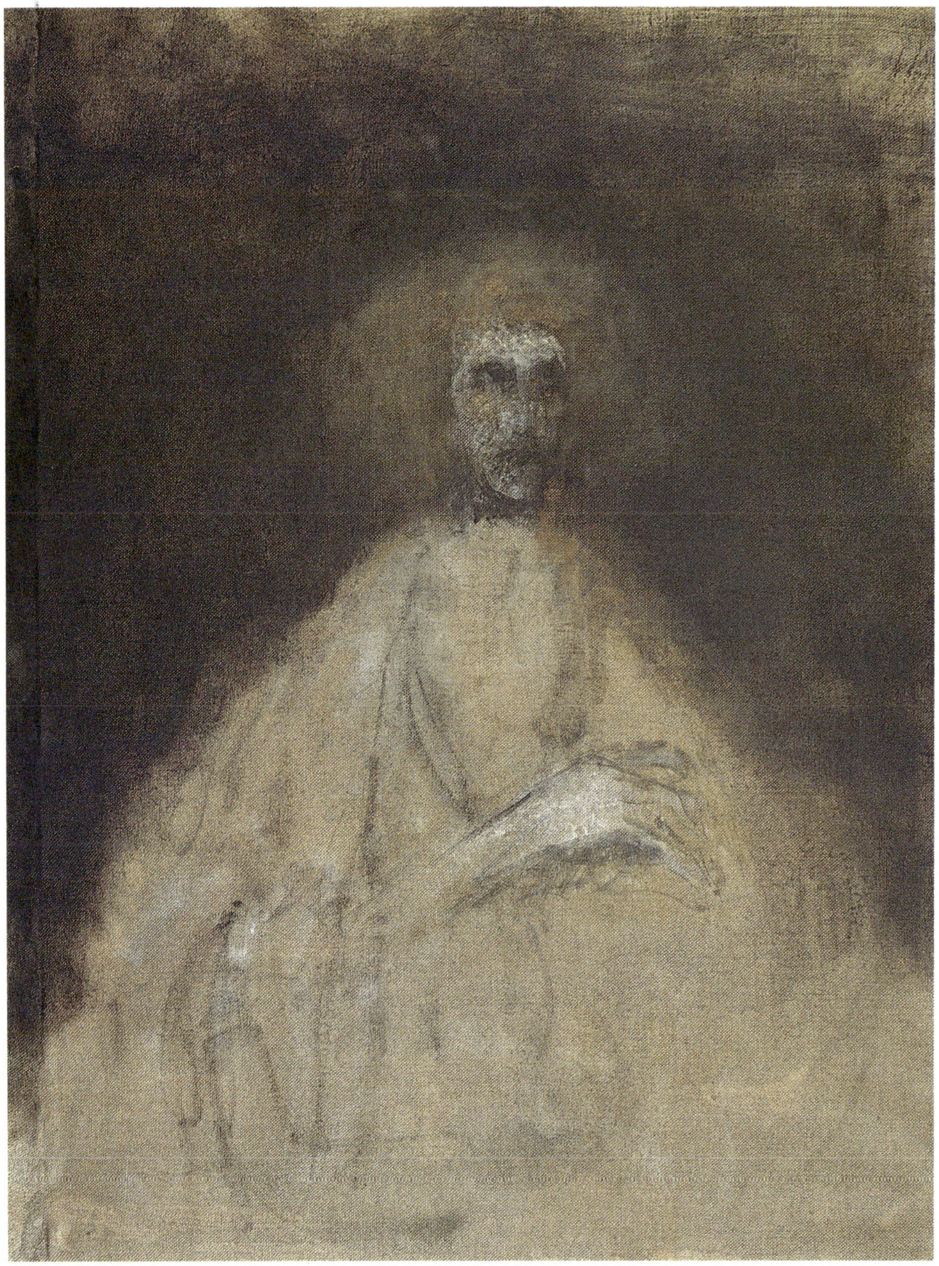

Ida
1994
Öl auf Leinwand
100 x 73 cm
Venedig, Sammlung des Künstlers

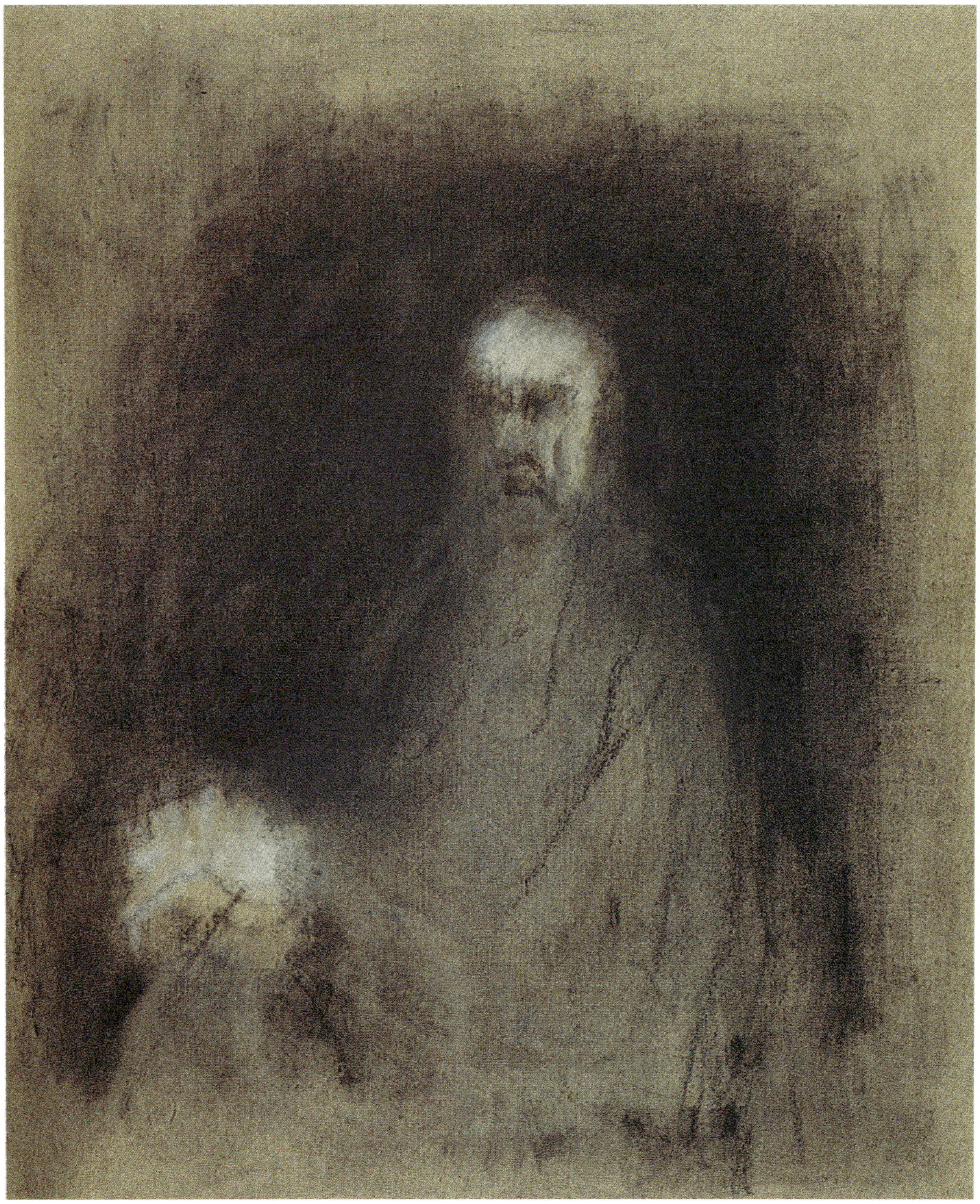

Selbstbildnis
1995
Öl auf Leinwand
100 x 81 cm
Venedig, Sammlung des Künstlers

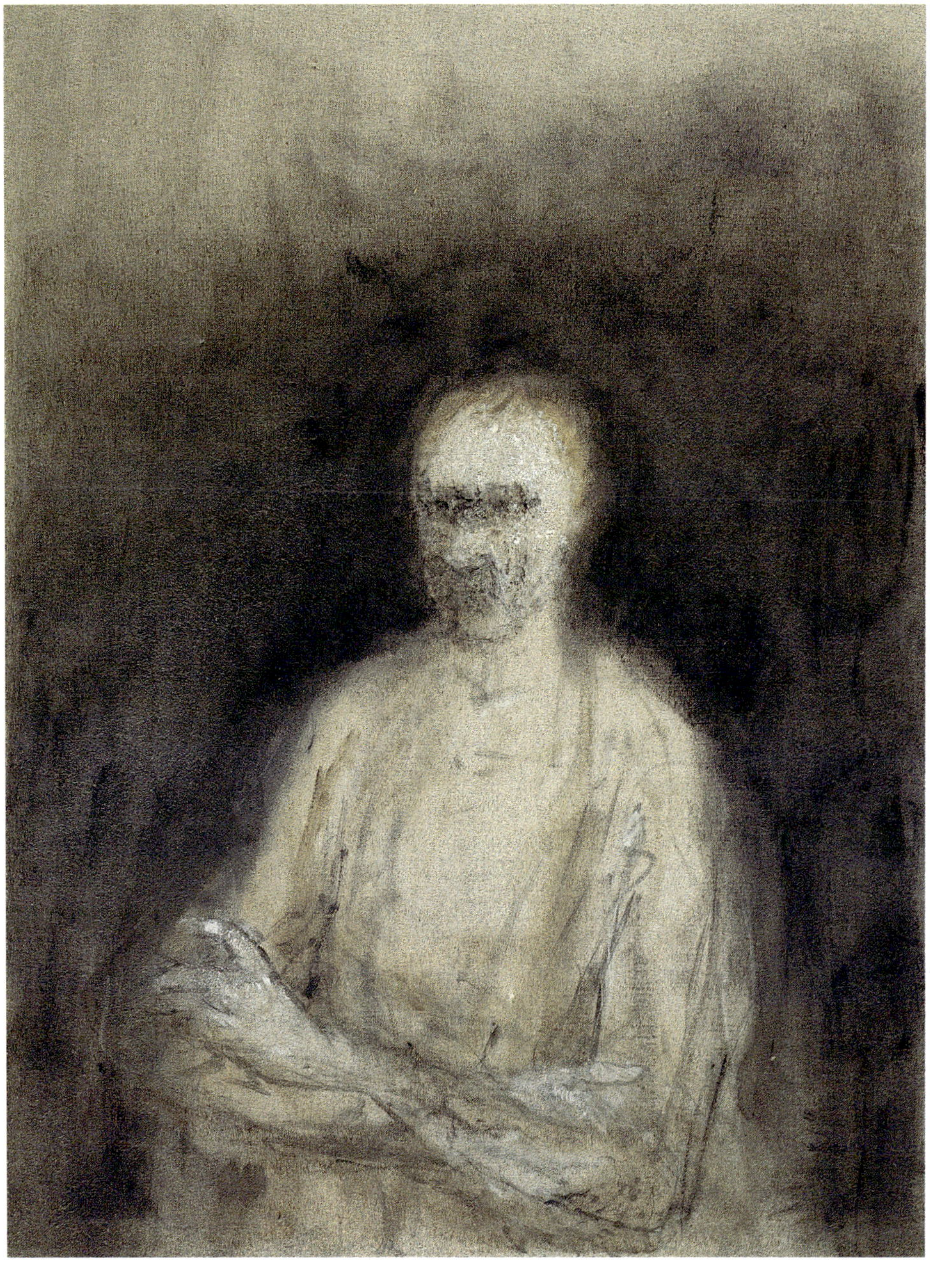

Selbstbildnis
1995
Öl auf Leinwand
100 x 73 cm
Venedig, Sammlung des Künstlers

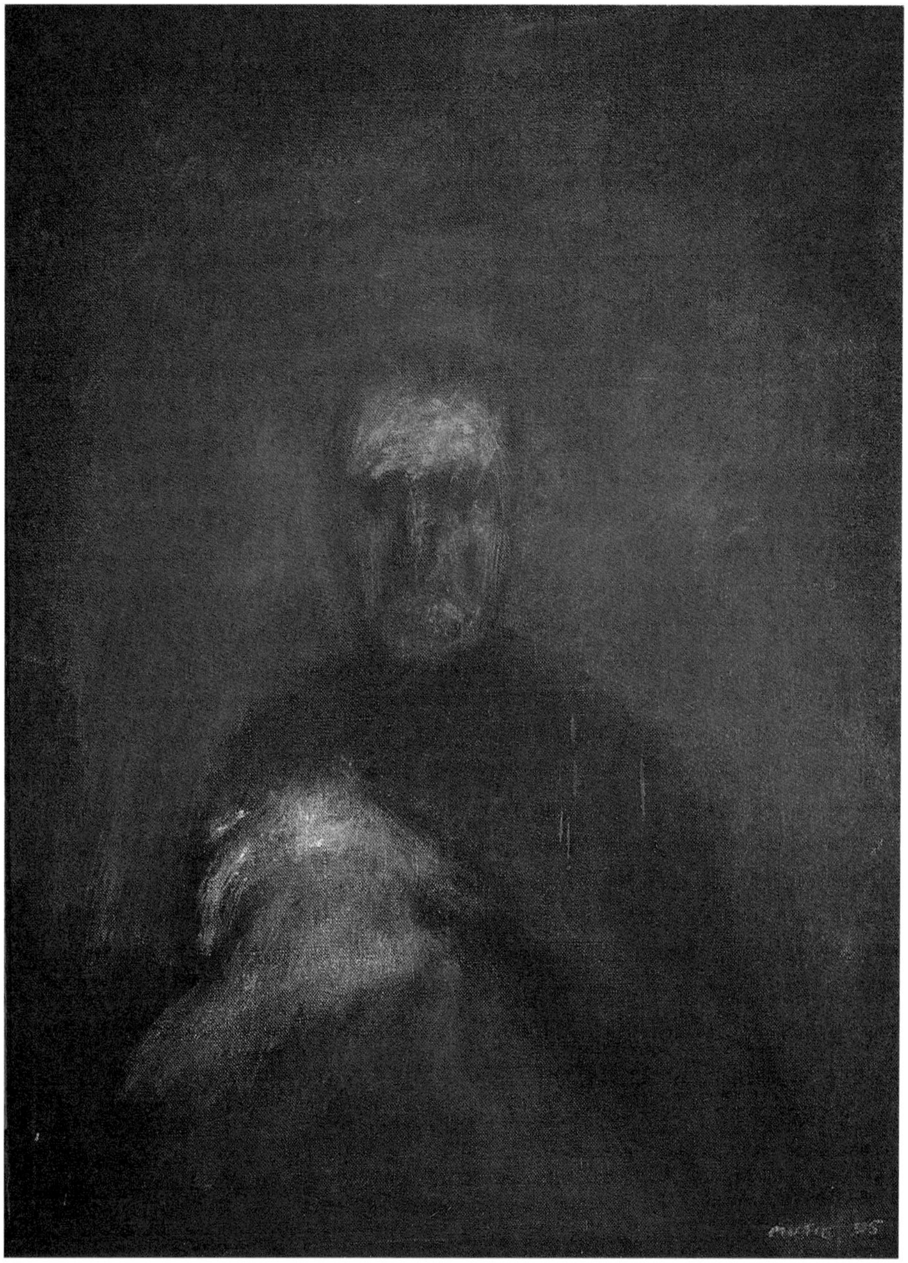

Selbstbildnis
1995
Öl auf Leinwand
91 x 65 cm
bez. unten rechts: *Music 95*
Venedig, Sammlung des Künstlers

Sabine Schulze

Mit dem Kopf zwischen den Wolken

Punkt, Punkt, Komma, Strich... fertig ist das Angesicht. Diesen holprigen Kinderreim kann die Kunstgeschichte durch zahlreiche Beispiele illustrieren, angefangen mit den Heiligenbildern des Mittelalters bis zu Jawlenskys puristischen Ikonen. Tatsächlich setzt sich das menschliche Antlitz nur aus wenigen Bausteinen zusammen, doch die Variation dieser Grundelemente bietet unendliche Nuancen einer physiognomischen Bestimmung. Ob Machtinstinkt, Todesfurcht oder Glaubensgeborgenheit ein Leben bestimmen – die Wahrheit gräbt sich ein im Lineament unserer Züge. Die lange Geschichte der Menschenmalerei muß hier nicht erzählt werden, über die Epochen war das Gesicht als Projektionsfläche innerer Spannungen für den Künstler interessant. Unermüdlich forscht er mit seinen Punkten und Strichen in den Tiefenschichten der menschlichen Existenz, um mit seinen Kurven und Linien, Höhungen und Schattierungen das Unverwechselbare hinter der Maske gesellschaftlicher Konvention freizulegen. Dabei wird das Ausdrucksinteresse des künstlerischen Blicks immer wieder durch wissenschaftliche Methoden verändert. Im Aufklärungszeitalter wurde die Spurensuche nach äußeren Reflexen des Inneren durch die Physiognomik unterstützt, der Künstler schaut mit Lavater in den Spiegel. Am Beginn unseres Jahrhunderts nimmt er die Traumdeutung zur Hand und schaut mit Freud hinter den Spiegel. Dann stellt die Moderne ganz neue Fragen, die um malerische Probleme auf der Oberfläche der Leinwand kreisen, sich auf das Verhältnis der Formen und Farben konzentrieren und den Portraitierten dabei aus dem Auge verlieren; damit erlischt das Interesse am Innenleben der äußeren Erscheinungen, der Spiegel wird verhängt. Das Bildnis des 20. Jahrhunderts ist keine Charakterstudie, sondern ein formales Experimentierfeld. Und wieder faszinieren den Künstler an einem Gesicht die unermeßlichen Variationsmöglichkeiten seiner Koordinaten: Punkt, Punkt, Komma, Strich...

Zoran Music ist ein Maler des menschlichen Gesichts. Das Portrait ist innerhalb seines Œuvres die umfangreichste thematisch zusammenhängende, alle Schaffensphasen übergreifende Bilderfolge. Sein Gegenstand bleibt dabei immer der gleiche: Music malt sich selbst. Sporadisch wird noch seine Frau Ida ins Bild eingeführt; Freunde, Auftraggeber, anonyme Modelle interessieren ihn nicht. Immer wieder umkreist er die eigene Statur. Die ersten, kleinformatigen Papierarbeiten datieren 1947, und noch dreißig Jahre später, 1997, ist sich der Künstler selbst sein bevorzugter, zur Zeit sogar ausschließlicher Darstellungsgegenstand. Mit ähnlicher Intensität hat kaum ein Maler wieder und wieder Bilder von sich entworfen. Etwa achtzig Selbstportraits begegnen wir allein in dieser Ausstellung, zuerst umrunden scharf gezogene Bleistiftlinien die Züge des 40jährigen, am Ende verliert sich die Dreiviertelfigur des 88jährigen in grauen Farbschleiern.

Meist sind die Bilder offen als Selbstbildnis bezeichnet, dann werden sie Philosoph, Wanderer oder Einsiedler genannt, schließlich erscheint der Künstler in der Anonymität seiner in Alltagssituationen agierenden Akte.

Im Selbstportrait demonstriert der Künstler die Visionen seiner Arbeit buchstäblich am eigenen Leib. Was sagen uns nun diese durchscheinenden Körper, diese vibrierenden Gliedmaßen, die nervösen Hände, die verschleierten Blicke? Daß wir anhand der physiognomischen Angaben den Maler auf der Straße nie wiedererkennen könnten, enttäuscht am Ende des 20. Jahrhunderts nicht mehr – niemand erwartet ein getreues Abbild der Natur. Die Lebensgeschichte bleibt aber auch verborgen. Natürlich ergibt sich eine sinnvolle Reihenfolge durch die sichtbar fortschreitende Verwitterung der Gesichtszüge und die zunehmende Fragilität des Körpers, dennoch verweist keine spontane Geste auf eine besondere biographische Begebenheit. Wir stehen vor hunderten von Selbstportraits, aber der Künstler zeigt sich nicht. Ein großer Unterschied zu den aufrührenden Gesten der Selbstbefragung, mit denen die Kunstgeschichte des 20. Jahrhunderts eingeleitet wurde: Music trägt kein mythologisches Gewand wie Lovis Corinth, er grimassiert nicht vor dem Spiegel wie Egon Schiele, posiert nicht in Verkleidungen wie Beckmann, maskiert sich nicht wie Kokoschka. Er sucht keine Bühne für einen Auftritt. Der Selbstmaler ist nie Selbstdarsteller. Zurückgezogen aus dem Strudel aktueller Ereignisse lebt er »mit dem Kopf zwischen den Wolken«. Auch mit Tagesdatierung signierte Zeichnungen reagieren nicht auf einmalige Erlebnisse, mit zielloser Unruhe umkreisen sie unaufhaltsam das immer gleiche Gehen, Hocken, Stehen, am 5. Mai, am 7. Mai, am 8. …

Music will nicht erzählen. Er sucht kein Thema, er ringt um die Form. Immer wieder beschreibt er die übliche Qual, mit der sich ein Bild einstellt und seine Unsicherheit, ob es gelungen ist. Konzentriert sitzt er der Leinwand gegenüber. Zurückgezogen in der Einsamkeit des Ateliers wartet er bei Anbruch der Dunkelheit, daß ihn die Bilder erreichen. Music betont in seinen Selbstäußerungen das Moment der Eingebung, denn Arbeit bedeutet für ihn kein planvolles Vorgehen, sondern suchen, probieren, zweifeln. Rastlos fügt er Bild an Bild, setzt immer wieder neu an, in unzähligen Variationen reiht sich Darstellung an Darstellung, eine Formulierung geht aus der anderen hervor, wird ständig überarbeitet und verwandelt, ohne daß diese eminent vielfältige Produktion auf ein kalkuliertes Ziel hin entwickelt würde. Ein Bildthema wird so lange nuanciert, bis das Motivrepertoire und die stilistischen Möglichkeiten erschöpft sind und sich ein neues Sujet ankündigt. Dieser Prozeß der Formfindung ist offensichtlich nie mit einem endgültigen Resultat abzuschließen, die letzte Lösung wird nie die letzte aller denkbaren sein, weder gelungener noch präziser als die vorigen, nur eine Variante im Spektrum möglicher Fassungen. Jedes Bild kann in seiner formalen und koloristischen Stringenz für sich alleine überzeugen, doch am Ende zählt die Gesamtheit dieses paraphrasierenden Bilderstroms.

Die gleiche prozeßhafte Arbeitsweise kennzeichnet auch die Portraits. Das menschliche Gesicht ist für Music zuerst nichts anderes als ein bildnerisches Terrain, das er erkundet, vermißt und immer wieder nach neuen Variationsmöglichkeiten abtastet. Es erscheint auf der Leinwand, halb zufällig, halb kalkuliert, als Dokument eines formalen Experiments. Diese Arbeitspraxis läßt keinen Raum für genialische Attitüden der Selbstdarstellung. Das Verfahren ständiger Revision und Überarbeitung zügelt jegliche Expressivität und vermeidet damit alles Grelle, Dekorative oder Anstößige. Deshalb gibt es bei Music keine Form- oder Farbexzesse, das Kolorit bleibt verhalten, tendiert zum Dunklen und Schweren und beweist gerade in diesem apokalyptischen Farbspektrum eine beeindruckend breite Skala tonaler Abstufung.

Solche genuin malerischen Herausforderungen stehen im Vordergrund und sind nie von der Bedeutungsebene zu trennen. Deshalb sind die ganzfigurigen Selbstbildnisse der letzten Monate nur schwer in die Tradition der Altersdarstellungen einzuordnen, in denen minutiöse Bestandsaufnahmen körperlichen Verfalls zu Allegorien der Vergänglichkeit gesteigert werden. Dagegen sind die Akte von Music dezidiert vordergründig, an die Suggestionskraft der Formharmonien und farblichen Valeurs gebunden.

In den 70er Jahren hat Music ein Thema verfolgt, bei dem es schwerfällt, die Eigenwertigkeit der Mittel unabhängig vom Bildinhalt zu reflektieren. Entstanden ist die Werkreihe *Wir sind nicht die Letzten* in der gleichen Prozedur tastender Suche. Die chronologische Ausbreitung des Œuvres dokumentiert das Verfahren ständigen Verknüpfens und Verwandelns, bei dem Motive ihre Eindeutigkeit einbüßen, ineinanderfließen, sich überlagern und zu neuen Sujets zusammenfinden. Nie ist ein Stadium kalkulierter Erinnerungsverarbeitung aus diesen Metamorphosen abzulesen, die Bilder stellen sich ein, drängen sich auf. Aus Sienesischen Hügeln formen sich Leichenberge, aus den bleichen Gebeinen werden später Korkeichen wachsen. Innerhalb dieser Motivkette variiert Music das Thema der Toten mit der gleichen Unrast, die jedem seiner Sujets zukommt. Das Prinzip der Unabschließbarkeit erhält gerade in dieser Bilderreihe eine bestürzende inhaltliche Dimension. Das sinnlose Morden wird weitergehen, genauso wie die Suche nach der endgültigen formalen Gestaltung nie ein Ende nimmt. In dieser Überblendung von Lebenserfahrung und künstlerischer Entscheidung liegt die epochale Dimension gerade dieser Werkreihe. Das Erlebnis des Sterbens verlängert Music mit dem Motiv der aufgerissenen Münder, der erschreckten Augen und überlängten Glieder in die Serie der Selbstportraits und zeigt sich in dieser Verschränkung von Selbstbefragung und Welterfassung als ein mit sich identisches Individuum, das für seine Bilderfindungen ebenso verantwortlich ist wie für sein privates Leben. Als *Große graue Figur* zieht sich Music im letzten Bild des Ausstellungsrundgangs aus der Reizdichte des Alltags in den Erlebnisraum der eigenen Erfahrung zurück. Dieses Thema, wenige Tage vor unserer Eröffnung erstmals angeschlagen, wird er in anhaltendem Schaffensdrang weiter modifizieren und unsere allesverschlingende Gegenwart konfrontieren mit der Einzigartigkeit seines selbstbewußt geführten Künstlerlebens.

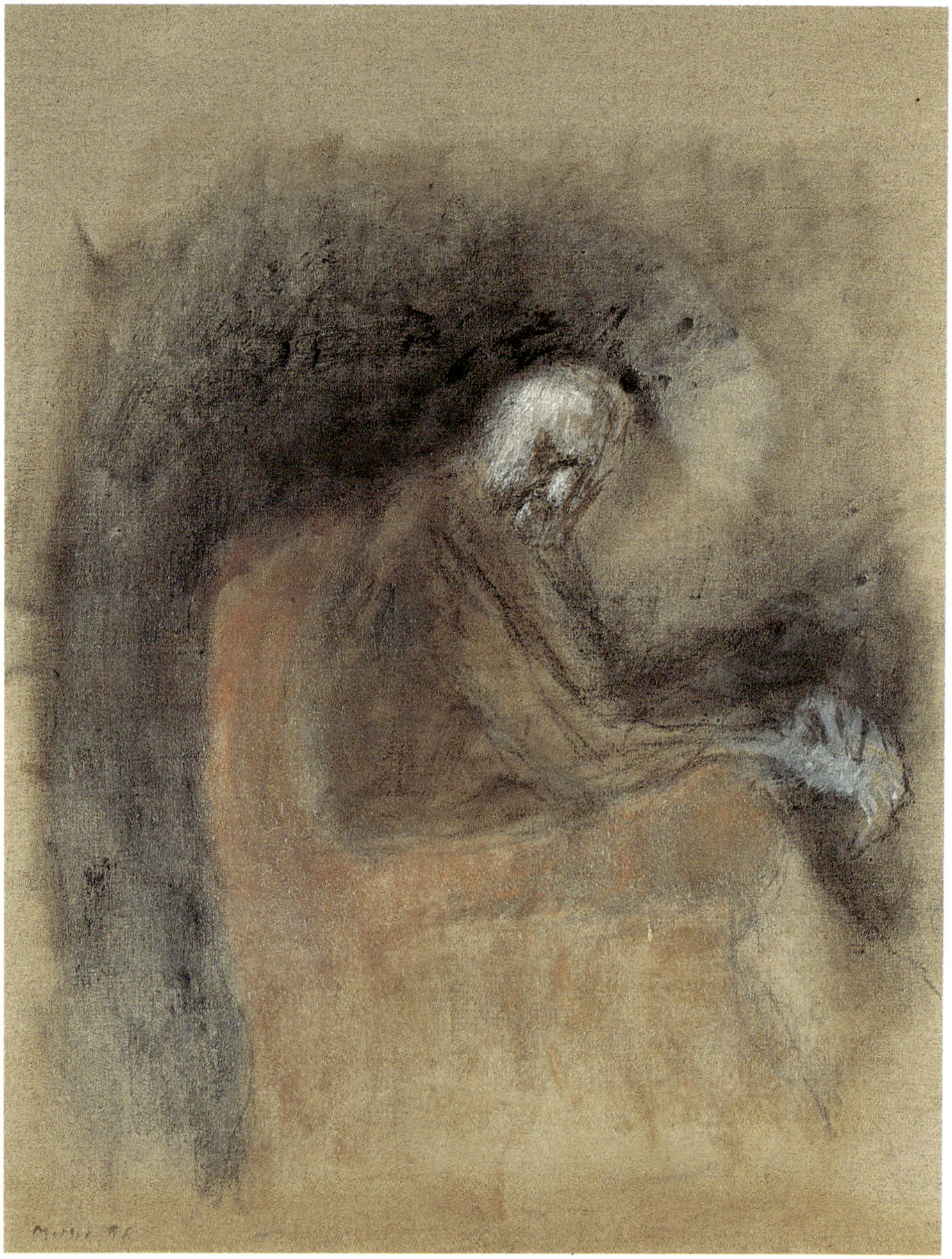

Im roten Sessel
1996
Öl auf Leinwand
130 x 97 cm
bez. unten links: *Music 96*
Privatsammlung

Im roten Sessel
1996
Öl auf Leinwand
146 x 114 cm
Paris, Sammlung des Künstlers

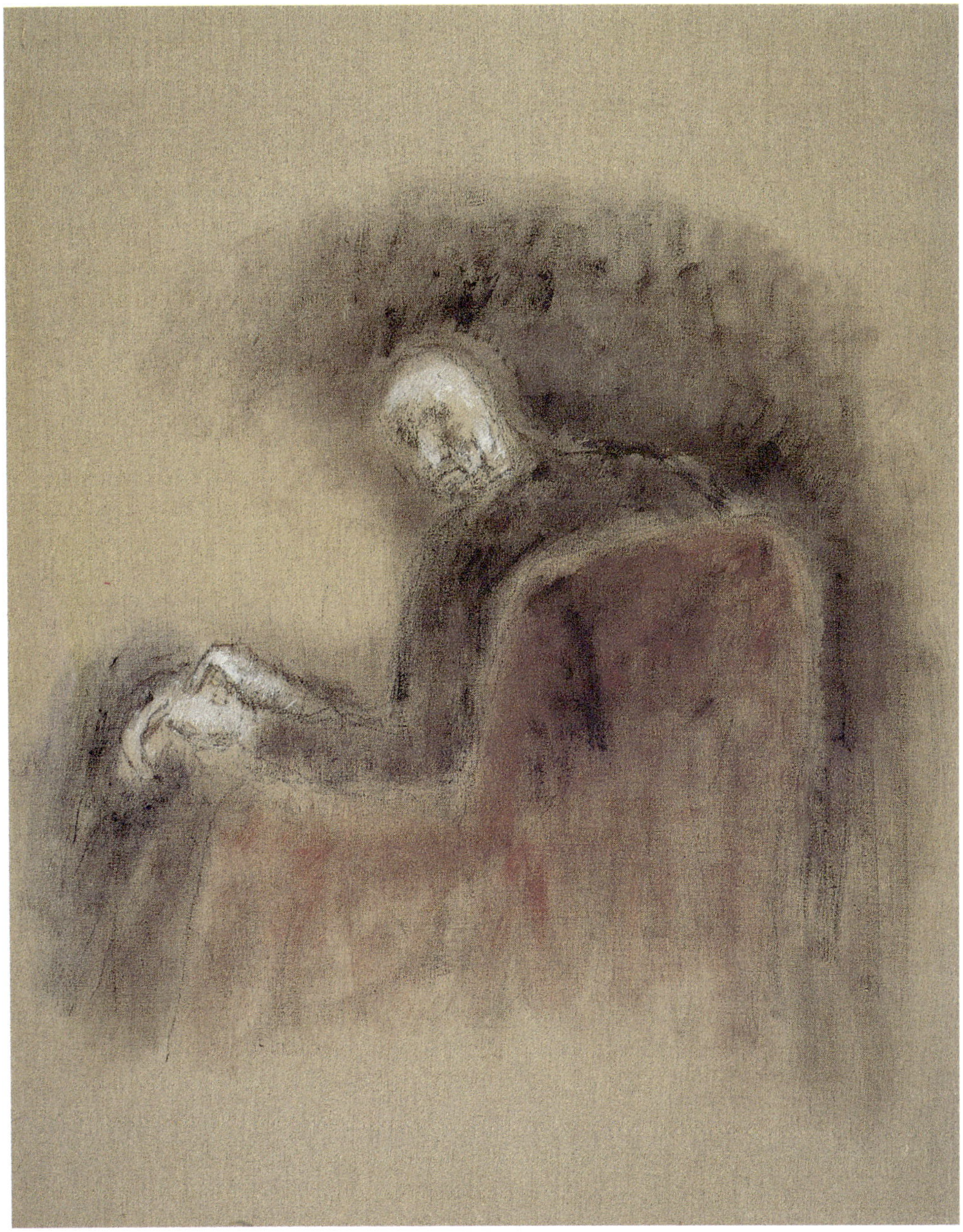

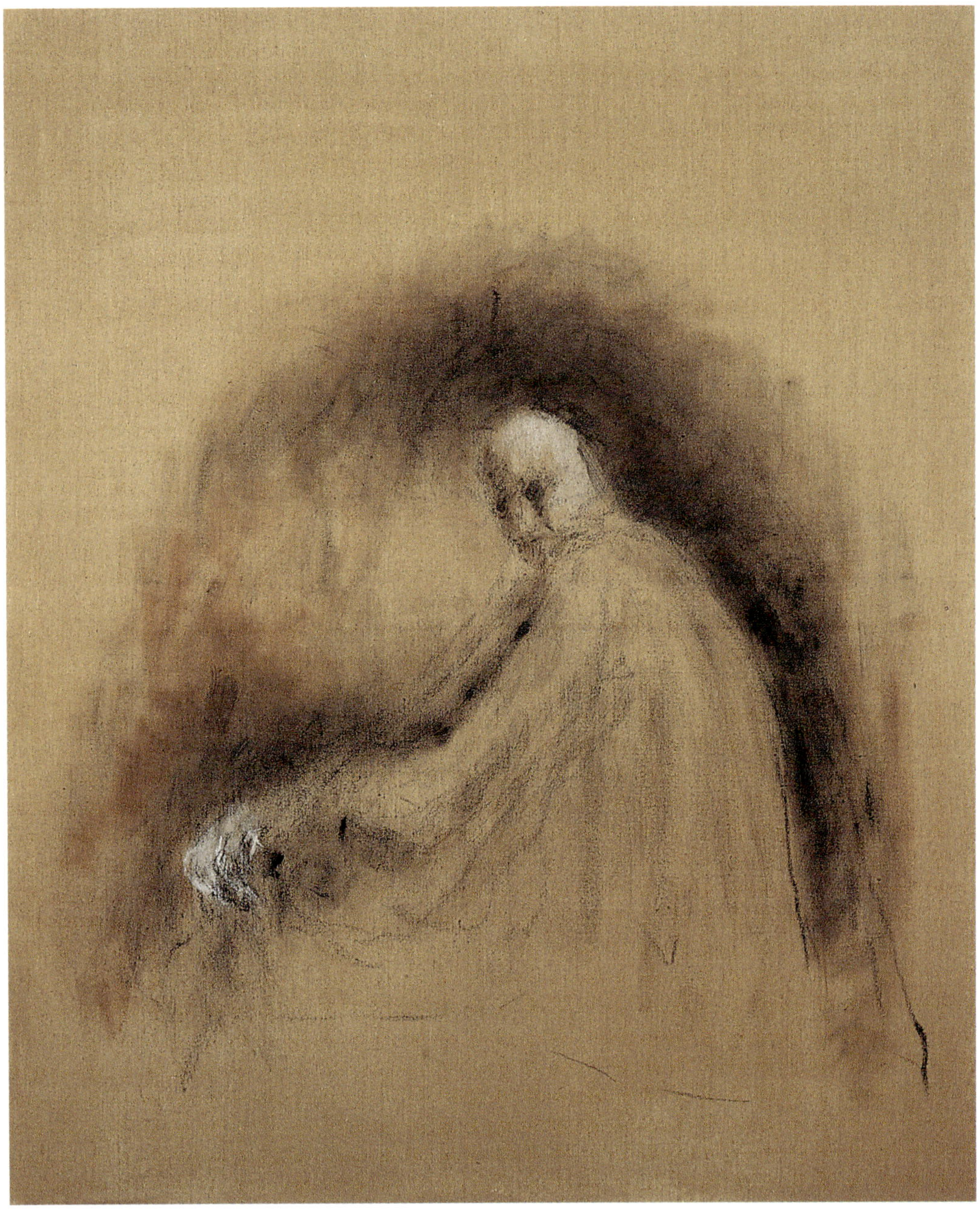

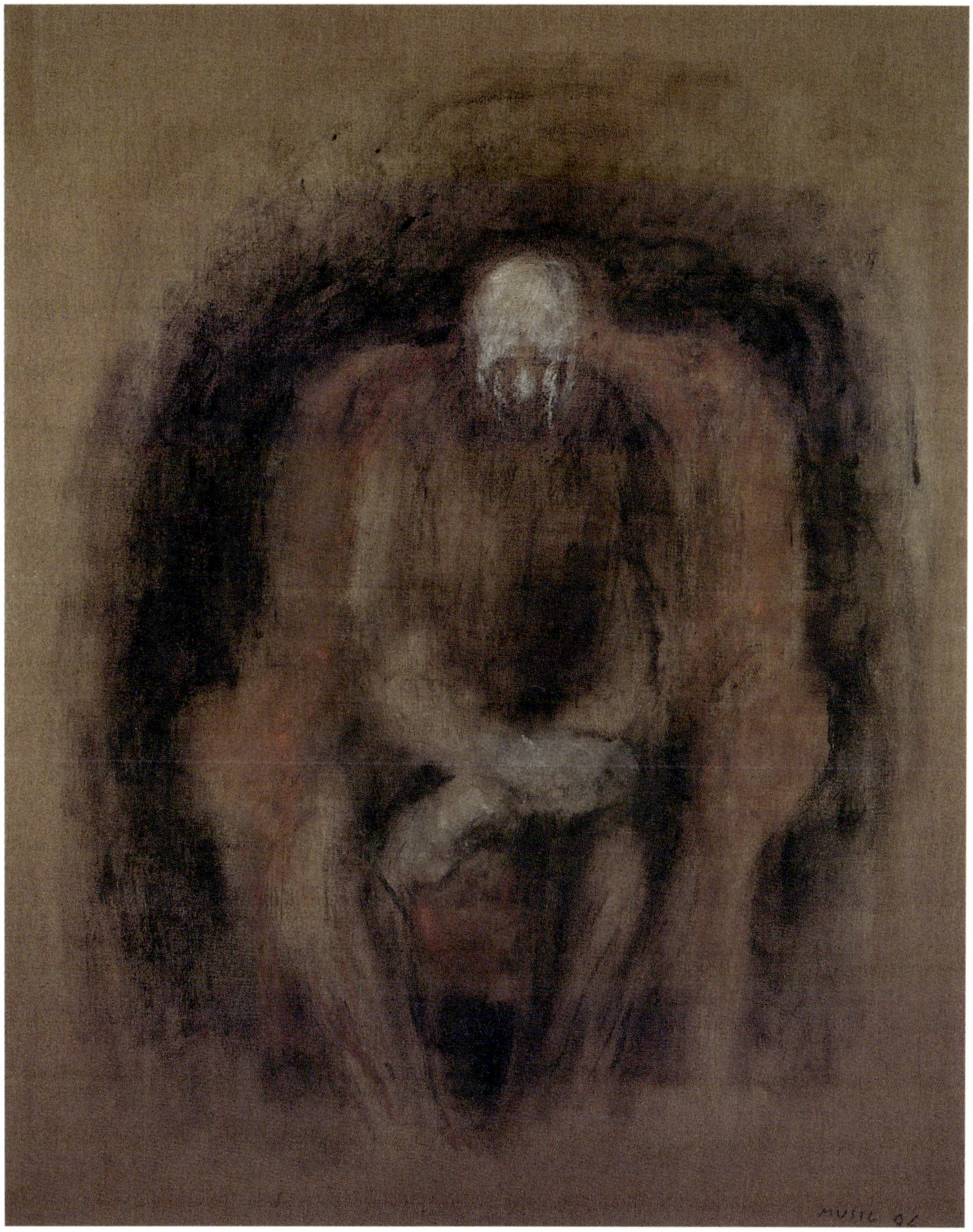

Zurückblickender
1996
Öl auf Leinwand
146 x 114 cm
Paris, Sammlung des Künstlers

Im roten Sessel
1996
Öl auf Leinwand
146 x 114 cm
bez. unten rechts: *Music 96*
Privatsammlung

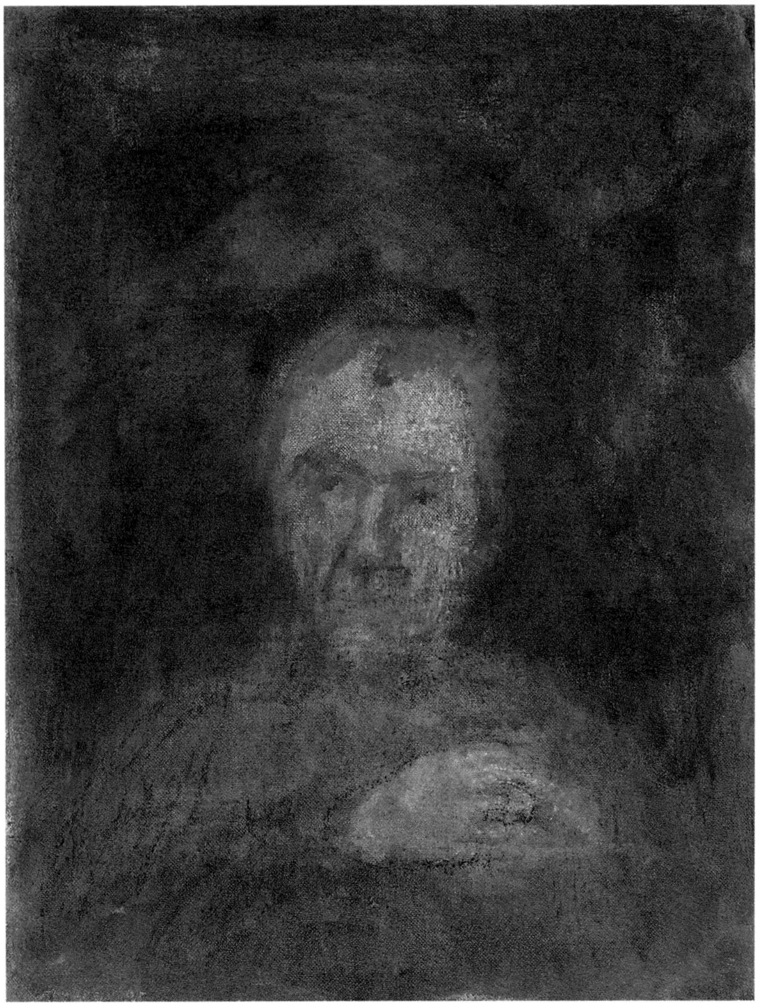

Kopf vor grauem GrundI
1997
Öl auf Leinwand
73 x 54 cm
bez. unten rechts: *Music*, links: *Music 97*
Venedig, Sammlung des Künstlers

Kopf vor grauem Grund II
1997
Öl auf Leinwand
73 x 60 cm
bez. unten rechts: *Music 1997*
Venedig, Sammlung des Künstlers

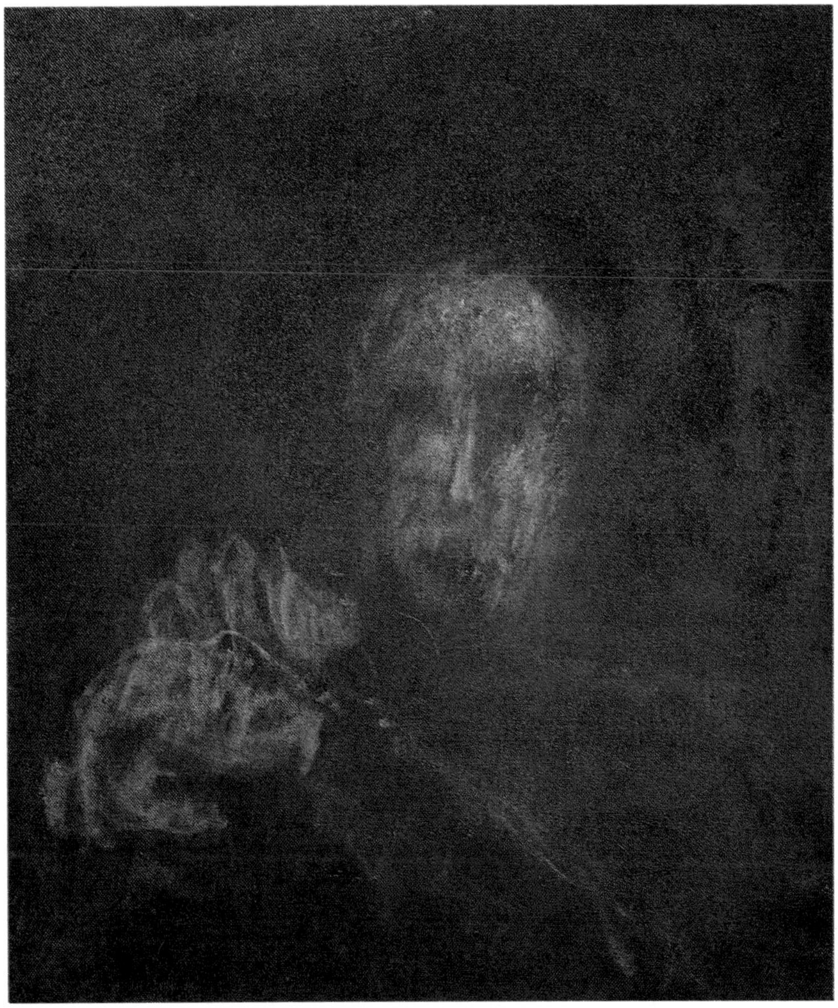

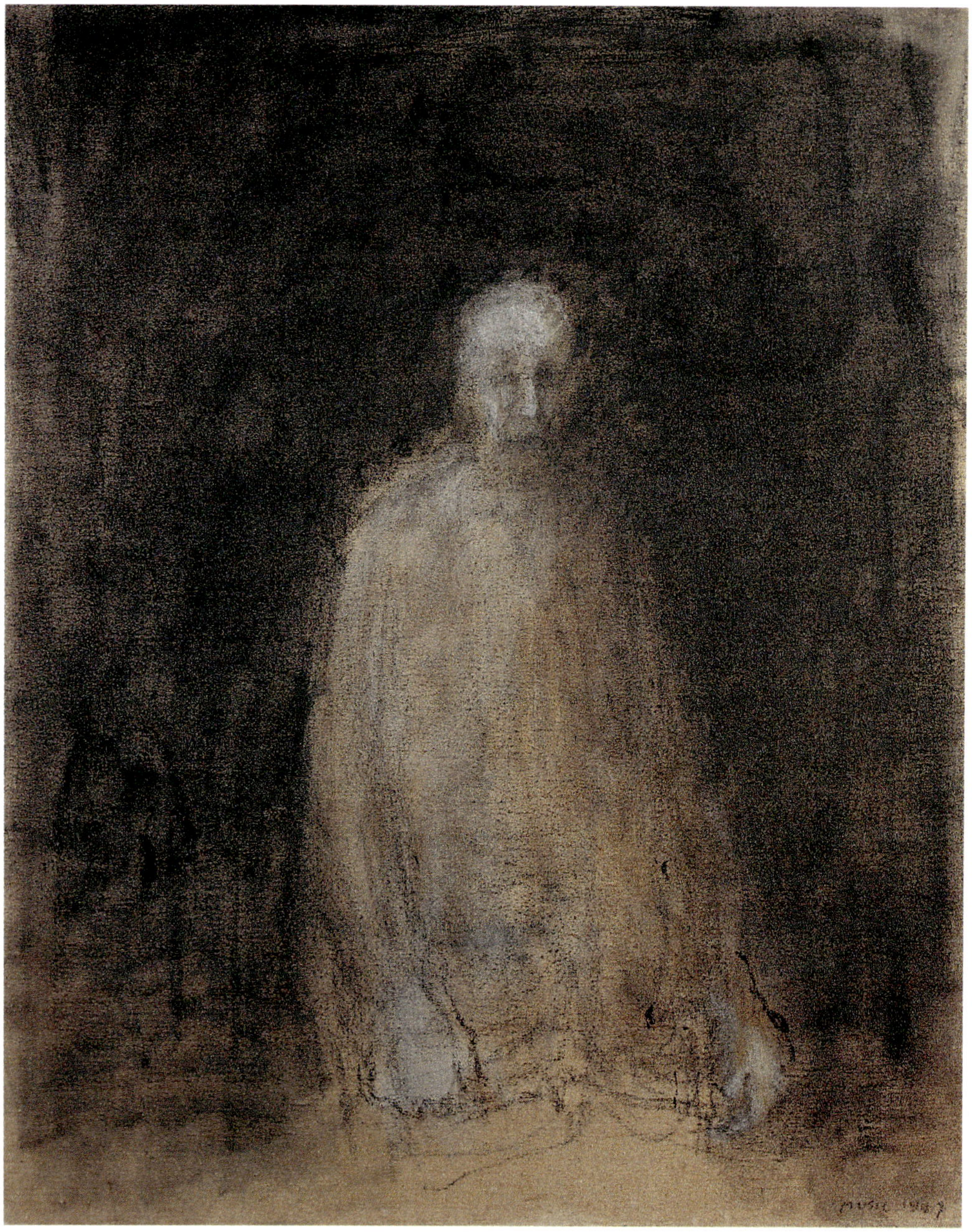

Große graue Figur I
1997
Öl auf Leinwand
146 x 114 cm
bez. unten rechts: *Music 1997*
Venedig, Sammlung des Künstlers

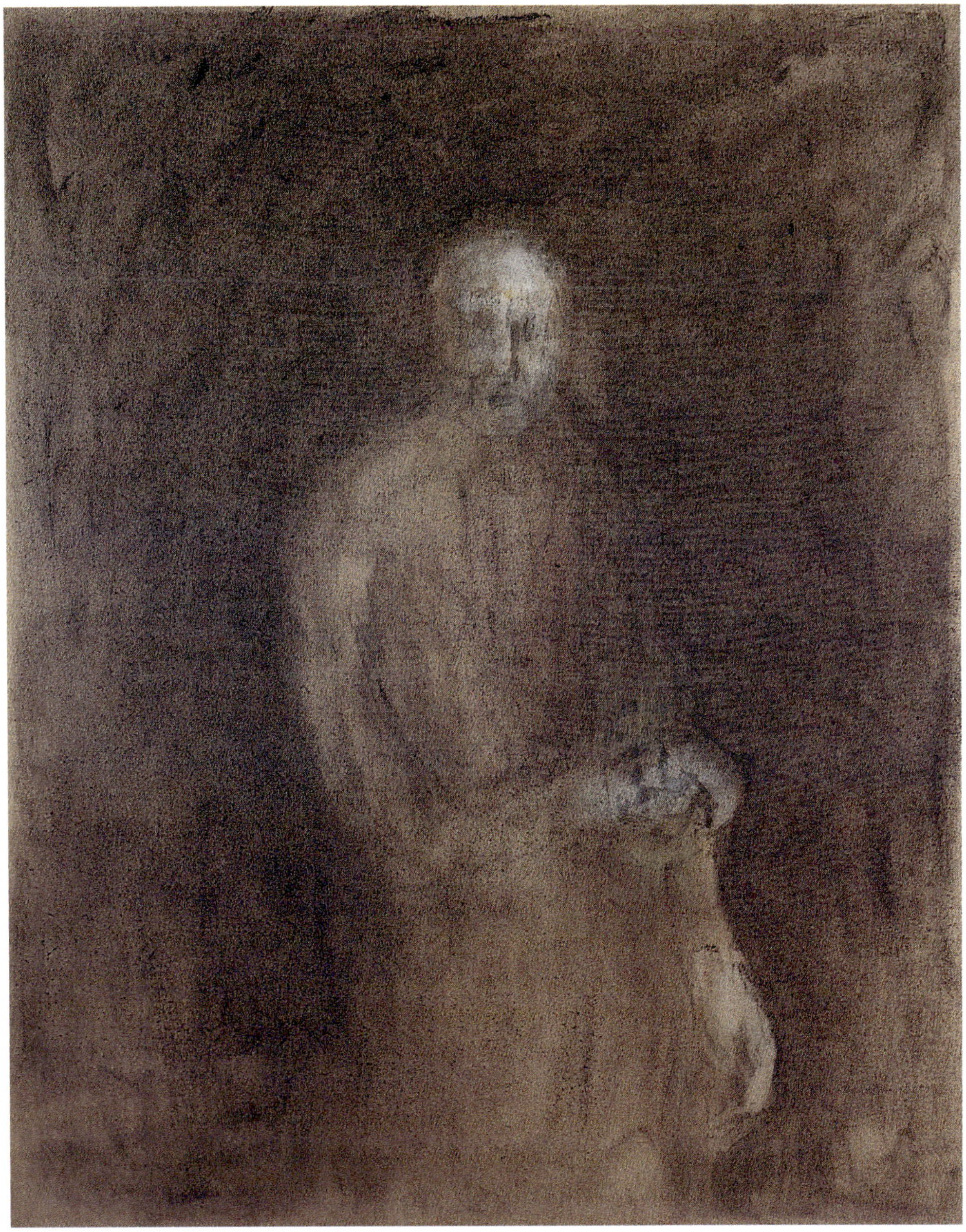

Große graue Figur II
1997
Öl auf Leinwand
146 x 114 cm
bez. unten rechts: *Music 1997*
Venedig, Sammlung des Künstlers

**Vor der Leinwand begreife ich, daß
ich nicht lügen kann. In diesem Moment
stehe ich mir selbst gegenüber.
Beim Malen entdecke ich mich, sehe,
wie ich bin.
Ich würde mein Leben wieder genauso
leben.**

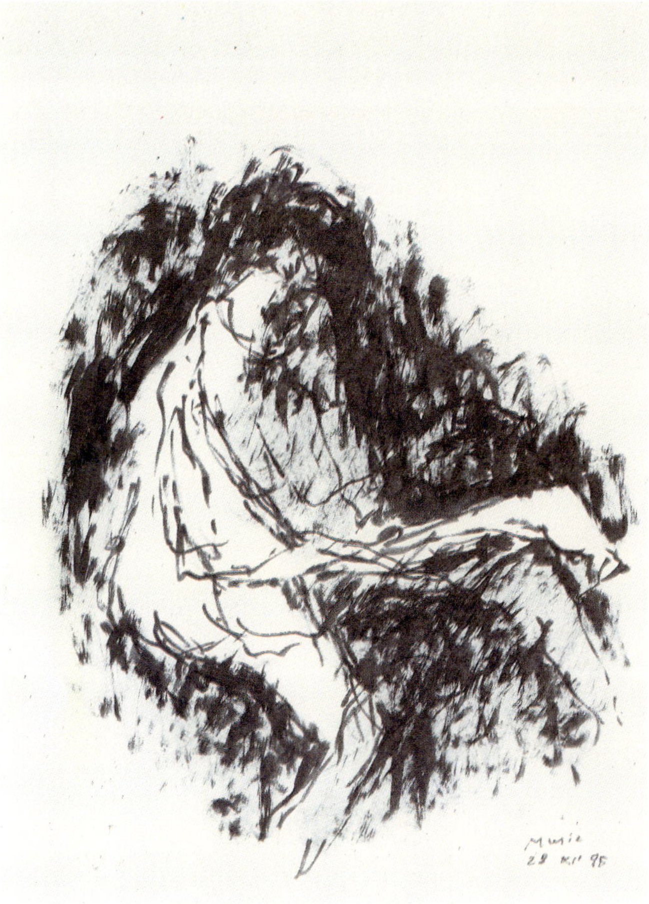

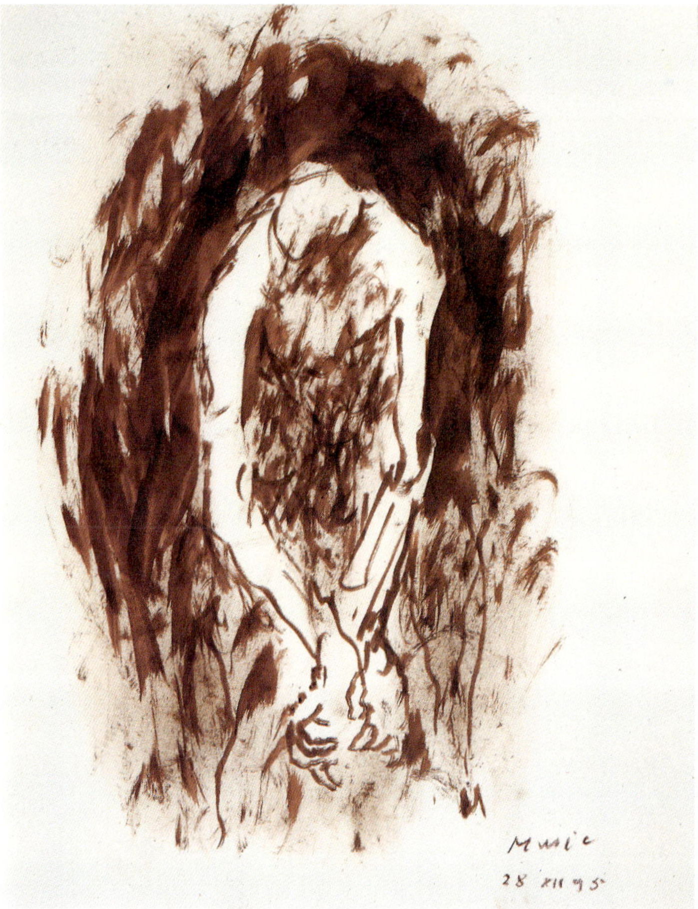

Akt
1995
Tinte auf Papier
34 x 24 cm
bez. unten rechts: *Music/ 28 XII 95*
Paris, Sammlung des Künstlers

Akt
1995
Tinte auf Papier
34 x 24 cm
bez. unten rechts: *Music/ 28 XII 95*
Paris, Sammlung des Künstlers

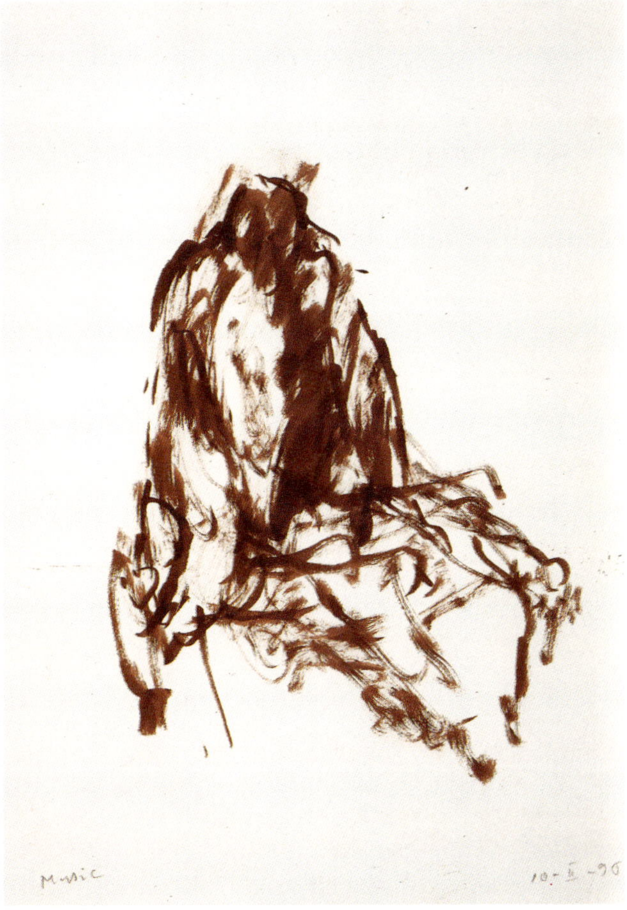
Music
10-II-96

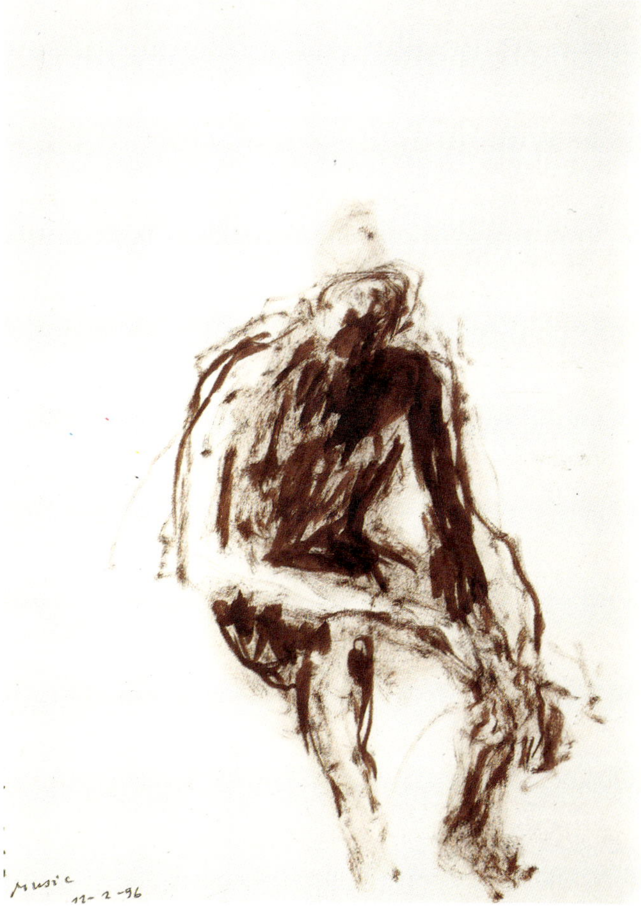
Music
12-2-96

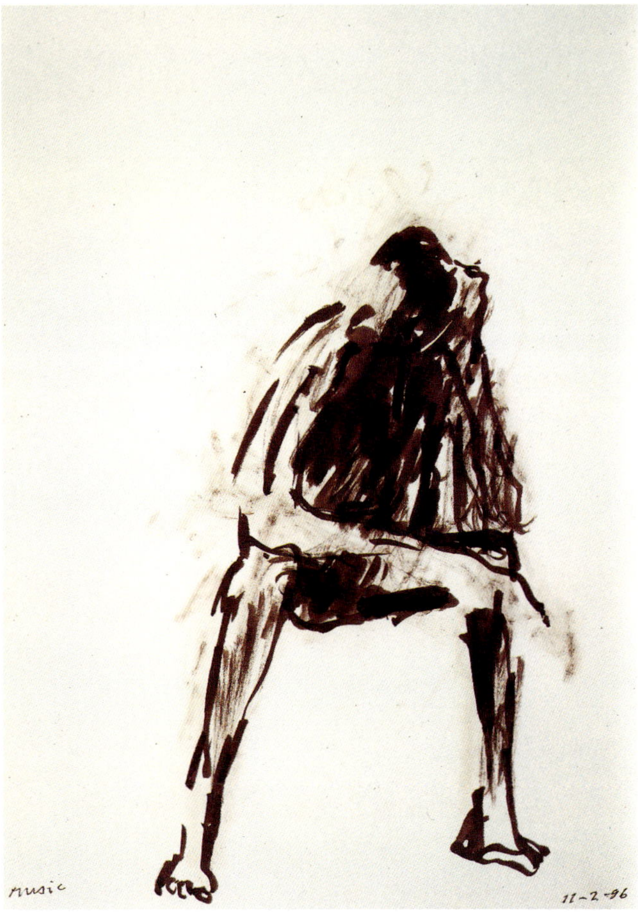

Akt
1996
Tinte auf Papier
34 x 24 cm
bez. unten links: *Music,* rechts: *10-II-96*
Paris, Sammlung des Künstlers

Akt
1996
Tinte auf Papier
34 x 24 cm
bez. unten links: *Music/11–2-96*
Paris, Sammlung des Künstlers

Akt
1996
Tinte auf Papier
34 x 24 cm
bez. unten links: *Music,* rechts: *11–2-96*
Paris, Sammlung des Künstlers

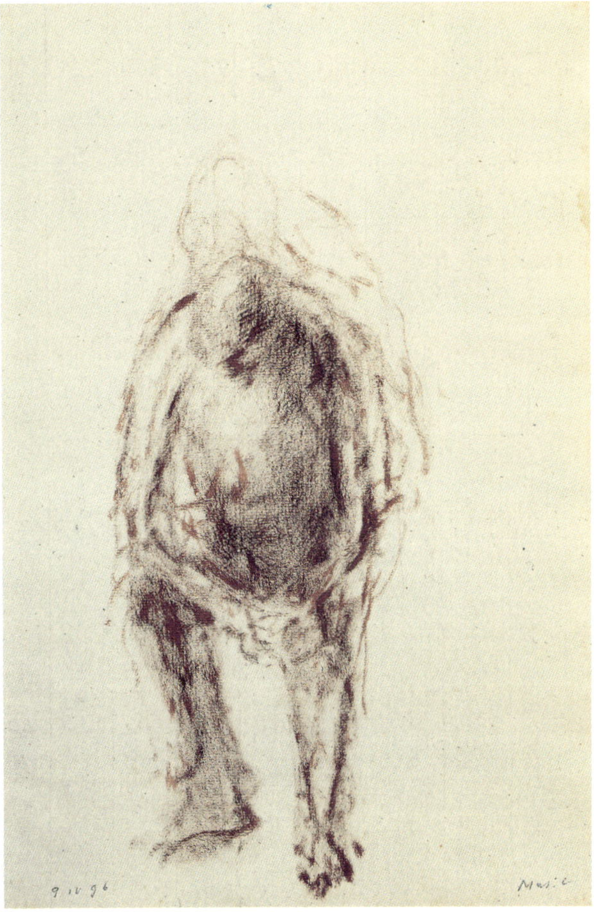

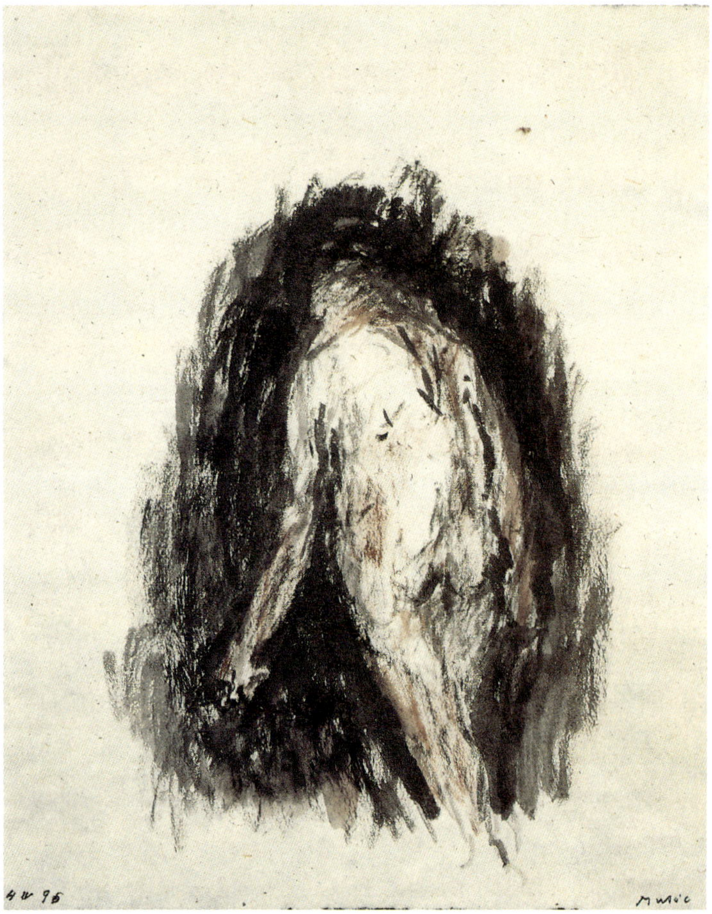

Akt
1996
Mischtechnik auf Papier
38 x 31 cm
bez. unten links: *4 IV 96*, rechts: *Music*
Paris, Sammlung des Künstlers

Akt
1996
Mischtechnik auf Papier
40,5 x 26,5 cm
bez. unten links: *9 IV 96*, rechts: *Music*
Paris, Sammlung des Künstlers

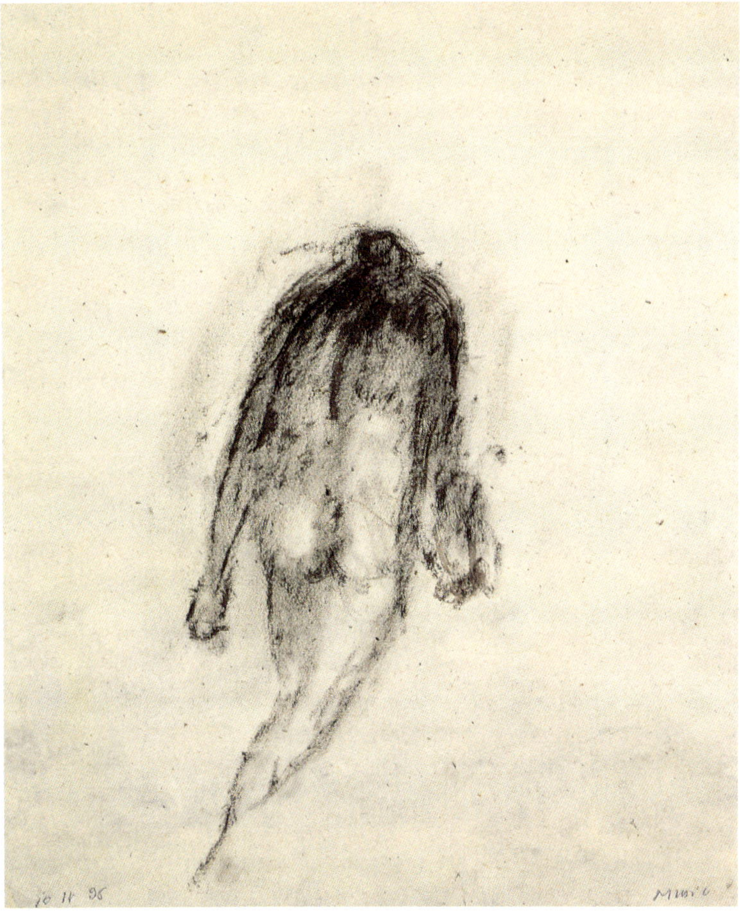

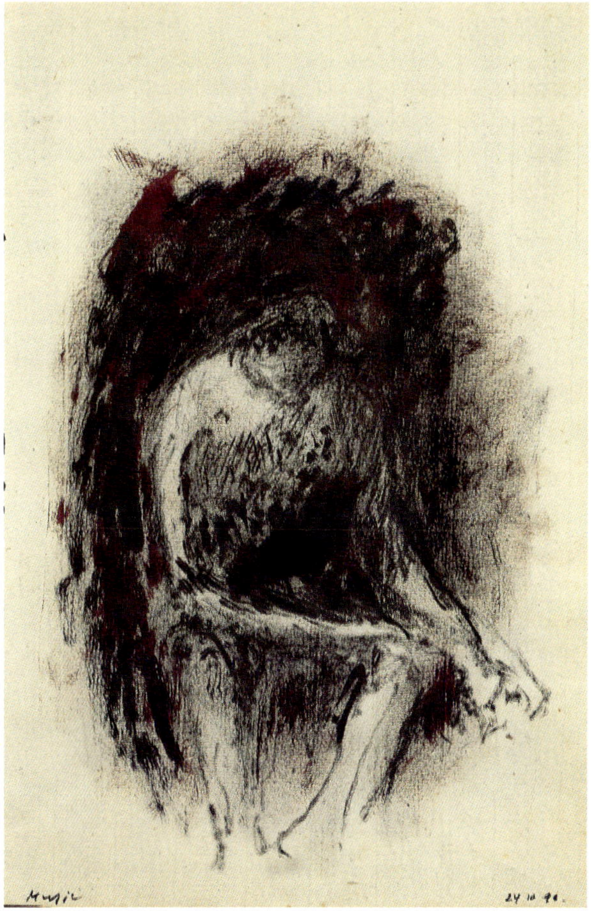

Akt
1996
Mischtechnik auf Papier
38 x 31,5 cm
bez. unten links: *10 IV 96*, rechts: *Music*
Paris, Sammlung des Künstlers

Akt
1996
Mischtechnik auf Papier
40 x 26,5 cm
bez. unten links: *Music*, rechts: *24 IV 96*
Paris, Sammlung des Künstlers

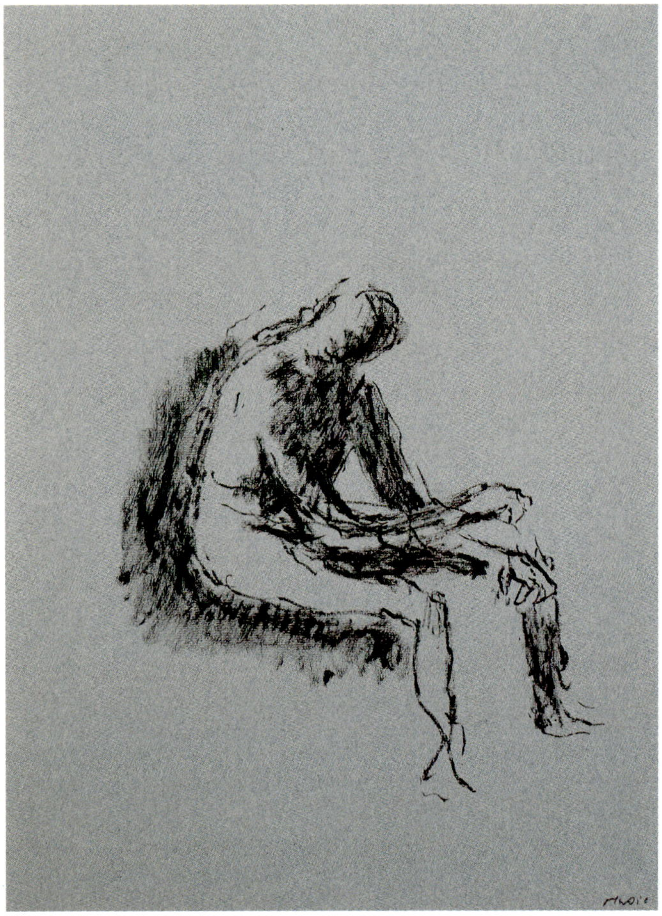

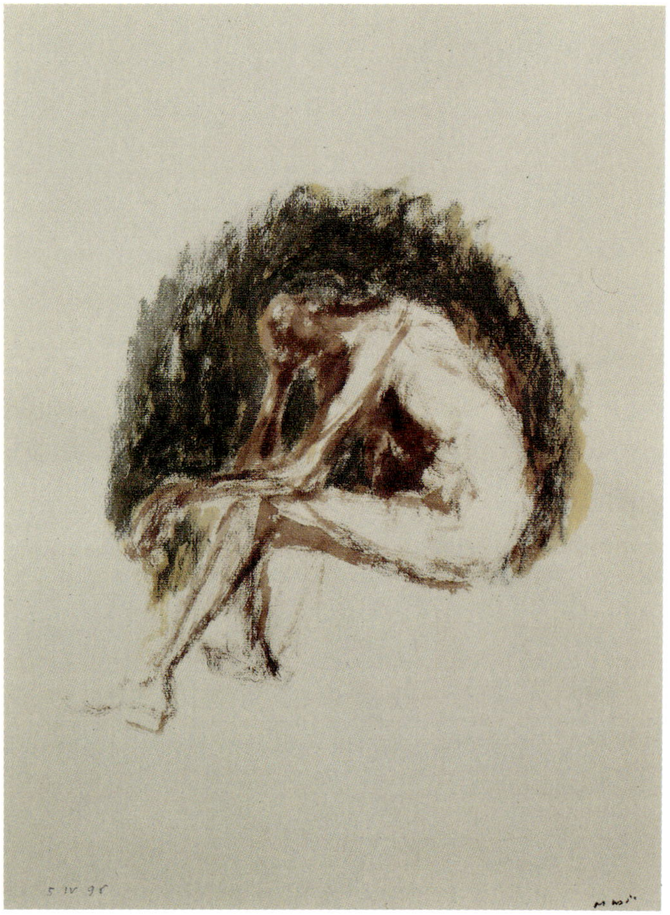

Akt
1996
Tinte auf blauem Papier
45,5 x 33 cm
bez. unten rechts: *Music*
Paris, Sammlung des Künstlers

Akt
1996
Mischtechnik auf grünem Papier
45,5 x 33 cm
bez. unten links: *5 IV 96,* rechts: *Music*
Paris, Sammlung des Künstlers

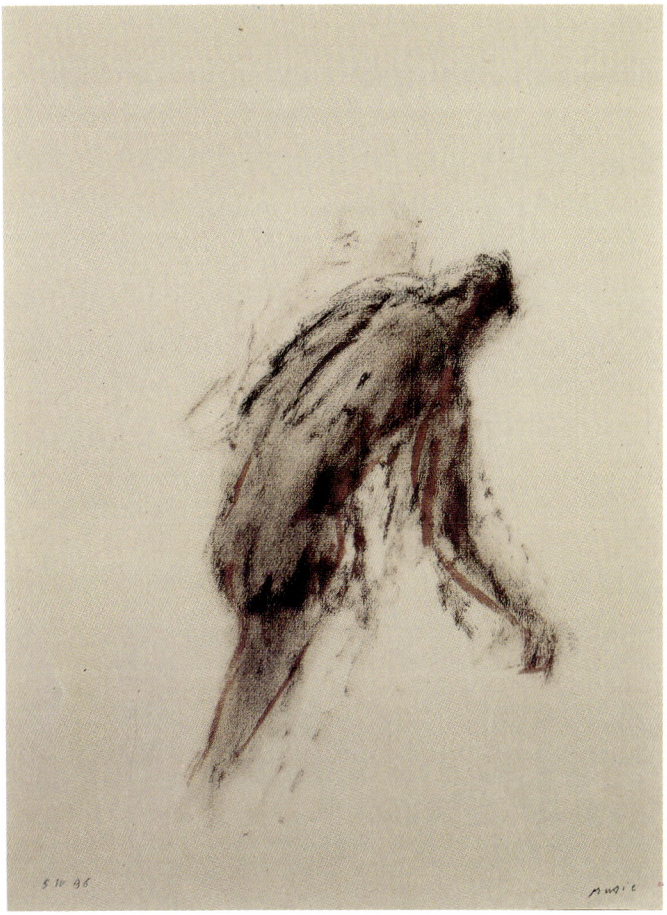

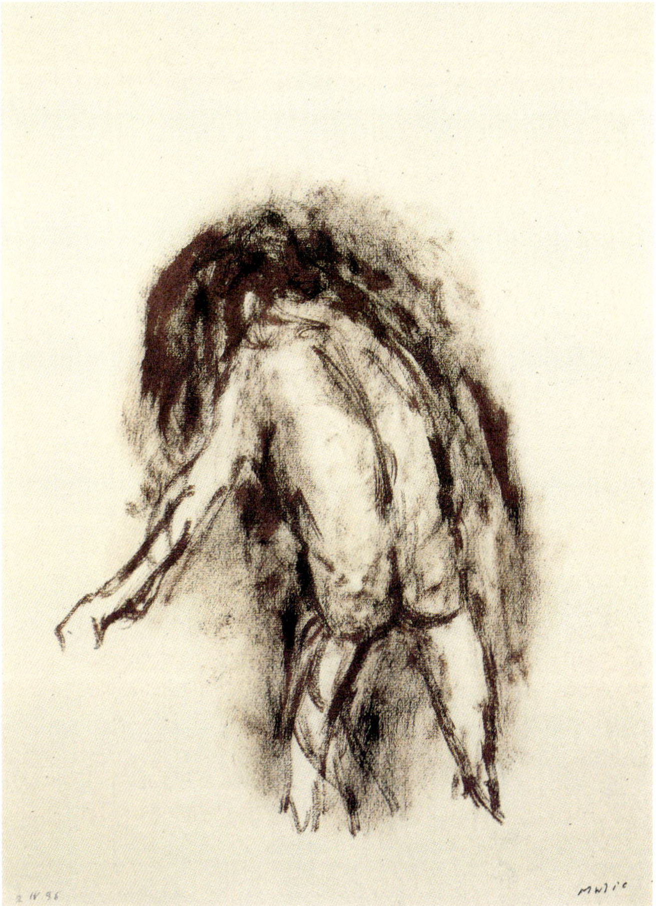

Akt
1996
Mischtechnik auf grünem Papier
45,5 x 33 cm
bez. unten links: *5 IV 96,* rechts: *Music*
Paris, Sammlungdes Künstlers

Akt
1996
Mischtechnik auf beigem Papier
45,5 x 33 cm
bez. unten links: *2 IV 96,* rechts: *Music*
Paris, Sammlung des Künstlers

Selbstportrait
1996
Bleistift, Tinte und Kreide auf Papier
19,5 x 15 cm
bez. unten links: *Music/1996*
Paris, Sammlung des Künstlers

Anachoret
1996
Bleistift, Tinte und Kreide auf Papier
19,5 x 15 cm
bez. unten rechts: *Music/18 I 96*
Paris, Sammlung des Künstlers

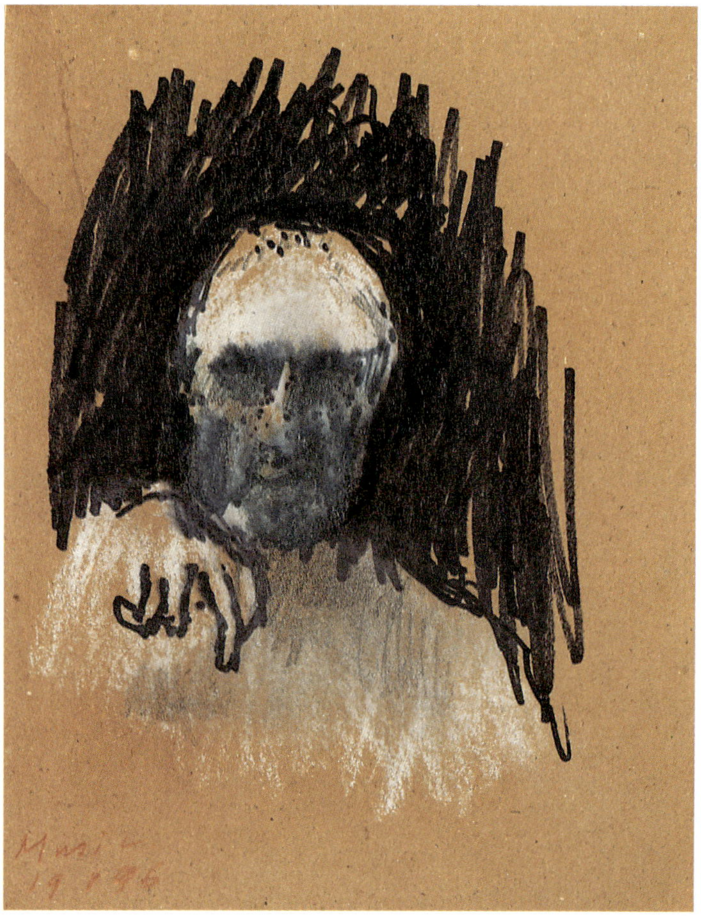

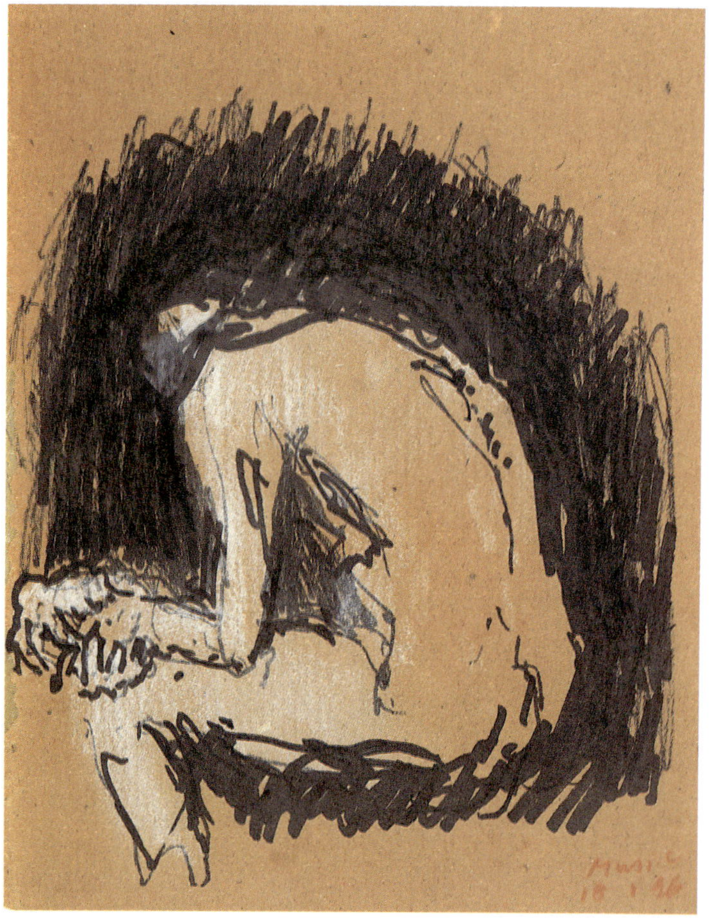

Anachoret
1996
Bleistift, Tinte und Kreide auf Papier
19,5 x 15 cm
bez. unten rechts: *Music/18 V 96*
Paris, Sammlung des Künstlers

Selbstportrait
1996
Bleistift, Tinte und Kreide auf Papier
19,5 x 15 cm
bez. unten links: *Music,* rechts: *19 V 96*
Paris, Sammlung des Künstlers

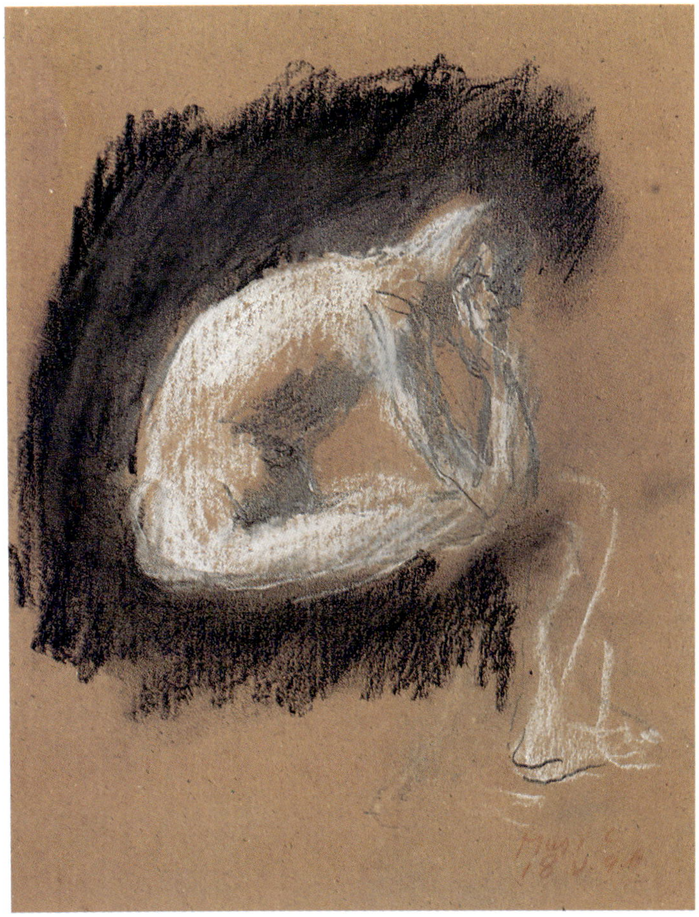

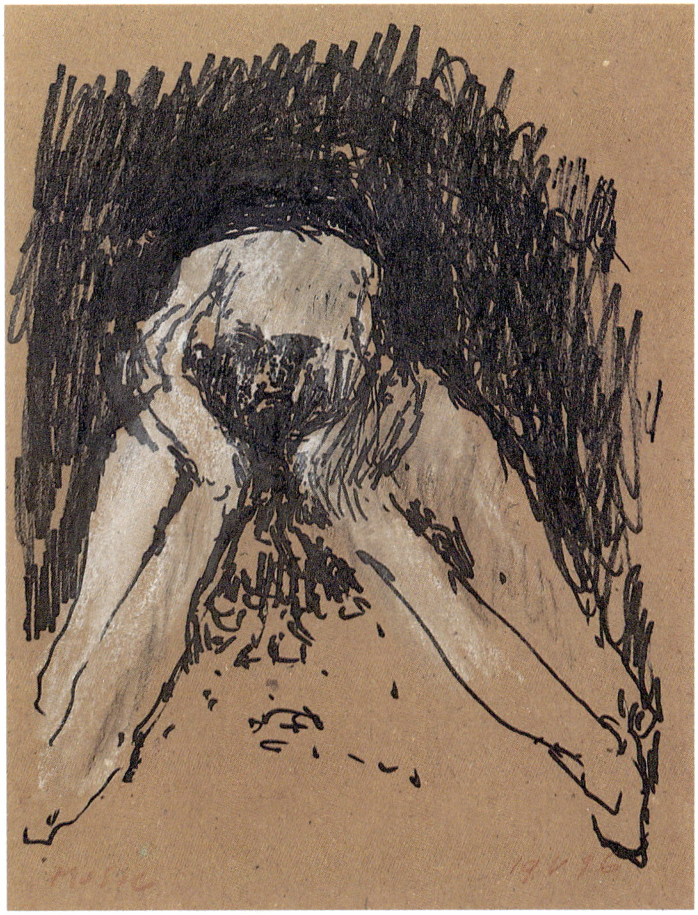

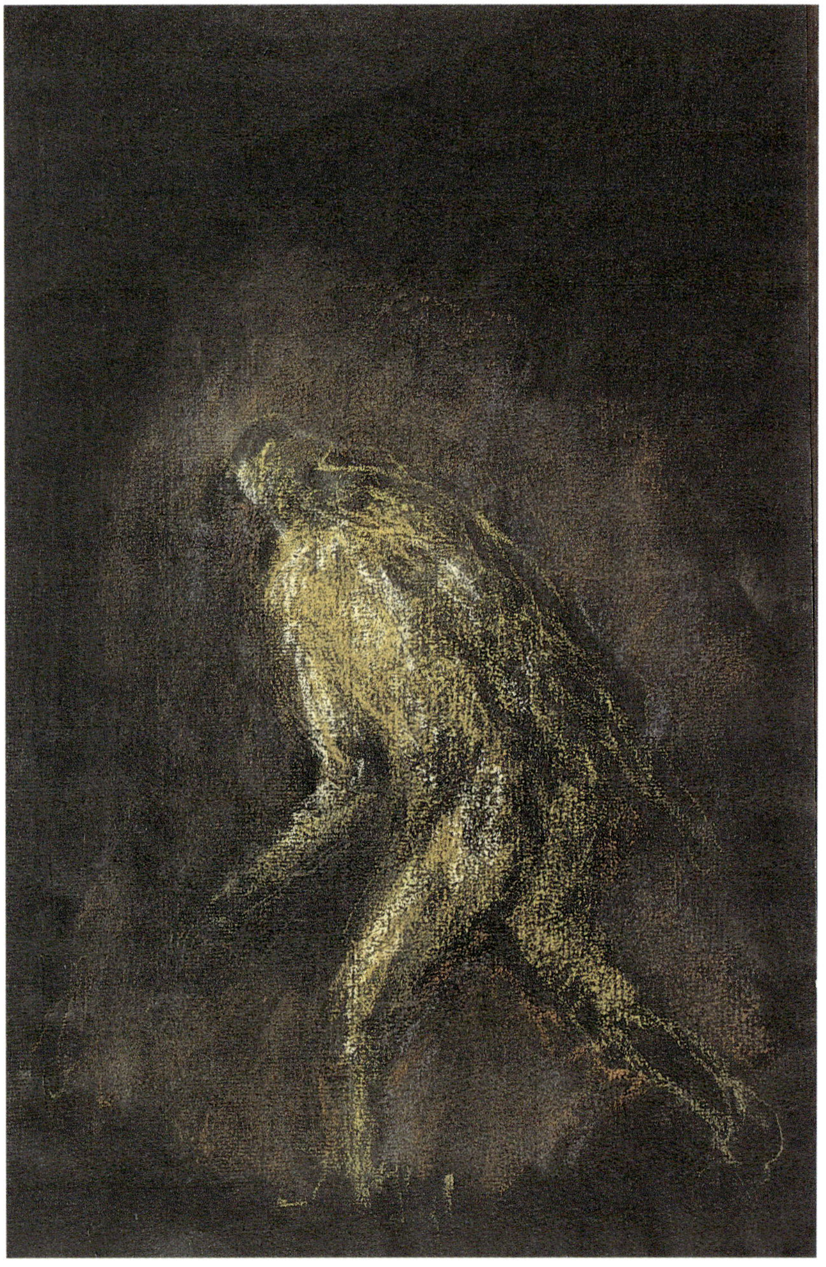

Akt
1996
Ölkreide auf schwarz aquarellirtem Papier
40 x 26,5 cm
bez. unten links: *Music 96*
Paris, Sammlung des Künstlers

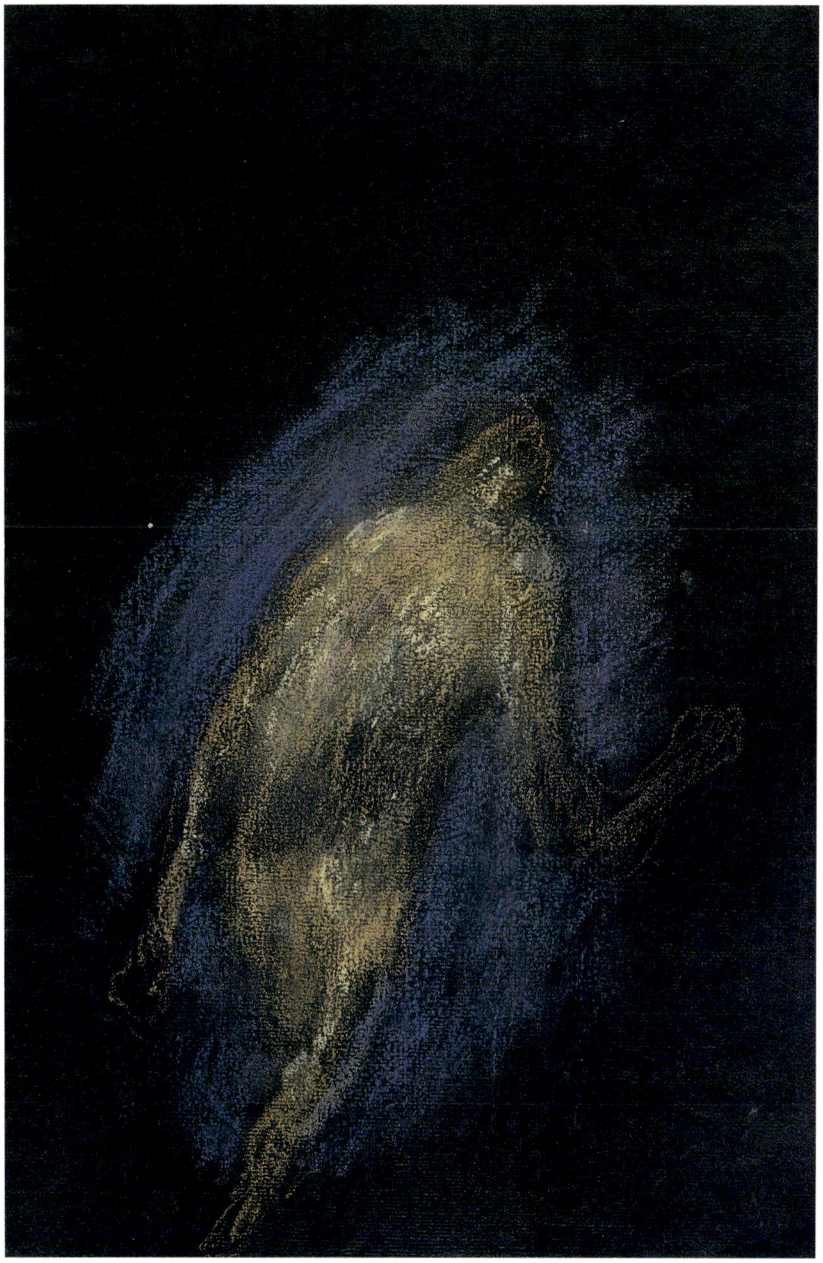

Akt
1996
Ölkreide auf schwarz aquarelliertem Papier
40 x 26,5 cm
bez. unten rechts: *Music 96*
Paris, Sammlung des Künstlers

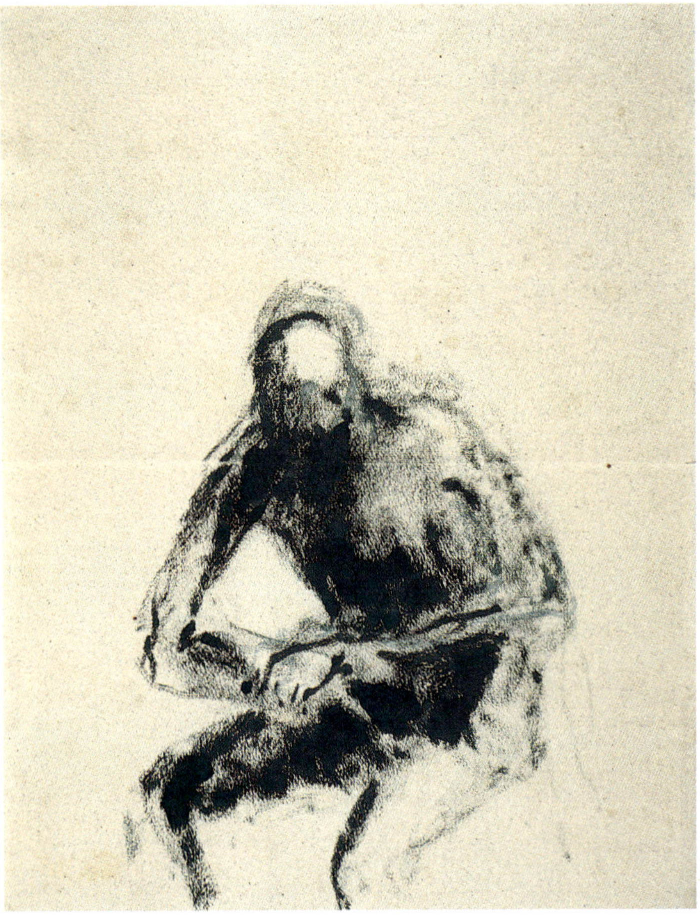

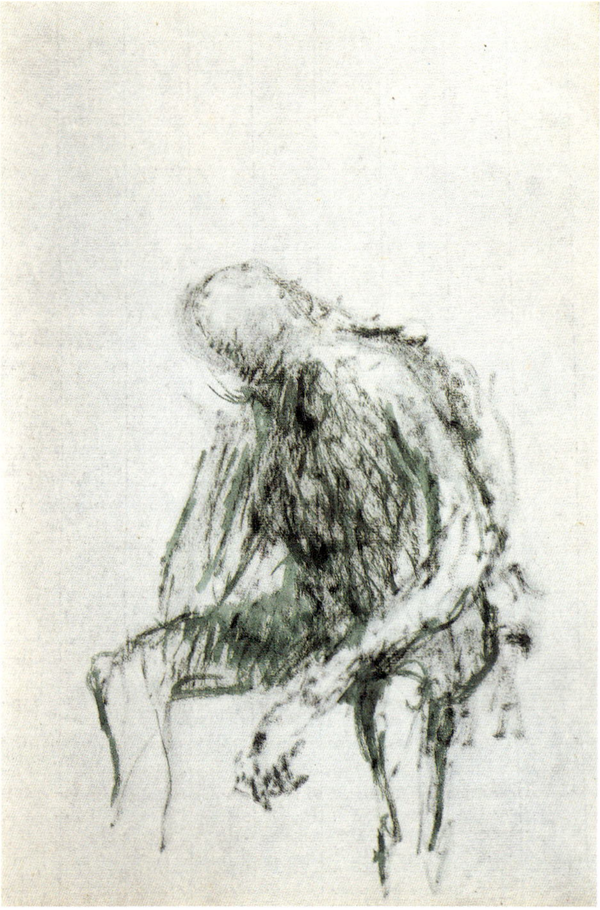

Anachoret
1996
Tinte auf Paier
45 x 34 cm
bez. unten links: *1996,* rechts: *Music*
Paris, Sammlung des Künstlers

Anachoret
1996
Tinte auf Papier
37, 5 x 25 cm
bez. unten rechts: *Music 96*
Paris, Sammlung des Künstlers

Anachoret
1997
Tinte auf Papier
38 x 24,5 cm
bez. unten rechts: *Music 97*
Paris, Sammlung des Künstlers

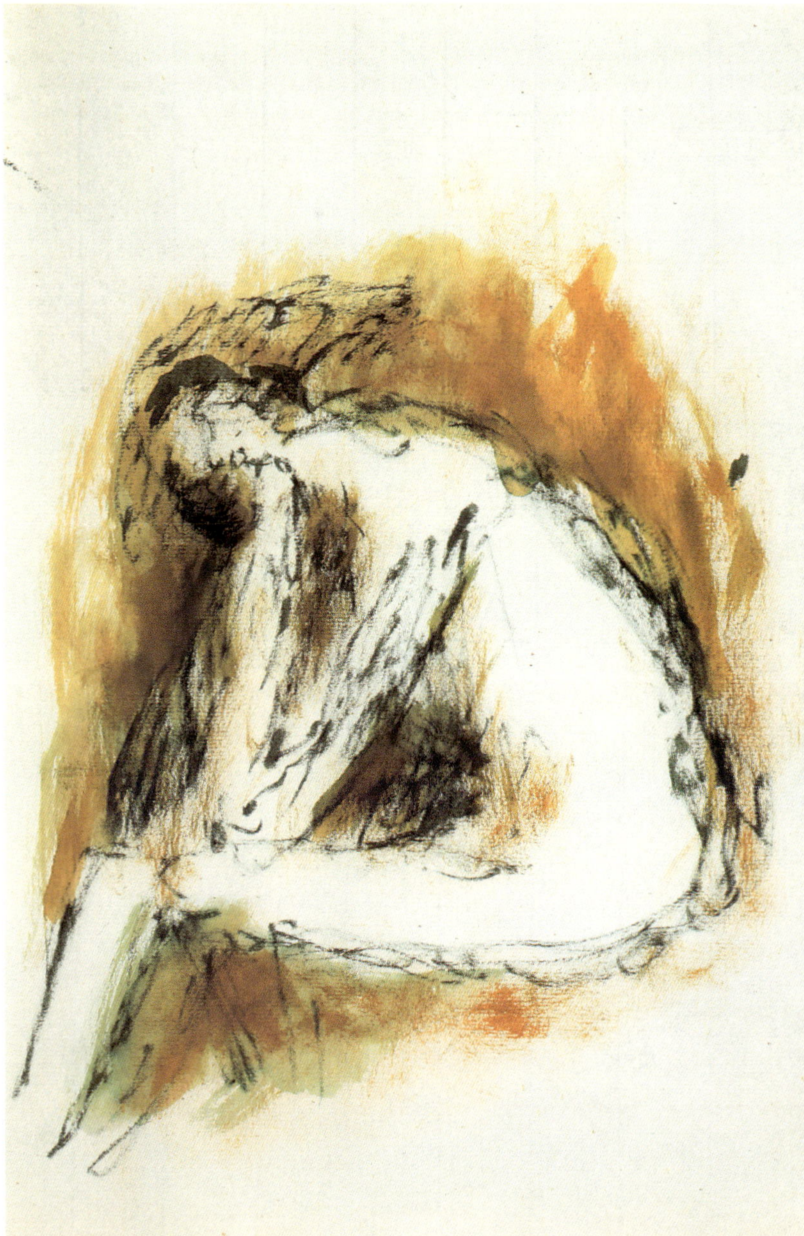

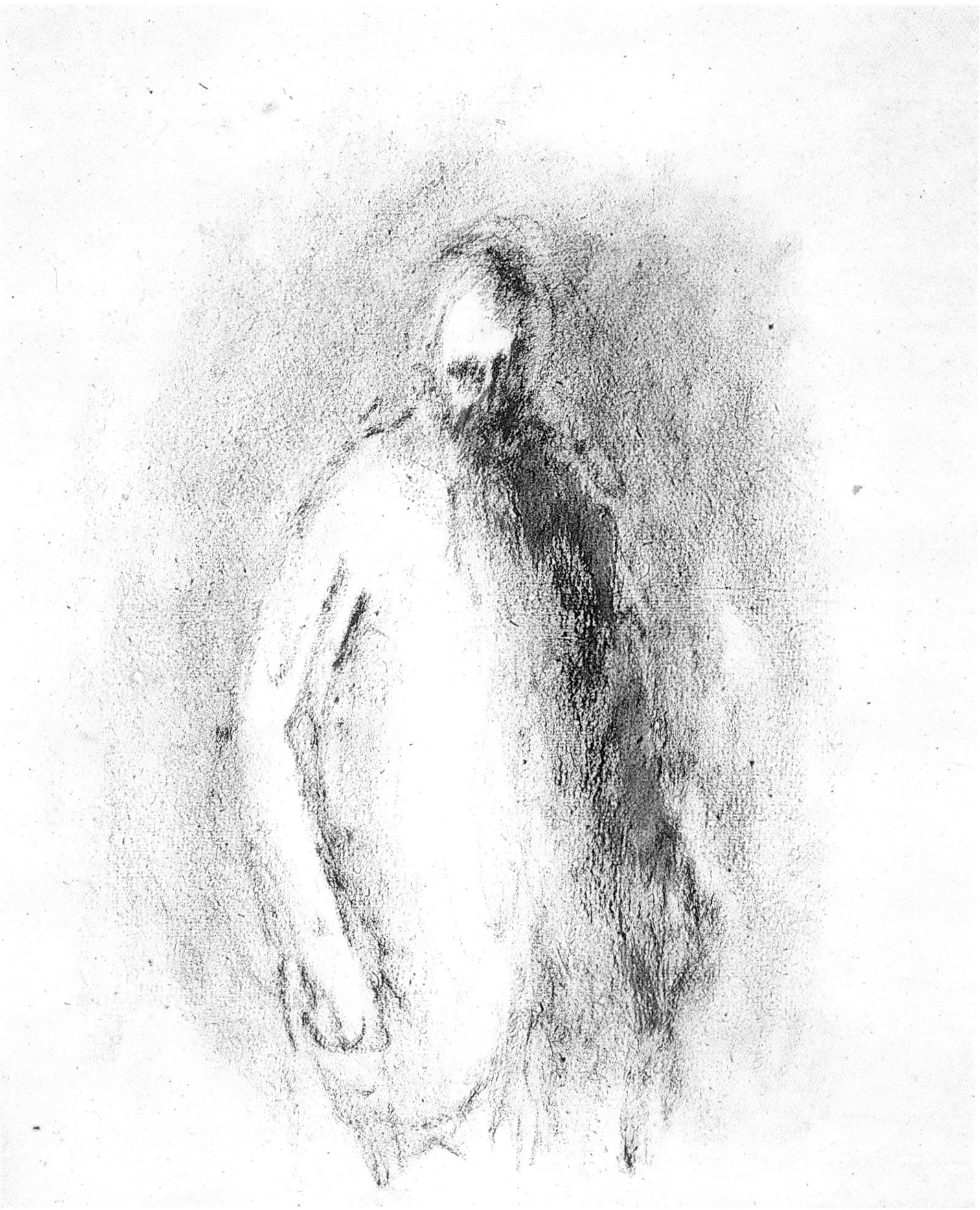

Figur vor grauem Grund
1997
Tinte auf Papier
38 x 31,5 cm
bez. unten rechts: *Music 97*
Paris, Sammlung des Künstlers

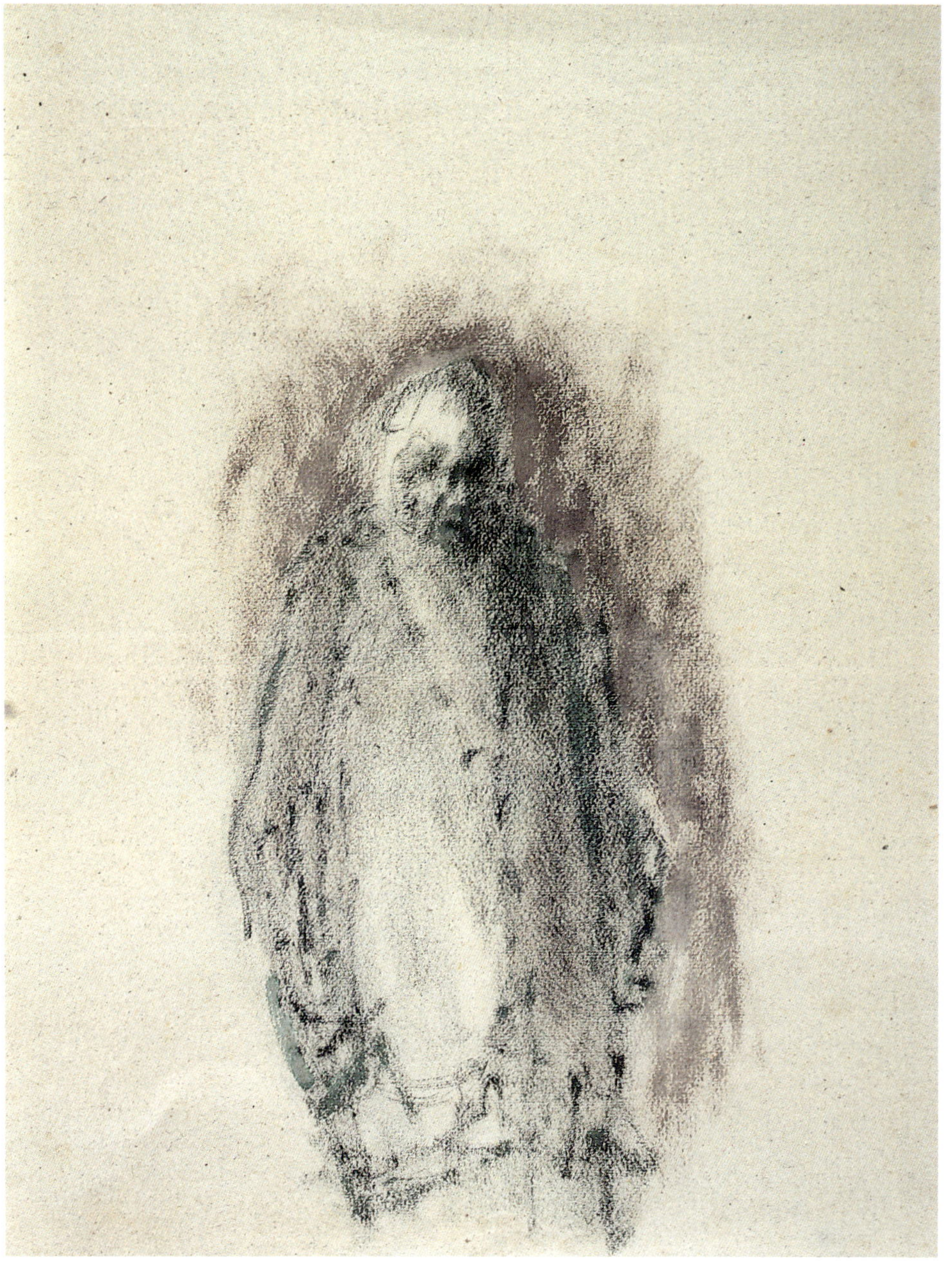

Figur vor grauem Grund
1997
Tinte auf Papier
38 x 31,5 cm
bez. unten rechts: *Music 97*
Paris, Sammlung des Künstlers

Annette Seemann

Biographie

Anton Zoran Music wird am 12. Februar 1909 in Görz, heute Gorizia, am östlichen Isonzo-Ufer geboren. Görz in Istrien gehört damals zur österreich-ungarischen Doppelmonarchie und hat etwa 30000 Einwohner. Die Amtssprache ist deutsch, aber fast jeder spricht außerdem italienisch und slowenisch. Zuweilen hört man sogar noch das Friulanische, ein Gemisch von rätoromanischen, venezianischen, altfranzösischen und althochdeutschen Elementen. Görz ist Grenz- und Festungsstadt.

Musics Vater leitet die Schule von Bukovitza, einem Dorf am Fuße des Karst-Gebirges, das Görz vom Golf von Fiume einerseits, im Süden vom Vipaccotal und dem Golf von Triest trennt. Seine Mutter ist Lehrerin, beide stammen aus Smartno, nur wenige Kilometer östlich von Görz gelegen, das ab 1945 zu Slowenien gehören wird. In der Familie wird slowenisch gesprochen.

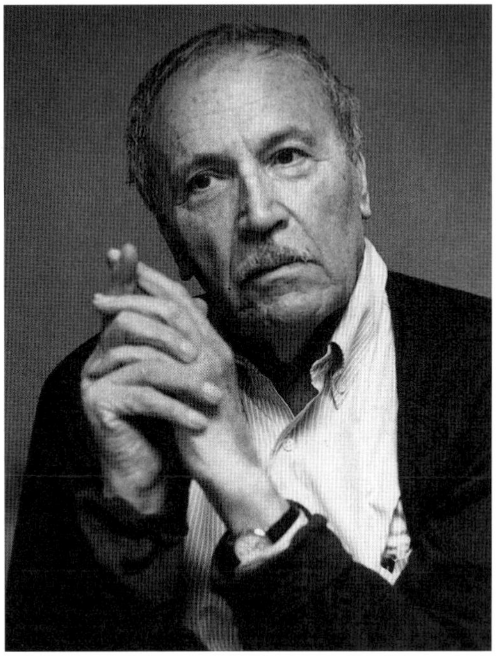

Keiner von Musics Vorfahren hat sich je mit Kunst befaßt. Zoran jedoch malt bereits als kleines Kind, überallhin, auch auf die Ränder von Büchern und Heften. Die Schule, insbesondere Mathematik, behagt dem Jungen nicht. Beeindruckend und prägend ist hingegen die ihn umgebende Landschaft: *Der Karst,* sagte man mir, *schau, hinter diesen Bergen beginnt der Karst.* Karst ist ein magisches Wort für Zoran, hinter den bekannten Bergen, so glaubt er, liegt das Paradies: *Wenn wir nach Triest fuhren, um die Tanten zu besuchen, nahm der kleine Lokalzug eine Serpentine und erreichte den Karst. Zwischen den Felsen, Gesteinsbrocken, Dolinen und der Macchie, die sich im Spätherbst rot und ocker färbten, war diese Reise jedesmal ein unvergeßliches Fest für mich.*

1914

Music erinnert sich an einen Sonntag, den er mit seiner Familie in einem Gasthausgarten außerhalb von Görz verbrachte: *Da waren Männer mit an den Enden hochgezwirbelten Schnurrbärten mit Stöckchen und Panamahut. Die Damen trugen lange Röcke und Hüte von enormen Ausmaßen. Ich laufe in der Menge, erfasse die Beine eines Herrn, ich hebe die Augen – oh Schreck! – ich sehe einen Bart, der nicht meinem Vater gehört, der sich bewegt und zuckt. Ich schaue um mich und sehe lauter Bärte, die zucken. Ich höre, daß der Erbprinz ermordet wurde. Es gibt Krieg! Es gibt Krieg! Wieder und wieder sage ich tagelang dieses Leitmotiv vor mich hin: Es gibt Krieg! Es gibt Krieg!*

1915

Musics Vater wird zur Armee eingezogen und kämpft anfangs in Galizien. Um nicht Offizier werden zu müssen, wird er Regimentskoch. Italien ist gegen die Donaumonarchie in den Krieg eingetreten. Die Mutter flüchtet mit Zoran und dem um drei Jahre jüngeren Bruder Ljuban aus dem Frontgebiet und zieht ins Landesinnere, in die Steiermark. Music erinnert sich an die Flucht: *Dieser 5. Juli ist für immer in mein Gedächtnis geprägt. Ich war ein kleiner Junge von sechs Jahren. Mit einem Pferdewagen voller Strohballen fuhren wir nach Görz, um dort den Zug nach Villach zu nehmen. Wir überholten mehrere Kolonnen von österreichischen Soldaten in voller Kriegsmontur. Die italienische Front war in unmittelbarer Nähe. Ein Soldat tritt plötzlich aus der Reihe, springt in das Kohlfeld, reißt einen Kopf heraus, schneidet ihn im Gehen auf und ißt ihn roh. Von Görz in Richtung Tolmino fahren wir am Isonzo entlang. Die Farbe seines himmelblau-milchigen Wassers, das sich durch das dunkelgrüne Tal windet wie eine Schlange, ist auch heute noch, davon bin ich überzeugt, einzigartig auf der Welt. Damals fragte ich mich in aller Unschuld, ob man nicht Milch in dieses blaue Wasser gegossen hätte. Der Zug bewegte sich langsam vorwärts. Das kam von dem Aufstieg durch zahlreiche Tunnels. Der Rauch war wirklich erstickend. Die Leute drückten nasse Taschentücher auf Nase und Mund. Villach. Der Bahnhof ist übervoll von Flüchtlingen, die ihr Bündel tragen. Ich renne weg, auf die Gleise. Weinen und Schreien meiner Mutter, bis es ihr gelungen ist, mich wieder einzufangen. Wir fahren weiter, in die Steiermark.*

1916–1918

Music, sein Bruder und seine Mutter leben in einem kleinen steirischen Dorf in einem Strohdachhaus: *Wir Jungen spielten Krieg. Man wußte bereits, daß Österreich besiegt werden würde. Wir teilten die Rollen unter uns auf: du bist der Amerikaner, du der Franzose, er der Engländer. Ich, das einzige »Stadtkind« unter starken und rauflustigen Bauern, mußte den unterlegenen Österreicher spielen oder den Italiener, der in ihren Augen ein Verräter war, weil er das Lager gewechselt hatte.*

1918–1920

Am 1. Dezember 1918 entsteht das Königreich der Serben, Kroaten und Slowenen, und damit Jugoslawien. Istrien wird einen Monat später italienisch. Automatisch werden damit alle Einwohner von Gorizia, und damit auch die Familie Music, die wieder zurückgekehrt ist, zu italienischen Staatsbürgern. Der Vater wird demobilisiert und zum Unterrichten in den Collio geschickt.

1920–1930

Im Jahre 1920 wird Musics Vater nach Völkermarkt in Kärnten versetzt. Dort beginnt Zoran das Gymnasium zu besuchen, das er 1930 in Maribor (Marburg in Slowenien) abschließt. Das Fach, das ihn am meisten interessiert, ist Zeichnen und Malen. Bevor er sich an der Akademie der Schönen Künste in Zagreb einschreibt, verbringt er kurze Zeit in Wien und knüpft Kontakte zu jungen Künstlern aus der Theater- und Literaturszene. In Wien sieht er auch erstmals Werke von Klimt und Schiele. Die französischen Spätimpressionisten beeindrucken ihn später auf einer Pragreise. Dabei erinnert er sich in der Rückschau weniger an bestimmte Werke oder Künstler als vielmehr an das intellektuelle Flair dieser Stadt.

1930–1935

Music studiert an der Akademie der Schönen Künste in Zagreb. Die Lehrsprache ist Serbokroatisch. Sein Lehrer Ljuba Babic ist ein Schüler des Münchner Malerfürsten Franz von Stuck. Die Akademie orientiert sich am Spätimpressionismus, doch Babic toleriert auch andere Stile. Seine kunstpädagogischen Fähigkeiten sind überliefert, vor allem aber ist er ein anerkannter kroatischer Maler, der sein Land oft auf der Biennale in Venedig vertritt. Babics enge Freundschaft zu dem venezianischen Künstler Guido Cadorin wird für Zoran schicksalhaft: er wird später dessen Tochter Ida heiraten. Zuerst ermutigt Babic seinen Schüler, nicht wie sein Vater den Brotberuf des Lehrers zu ergreifen, sondern als unabhängiger Künstler zu leben. Während der Ferien beginnt Music, auf den dalmatinischen Inseln zu zeichnen.

1935
Im Anschluß an sein Studium folgt Music den Anregungen seines Lehrer Babic und besucht Spanien. Goya, Velazquez und El Greco galten ihm als mythische Gestalten. Ihre Werke im Prado kopiert Music während seines einjährigen Spanienaufenthaltes mit unermüdlichem Eifer. Diese selbstauferlegten Exerzitien erstaunen besonders, da er während seiner Ausbildung immer nur am Modell arbeitete und nie Alte Meister kopieren mußte. Besonders beeeindrucken ihn die »Schwarzen Malereien« Goyas.

1936–1940
Im April 1936, also noch vor Beginn des Bürgerkriegs, verläßt Music Spanien. Anschließend verbringt er längere Zeit auf der Insel Curzola in Dalmatien. Die Karst-Landschaft prägt fortan seine Malerei: *Eine nackte, fast wüstenartige Landschaft. Versteinert, könnte man sagen, wo zuweilen zwischen den Mäuerchen eine winzige Oase aus roter Erde mit einem Weinberg oder lila Lavendelbüschen erblüht.*

Die Bilder sind Ergebnisse der von Music gelebten Fusion östlicher und westlicher Sichtweisen. Sie zeigen erstmals die für Musics Oeuvre so typischen Motive: Pferdeherden, Boote und Kircheninnenräume. Was ihn nach seinen eigenen Worten immer und ausschließlich interessiert, ist das Skelett, die Struktur der natürlichen Gegebenheiten, das Essentielle, die absolute Einfachheit, die Erosion sowohl der Natur wie des Menschen.

1941–1942
Music stellt gemeinsam mit Babic und zwei weiteren ehemaligen Schülern von Babic, Stupica und Simunovic, in Zagreb aus.

In Ljubljana nimmt er 1942 gemeinsam mit der »Gruppe der Unabhängigen« an Gemeinschaftsausstellungen im Jacopic-Pavillon teil. Italien besetzt Dalmatien und Slowenien, und Music kehrt als Gast seiner Vettern nach Gorizia zurück. Zusammen mit dem Triestiner Maler Cernigoi führt er in Kirchen nahe Tolmino und Caporetto Wandmalereien aus.

1943
Zum ersten Mal kommt Music für einige Wochen nach Venedig. Venedig wird wegen seines architektonischen Erbes von den Bomben verschont, deshalb ist die Stadt während des Krieges besonders lebendig, denn hier treffen sich Künstler und Intellektuelle aus ganz Italien. Er lernt in Venedig Guido Cadorin kennen, über den Babic ihm so viel erzählt hatte. Cadorin muß sich vor der Gestapo hüten, da er einem führenden Mitglied der Resistenza Unterschlupf gewährt. Music stellt in Roberto Nonveillers Piccola Galleria dalmatinische und venezianische Motive aus, zu dem begleitenden Führer schreibt de Pisis eine Einleitung: Die Öffentlichkeit beginnt, Music Beachtung zu schenken. Er selbst sieht rückblickend diese Ausstellung als Abschluß einer Zeit des Lernens und der Unsicherheit. *Um zu meiner wahren Malerei zu gelangen, mußte ich die entsetzliche Erfahrung von Dachau machen, die meine Art zu sein und zu leben, grundsätzlich geändert hat.*

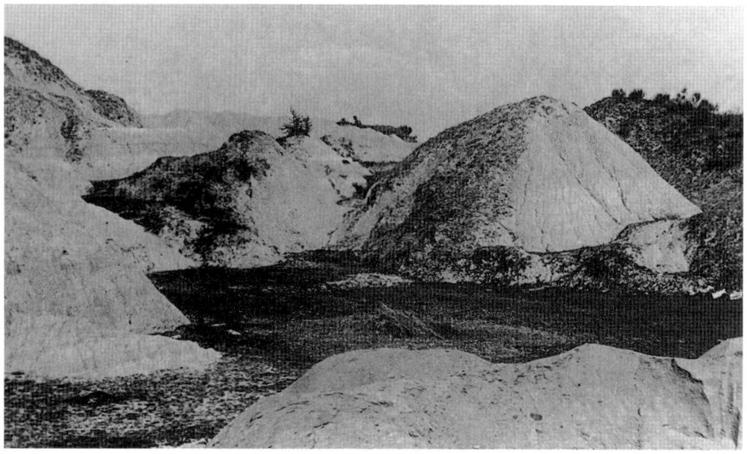

Heute urteilt er sehr streng mit sich: *Alles, was ich vor Dachau gemacht habe, war anonyme Malerei. Ich war nichts als ein junger Mann, den es amüsierte, in der Welt herumzulaufen. Ich mußte erst etwas Starkes erleben.*

Über die Judenverfolgungen war man in Italien informiert und auch Music wußte, daß einigen seiner jüdischen Freunde die Emigration geglückt war, daß andere deportiert worden waren. Als Pazifist entzieht sich Music dem Militärdienst in der italienischen Armee.

1944

Am 1. Oktober wird Music in Venedig von der Gestapo verhaftet und nach Triest gebracht, wo er vier Wochen kauernd in einer überschwemmten Kellerzelle zubringen muß. Zu essen gibt es nur, was die Offiziere übriggelassen haben. Danach wird er in das ordentliche Gefängnis von Triest verlegt, dort klagt ihn die SS der Freundschaft und Kollaboration mit antideutschen Kreisen an. Music wird verhört und gefoltert. Vor die Wahl gestellt, in die von der SS ausgehobenen, ihr assoziierten istrischen Sondereinheiten einzutreten oder »zum Arbeiten« nach Deutschland zu gehen, entscheidet sich Music für die Internierung. Damit wählt er freiwillig den Weg in das Konzentrationslager Dachau.

Es ist vier Uhr früh. Noch dunkel. Unter dem Nieselregen bewegen wir uns in einer schlangengleichen Kolonne zum Bahnhof. Gebeugte Schatten von etwa hundert Menschen, die von den Gewehren der SS in Schach gehalten werden. Hinter den alten Lagerhallen erwarten uns die Viehwagen. Nachdem wir eingeschlossen worden sind, beginnen wir, unerträglich langsam und unter plötzlichen Stößen, die lange Reise. Nach zwei Tagen und zwei Nächten gelangen wir nach Dachau.

Langer Halt in Görz. Es gelingt mir, die Aufmerksamkeit einer Frau auf mich zu lenken, die die Gleise überquert. Ich übergebe ihr einen Zettel mit der Adresse meiner hiesigen Tante und bitte sie, die Meinen davon zu unterrichten, daß ich hier gewesen bin und wohin ich fahren muß. Am Abend befinden wir uns wahrscheinlich irgendwo in der Nähe von Udine. Der SS-Hauptmann droht, er wolle zwei von uns für jeden töten, der während der Nacht flieht.

Morgen in Villach. Auf denselben Gleisen war ich vor dreißig Jahren als kleiner Junge auf der Flucht in die Steiermark meiner Mutter weggelaufen. Nichts hat sich verändert, nur überquere ich diesmal die Gleise in Reih und Glied. Küche im Freien für diese Art von Reisenden. Nach 48 Stunden die erste Ration. Mit dem Mädchen, das die Suppe mit einem großen Schöpflöffel austeilt, spreche ich slowenisch. Sie antwortet mir komplizenhaft und tut mir die doppelte Portion auf. In Salzburg am Abend. Wir stehen auf einem toten Gleis und befinden uns direkt unter den alliierten Bomben. Schreie und verzweifeltes Schlagen an die Wände der Waggons, Bombenexplosionen und Kanonen der Luftabwehr bilden zusammen einen infernalischen Lärm. In tiefer Nacht erreichen wir Dachau. Am Eingang empfängt uns das Gitterportal mit den eisernen Buchstaben in der Mitte: »Arbeit macht frei«.

Music wird Ende November als Häftling Nr.128231 registriert.

1944–1945

Heute noch begleiten mich die Augen der Sterbenden, Hunderte von Blicken, stählernen Funken gleich, sie folgten mir, während ich mir einen Weg über ihre Körper hinweg bahnte: glänzende Augen, die still denjenigen um Hilfe baten, der noch gehen konnte. Es waren die letzten Wochen des Konzentrationslagers, und diese Sterbenden waren übriggeblieben. Zu Fuß waren sie von weiter entfernten Lagern evakuiert worden. Es waren die, die sich bis hierher geschleppt hatten und nicht am Straßenrand gestorben waren. Gegen Abend wurden die Sterbenden und die, die man bereits für tot hielt, zusammengelegt wie Holzscheite, wie für einen Scheiterhaufen, fast turmhoch. Ein halluzinatorischer Turm, der sich bewegte und stöhnte. Doch dieses Stöhnen war vielleicht ihr letzter Schrei?

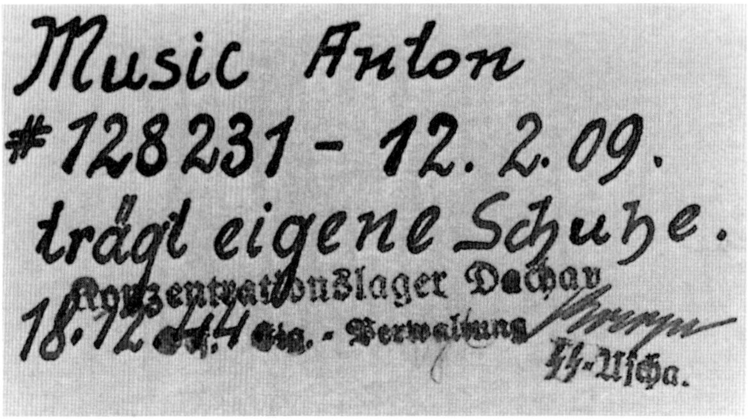
Music Anton
#128231 - 12.2.09.
trägt eigene Schuhe.
18.12.44
SS-Uscha.

In der Nacht hatte es geschneit – wir hatten März –, am nächsten Morgen bewegte sich der Turm nicht mehr.

Man lebte in einer Welt jenseits aller Vorstellungen. Eine absurde, eine irreale Welt; auf einem anderen Planeten wahrscheinlich. Mit sonderbaren Regeln, einer genauen Ordnung, grausam, an der Grenze des Vorstellbaren. Jeder, der auch nur die geringste Macht besaß, so klein sie auch sein mochte, konnte einen wie einen Wurm zertreten. Und man akzeptierte diese Wirklichkeit so, als wenn es keine andere Ordnung gäbe. Das ging so weit, daß man die Außenwelt fürchtete, der man außerhalb des Lagers begegnen konnte. Diese Welt war womöglich noch feindseliger.

Das wurde uns deutlich durch diejenigen, die zurückkamen, sobald sie wieder eingefangen worden waren...

Ich dachte nicht mehr in den Kategorien des gewöhnlichen Lebens. In apathischer Wartehaltung lebte ich in einer Landschaft der Toten, der Sterbenden.

Am Tage waren wir in Quarantäne und durften nicht drinnen bleiben. Wir wateten im Schlamm, der Kälte ausgeliefert... Überall aufgeschichtete Leichen. Mittags Suppe; ein Skelett, noch stehend, sein Kochgeschirr umklammernd, sucht eine Ecke, wo es seine Suppe herunterschlingen kann. Es entdeckt einen freien Platz, auf dem Kopf einer Leiche. Es setzt sich darauf, um die Flüssigkeit in sich hineinzulöffeln, die kaum nahrhaft, dafür aber wenigstens heiß ist. Unwichtig der Ort, an dem es sich niedergelassen hat, an dem es seine Brotkruste ablegt, die nur aus Sägespänen und Kartoffeln besteht.

Angelehnt an die Mauer, zusammengedrängt wie Schafe, der eine an den anderen, um es ein wenig wärmer zu haben, schwanken wir in einem langsamen Rhythmus: eine Bewegung nach links, eine nach rechts, murmeln wir rhythmisch ein trauriges, monotones Lied. Beim Wecken zählst du die Toten um dich herum: einer...zwei...drei...oben... unten...nebenan. In dem Raum, in dem wir uns wuschen, weitere Leichen, gestapelt längs der Wände, denn es war unmöglich, sie alle sofort zu verbrennen. Den Winter hindurch, ganz steif, wie erstarrt, leisten sie einem Gesellschaft. Geschichtet. Einmal stehen die Köpfen nach vorn heraus, einmal die Füße. Mein Gehirn arbeitet auf eine neue Art. Kaum mehr ein Platz für eine wie auch immer geartete Logik. Kein Gefühl des Mitleids angesichts dieser Toten. Sie sind Objekte; morgen werden wir an ihrer Stelle sein.

Dieses Leben mit den Toten entdramatisiert den Kontakt; alles wird normal. Ein Alltagsleben, in dem sich, wie in einem Nebel, Schatten und Phantome bewegen. Ich bewege mich wie ein Nachtwandler, wie ein Sklave, ein Automat, und akzeptiere das irreale Theater, die totale Absurdität wie etwas Unausweichliches. Dein Gehirn ist verwirrt; bei der Selektion stellt man dich auf die linke Seite – der Ofen – oder auf die rechte – das Leben dauert noch einige Tage oder Wochen. Aber du registrierst nicht mehr, ob du dich links oder rechts befindest, und das ist auch gar nicht mehr wichtig für dich...

Während der letzten Wochen vor der Befreiung, als sich die Aufsicht bereits gelockert hat, gelingt es Music, zu zeichnen. Das Material, Papier und Tinte, die er mit Wasser streckt, damit sein »Diebstahl« nicht auffällt, beschafft er sich im Büro der Architekten, gleichfalls Deportierten. Er schreibt: *Ich beginne verhalten zu zeichnen. Ein Mittel vielleicht, um mich zu befreien. Das ist wahrscheinlich meine Rettung. In dieser Gefahr werde ich vielleicht so einen Grund haben, um zu widerstehen. Ich versuche zuerst heimlich, in einer Ecke, Dinge zu zeichnen, die ich auf dem Weg zum Werk gesehen habe: die Ankunft eines Konvois, der Viehwaggon ist geöffnet, Leichen hängen heraus. Die Fahrt hat einen Monat gedauert, vielleicht mehr, ohne Nahrung, ohne Wasser, alles hermetisch abgeriegelt. Einige Überlebende sind verrückt geworden, sie brüllen, ungeheuerlich sind ihre Augen. All das in einem unbeschreiblichen Gestank von Fäulnis und Dreck. Später zeichne ich auch im Lager. Die Tage vergehen… Rasch werde ich von einer unglaublichen, haltlosen Zeichenmanie ergriffen… Ich zeichne wie in Trance. In einer morbiden Weise bleibe ich an dem Stückchen Papier hängen. Ich bin wie geblendet durch die unwirkliche Größe dieses Lagers voller Leichen. Aus der Ferne erscheinen sie mir wie Flächen weißen Schnees, wie silberne Reflexe auf den Bergen. Oder auch vergleichbar den weißen Möwen, die auf der Lagune sitzen, angesichts des schwarzen Hintergrundes eines von ferne nahenden Gewitters.*

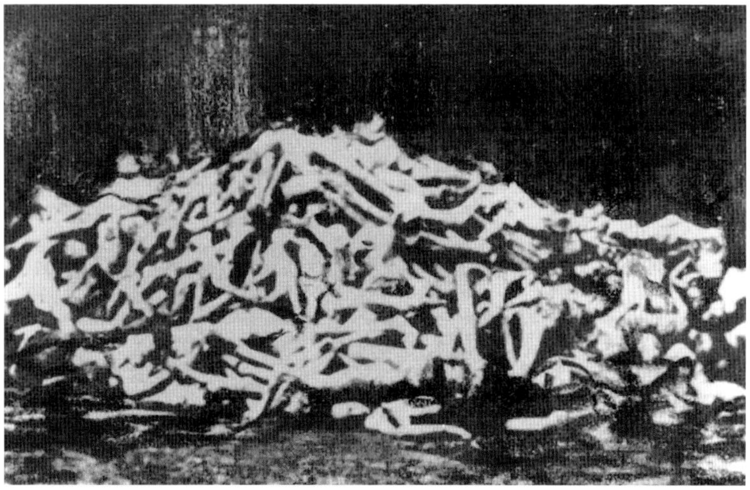

Music erkrankt an einer schweren Angina. Ein Freund, der als Krankenpfleger arbeitet, läßt ihn in den Raum des Krankenreviers, wo die von Flecktyphus Befallenen liegen, die in rasender Geschwindigkeit sterben. Die SS-Aufseher fürchten die Ansteckung und halten sich daher vom Krankenrevier fern.

Ein innerer Zwang drängt mich, alles, aber auch jedes kleinste Detail zu zeichnen. Während ich zeichnete, klammerte ich mich an tausende von Einzelheiten. Welche tragische Eleganz dieser fragilen Körper. Ganz präzise Details: diese Hände, diese dünnen Finger, die Füße, die halboffenen Münder im äußersten Versuch, noch etwas Luft zu schnappen. Und die Knochen. Überzogen mit einer weißen Haut, die ein wenig blau angelaufen ist.

Welche Mühe, damit ich nicht diese zarten Formen verrate, ich muß dahin gelangen, sie genauso kostbar wiederzugeben, wie sie mir erschienen waren, auf das Wesentliche reduziert!

Ich war in einem fieberhaften Zustand und verspürte das unwiderstehliche Bedürfnis zu zeichnen, damit mir diese grandiose und tragische Schönheit nicht entging. Ich lebte nur für diesen Tag. Morgen würde es zu spät sein. Das Leben, der Tod – für mich hing alles an diesen Papierblättern. Doch diese Zeichnungen – wird man sie jemals sehen? Werde ich sie zeigen können? Werde ich lebend hier herauskommen? Wir wußten, es war beschlossen, das Lager durch Sprengstoff zu vernichten, mit uns darinnen, sobald der Rückzug der Lager-SS begönne.

Ich fragte mich: warum bin ich hier? Hat das einen Sinn, ein Ziel, mich all das leben zu lassen? So wäre dieses unsinnige Universum ein Purgatorium? Und wird es mich dahin führen, die Wahrheit zu entdecken? Selbst auf das Wesentliche reduziert, werde ich am Ende begreifen, wie sehr alles, was ich bis zu diesem Augenblick erlebt habe, nutzlos war?

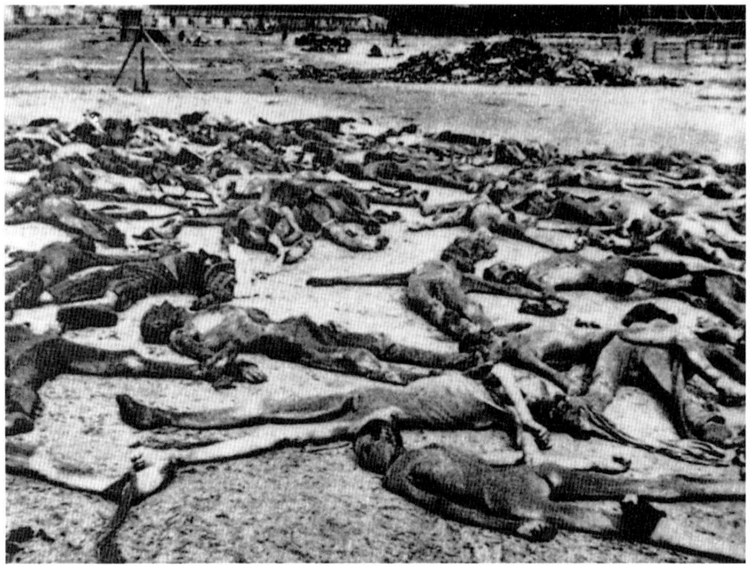

Ich lernte, die Dinge anders zu sehen. Auch in meiner Malerei, später, haben sich die Dinge nicht radikal verändert. Es war nichts als eine Reaktion auf den Horror, der mich die Glückseligkeit der Kindheit wiederentdecken ließ. Kleine Pferde, dalmatinische Landschaften, dalmatinische Frauen – es gab sie auch vorher. Nachher jedoch war es mir gegeben, sie anders zu sehen. Nach dem Anblick dieser von allen äußeren Markierungen, allem Überflüssigen entkleideten Kadaver, die von den Masken jeglicher Heuchelei und von allen Unterschieden befreit sind, mit denen sich die Menschen und die Gesellschaft schmücken, denke ich, habe ich die schreckliche und tragische Wahrheit entdeckt, die ich erfassen sollte. Ich denke, ich habe die Wahrheit begriffen. Die tragische und schreckliche Wahrheit, die ich mit eigener Hand habe berühren müssen.

Die dalmatinischen Landschaften sind zurückgekehrt, aber sie haben alles verloren, was an ihnen zu viel und zu anbiedernd war. Es kamen die Landschaften um Siena hinzu – nackte Kadaver, durch die Unbilden des Wetters gequält. Diese große Lektion war mir nützlich, zumindest für die Malerei.

1945–1946

Ende April 1945 wird Dachau von den Amerikanern befreit. Von seinen rund 200 in Dachau entstandenen Zeichnungen kann Music knapp 35 retten. Erschöpft und ausgezehrt kehrt er zuerst nach Venedig, dann nach Görz zurück.

Er lebt, alles ist schön, es ist phantastisch, ein freier Mensch zu sein. Spontan beginnt er wieder zu malen. Er sieht Guido Cadorin und seine Familie wieder. Freundschaft und Unterstützung werden ihm angeboten: Ida Barbarigo-Cadorin, Guidos Tochter und Studentin an der Akademie der Schönen Künste, stellt ihm ihr Atelier zur Verfügung.

1946

Music verbringt einige Monate in Cadola (Ponte nelle Alpi), wo Cadorin in der Pfarrkirche große Fresken malen soll und ihn zugezogen hat. Nach Venedig zurückgekehrt, beginnt Music seine Serie von Aquarellen von den Zattere und San Marco:

Endlich das große Licht, endlich die Sonne, ein unendlicher Himmel bis zum niedrigen Horizont der Lagune, all das gehört mir, hier kann ich frei atmen.

Mit welcher Kraft würde ich diese Luft tief in mich hineinatmen müssen, um all das an Luft aufzunehmen, was mir so lange gefehlt hat? Ist es wirklich wahr, daß niemand mich überwacht? Ist es Wirklichkeit, daß es mir frei steht, Aquarelle von den Zattere zu malen? Ist es wahr, daß ich sie nicht zu verstecken brauche, sie vierfach zusammenfalten oder in Stücke schneiden muß? In diesem ungeheuren Licht entdecke ich mit einem Mal das Gold von San Marco.

Ich habe den Eindruck, daß sich etwas vor mir enthüllt, etwas, das tief in meiner frühesten Erinnerung verborgen war. Erinnerungen an meine vergessene Kindheit, an Ikonen, an vergoldete, mit Perlen behängte Bilder…

Etwas Vertrautes wachte in mir auf und zog mich alle Tage nach San Marco. Ich hatte den Eindruck, bereits ein anderes Leben inmitten der Arabesken des Orients gelebt zu haben. An den Zattere verlebte ich ganz besonders glückliche Tage. Wenn doch diese Aquarelle die ersten Tropfen einer ganzen Quelle wären!

1947–1948

Pospisil, der Besitzer des Palastes Sagredo in Venedig, überläßt Music die beiden berühmten, mit Stuckvögeln dekorierten Mansarden zur Ausmalung. Das Marcello-Konservatorium im Palazzo Pisani bei San Stefano bietet ihm im folgenden Jahr ein Atelier im Dachgeschoß an. Vom Fenster aus sieht man über ganz Venedig. Die Mauern und Balken eines kleinen Dachbodenraums über den Treppen überzieht er mit dalmatinischen Motiven. Diese auf Kalk gemalten Temperamalereien werden später abgenommen und auf einzelne Platten aufgezogen.

1948

Music stellt zum ersten Mal auf der Biennale (der ersten nach dem Krieg) in Venedig aus, er zeigt *Dalmatinische Motive* und eine *Umbrische Landschaft.* Der Malerkollege Massimo Campigli macht ihn mit den bedeutenden Sammlern Salomé und Eric Estorick bekannt, der Beginn einer langen und treuen Freundschaft ist markiert.

Music empfängt im Atelier des Palazzo Pisani eine Reihe illustrer Besucher: Kokoschka kommt immer, wenn er in Venedig weilt. Alix de Rothschild wird seine erste französische Sammlerin. Marc Tobey und sein Galerist A. Sellinger aus Seattle sowie die amerikanische Schriftstellerin Carson McCullers kaufen einige Bilder. Der arrivierte Malerfreund Massimo Campigli und seine Frau, die Bildhauerin Giuditta, ermutigen ihn, in den Pferdemotiven und den Sienesichen Hügeln die Grundlage seiner zukünftigen Arbeit zu erkennen.

Auf seinen Reisen nach Rom fasziniert Music die Landschaft rund um Siena. Im Zug wirft er rasche Skizzen aufs Papier, aus denen die Folge *Sienesische Landschaften* entsteht: *Plötzlich zogen Hügel vorbei, die an Skeletthaufen gemahnten. Entblößte Knochen, nackte Flanken, die von der Sonne verbrannt oder vom Regen abgewaschen worden sind. Ich meinte, vor mir eine ewige Landschaft vorbeiziehen zu sehen, eine Erde, die der Zeit und der Geschichte Widerstand geleistet hat. Eine Erde, welche die Schritte des Menschen auslöscht, welche sich nicht verändern läßt und die ihre Struktur entblößt, als wollte sie zeigen, daß das Wesentliche sich unter der Haut befindet und nicht an der Oberfläche, die sich nach der Laune jedes Augenblicks verändert.*

Diese runden, von den »calanchi« gezeichneten Hügel – jene tiefen Furchen, die das Wasser aus dem Ton gewaschen hat – zogen schnell am Fenster vorbei. Eine Landschaft fast ohne jegliche Vegetation. Wenige Sträucher folgen einander in einem bestimmten Rhythmus auf den Hügelkuppen. Manchmal ist diese Landschaft vom Menschen korrigiert: Jene an bestimmten Stellen gepflanzten dünnen Bäumchen scheinen Ornamente in die Landschaft zu zeichnen. Vom ersten Augenblick an war ich von diesem grau-weißen Land beeindruckt. Es schien mir, als ob hier die Zeit stillstehen würde. Diese oft sehr kleinen

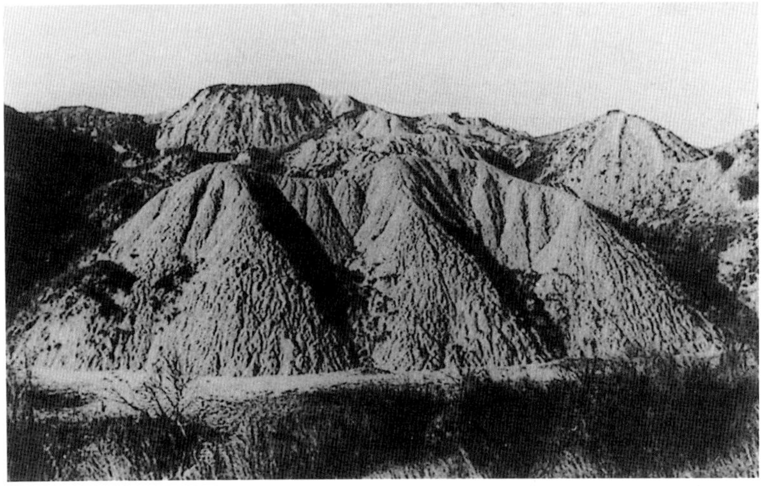

Zeichnungen brauchte ich, um die Bildkomposition festzulegen, indem ich ein bestimmtes Gleichgewicht festhielt. Von Anfang an habe ich bemerkt, daß ich dazu neige, das Bild zu stilisieren; alles mußte flach sein und auf einer Ebene liegen, niemals wurde in die Tiefe gegangen. Diese Vision ist mir geblieben, vielleicht aufgrund der Bewunderung, die ich schon immer für die byzantinischen Mosaike hegte.

Music verlobt sich mit Ida Barbarigo-Cadorin und kehrt, um seine Papiere für die Heirat zu besorgen, nach Gorizia zurück.

Außerdem reist er immer wieder in die Schweiz; in Zürich entstehen seine ersten Lithographien für die Verlage Arta, Wolfensberger und die Guilde de la Gravure.

1949

Im September heiratet er Ida. Auch für sie ist die Malerei Zentrum des Lebens.

In Venedig führt Music seine ersten Radierungen aus und zieht sie eigenhändig auf den Pressen der Akademie ab.

1950

Music nimmt an der 25. Biennale in Venedig teil. Er erhält den Premio Gualino.

1951

Auf Initiative von Massimo Campigli und Gino Severini wird vom Pariser Centre d'Art Italien unter Ägide des Bürgermeisters von Cortina d'Ampezzo, Mario Rimoldi, selbst Sammler und Mäzen, der Prix de Paris organisiert. Der Preis besteht in einem monographischen Werk über den Gewinner und einer Einzelausstellung in der Galerie de France von Gildo Caputo in Paris. Er steht auch jungen italienischen Künstlern offen. Die Jury setzt sich ausschließlich aus französischen Kritikern und Künstlern zusammen: Jacques Villon, Jean Bouret, Ossip Zadkine, Marcel Arland, André Chastel und Frank Elgar. Der Preis für Malerei geht an Zoran Music und Antonio Corpora, jener für Bildhauerei an Marcello Mascherini.

Mario Rimoldi macht Cortina d'Ampezzo zu einem Treffpunkt der Maler und Intellektuellen. Stellvertretend für viele seien Campigli, Sironi und de Pisis genannt.

1952

Musics erste Pariser Ausstellung (gemeinsam mit Antonio Corpora), in der Galerie de France, wird von Gildo Caputo und Myriam Prevot organisiert. Der Text der Monographie über Music, herausgegeben vom Centre d'art italien in Paris, stammt von Jean Bouret, dessen Freundschaft und Unterstützung lebenslang sehr wichtig für Music sein werden. Die Ausstellung wird zum Wendepunkt seiner Karriere. Die Galerie bietet dem Maler einen Vertrag an, der ihm erlaubt, sich in Paris niederzulassen. Music findet in Paris, das sich der abstrakten Malerei verschrieben hat, ohne selbst abstrakt zu malen, neue künstlerische Inspiration.

1953
Music läßt sich in Paris nieder, ohne jedoch sein venezianisches Domizil aufzugeben: er pendelt bis heute zwischen Paris und Venedig. In Paris bewohnt er das Studio, das früher Chaim Soutine innehatte: 16 rue St. Gotthard, am Montparnasse. Sein Freund, der Photograph Brassaï, überläßt es ihm.

Auch in Venedig wechselt er das Atelier, er malt jetzt in der Nähe der Accademia.

Er hat eine erste Ausstellung in der Cadby Birch Galerie in New York. Patti Birch hatte in Mailand und Venedig italienische Bilder für amerikanische Museen und ihre Galerie angekauft.

1955
Music beginnt im Atelier Lacourière am Montmartre in Paris mit dem Radieren und erobert sich damit eine Technik, die seine gesamte künstlerische Entwicklung begleitet. Seine Radierungen werden unter anderem von Nesto Jacometti herausgegeben, seine Gravuren von Klippenstein, der Guilde de la Gravure, Rolf Schmücking, der Kestner-Gesellschaft, der Manus Presse und vielen anderen. Auf die Documenta 1 in Kassel schickt Music vier Bilder. Er nimmt an der Quadriennale in Rom teil. In London trifft er einen der wichtigsten Kunstkritiker, Denys Sutton, der seine Werke bereits auf der Biennale gesehen hatte.

In den nächsten vier Jahren arbeitet Music an den *Vorüberziehenden Pferden,* malt mit zarten, fast freskoartig anmutenden Farben, die den melancholischen Hauch der byzantinischen Malerei tragen und weit entfernt von den informellen oder abstrakt-expressionistischen Neuheiten sind.

Wie schwer es doch ist, in diesem Ozean der abstrakten Malerei das Steuer zu halten. Ich fühlte mich ganz klein und schwach, kraftlos: Umgeben von gigantischen Maler- und Kritikernamen, allmächtigen Kunstrichtern, die die Strömungen bestimmten. Ich war in Paris mit meinem bescheidenen Gepäck der »Dalmatinischen Pferde« angekommen und fühlte mich überflüssig, schämte mich beinahe, meine »Vorüberziehenden Pferde«, die wider den Strom liefen, beim Salon de Mai, wo sie ausgestellt wurden, herzuzeigen. Ich gehörte zu den Malern einer Galerie, wo ich der einzige war, der sich gegen den Strom bewegte.

Der venezianische Kritiker und Professor für Kunstgeschichte, Giuseppe Mazzariol, schreibt später über die Anfänge in Paris: »Diese Jahre sind wahrscheinlich die allereinsamsten gewesen, die Music nach dem Krieg erlebt hat. Es sind schwierige Jahre für ihn, denn der äußere Konsens, der sein Werk begleitet, entspricht nicht seiner inneren Überzeugung, er müsse seine Kunst rein aus konkretem Material entwickeln, nur einige wenige Adjektive benutzen, die zur Bestimmung seines inneren Pulses unbedingt notwendig sind. Eine Art von Dichotomie, von Losgelöstheit zwischen einem Werk und dem nächsten. Oder besser: zwischen einem Werk und dem Plan, am nächsten Tag wieder zu malen.

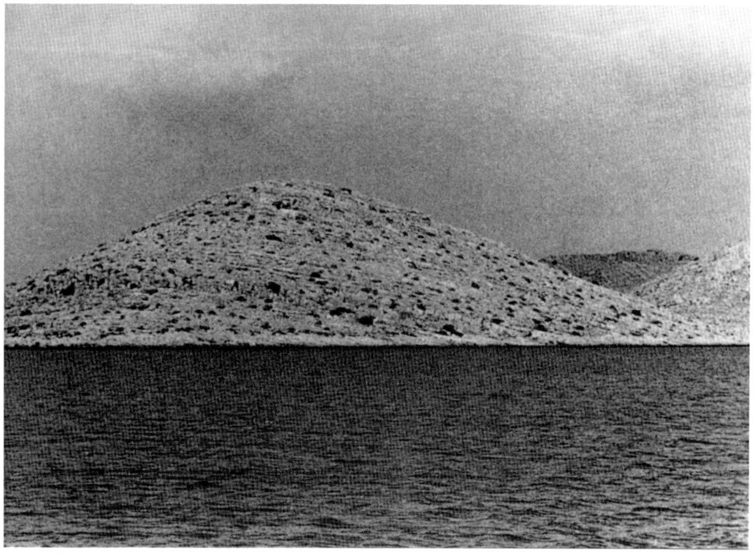

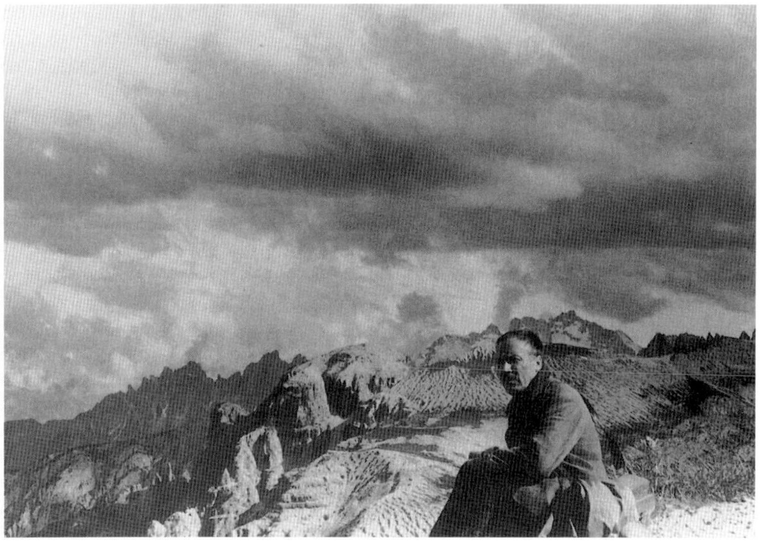

Nichtsdestotrotz, jenseits dieser intellektuellen und psychologischen Probleme, die diese Phase im Schaffen des Künstlers bestimmen, bestehen die Werke dieser Zeit, auf deren poetischen Wert wir hinweisen, vor allem aufgrund des Anspruchs ihres Schöpfers, trotz allem den Dialog zwischen dem Bild und der Realität der Erinnerung, die durch die Mittel der Malerei dargestellt werden soll, aufzunehmen. Heute, zwanzig Jahre danach, ist es uns nicht schwer, die innere Kohärenz dessen zu begreifen, was Music uns hatte sagen wollen, indem er unterschiedliche Erfahrungen bewahrte.«

1956
Music erhält den Großen Preis für Graphik auf der 28. Biennale in Venedig. Zum ersten Mal seit dem Krieg fährt Music nach Dalmatien. Von nun an wird er regelmäßig in seiner Heimat malen. Bis 1960 entsteht eine Reihe von großformatigen Bildern mit den Titeln: *Dalmatinisches Land, Dalmatinische Landschaften, Byzantinische Folge, Leere Landschaft.* Music nimmt an der Kasseler Documenta teil.

1957
Music erhält den Großen Preis auf der 2. Graphik-Biennale in Ljubljana. Wieder hält er sich im Sommer zum Zeichnen in Dalmatien auf. Jean Grenier veröffentlicht seinen ersten Essay über Music in der Edition XXe Siècle, Paris.

1958
Music stellt in der Pariser Galerie de France *Dalmatinische Landschaften* aus. Er nimmt am Salon des Réalités nouvelles sowie am Salon de Mai in Paris teil. Er konzentriert sich auf das Studium verschiedener Gravurmethoden, um auf die Forderungen der Minimalisten zu reagieren und versucht dabei, mit so wenigen Nadelstrichen wie möglich auszukommen, kaum ritzt er die Platten:

Alle meine Arbeiten umkreisen ein Thema: Die Wüstenlandschaft des Lebens.

1959
In Paris wechselt Music das Atelier und bezieht das vormalige Atelier des Malers Léon Cischia in der Rue des Vignes.

1960
Auf der 30. Biennale von Venedig erhält Music den Unesco-Preis, er zeigt in einer Einzelausstellung elf Landschaften aus den Jahren 1955–60.

1961
Music beginnt, in Cortina zu zeichnen, wo er von nun an regelmäßig den Sommer verbringen wird. Der Beginn der Cortina-Serie von Buntstiftzeichnungen ist markiert. Er

lernt dort den bekannten Sammler Allaria kennen. Einzelausstellungen finden in Zürich, Locarno, London (Gallery One), Düren, Wuppertal und Tokio statt. Bruno Lorenzelli, der große Mailänder Kunsthändler für alte und moderne Kunst, erwirbt 32 Werke von Music. Er nimmt mit zahlreichen Arbeiten an einer Wanderausstellung der Biennale-Preisträger 1960 durch verschiedene Städte der USA teil.

1962
Im Saarlandmuseum in Saarbrücken findet eine Einzelausstellung statt; im Städtischen Museum Braunschweig wird eine umfassende Retrospektive seines gesamten graphischen Werks gezeigt. Rolf Schmücking gibt den Catalogue Raisonné der graphischen Werke 1947–1962 heraus.

1963
Der Galerist Ugo Meneghini in Venedig beginnt seine Zusammenarbeit mit Music.

Während des Sommers malt Music in Dalmatien und in Cortina.

Das Basler Kunstmuseum erwirbt 26 Zeichnungen, darunter zehn 1945 in Dachau entstandene. Später, anläßlich einer Ausstellung mit Zeichnungen aus den Beständen der Basler Kunsthalle, schreibt Jean Clair in der Nouvelle Revue Française: »Es war, als hätte ich durch Zufall die Tür eines Hauses geöffnet, das mir bisher vertraut vorgekommen war, und plötzlich ein strenges Geheimnis entdeckt. War es möglich, daß die Heiterkeit und Sanftmut dieses Werks, die ich für eine Gabe der Natur hielt, in Wahrheit mit soviel Leid und so vielen Greueln erkauft werden mußten?«

1964
Eine Ausstellung von 61 Stichen und Zeichnungen Musics findet im Kupferstichkabinett Basel statt. In der Kunsthalle Baden-Baden wird Malerei und Graphik Musics aus den Jahren 1961–1964 gezeigt.

1965
Die Overbeck Gesellschaft in Lübeck eröffnet im Dezember eine Ausstellung von Druckgraphik und Gouachen. Music beteiligt sich an der Gemeinschaftsausstellung »Arte e resistenza«, die durch verschiedene italienische Städte wandert.

1966–1967
Eine große Retrospektive wird 1966 im Städtischen Museum Trier eröffnet und wandert im selben Jahr in die Neue Galerie des Landesmuseums Johanneum in Graz. Weitere Stationen sind: das Moderne Museum in Ljubljana, die Kunsthalle Düsseldorf und die Nürnberger Kunsthalle.

1968
Exkursionen in die Apenninen bei Bologna führen zu einer neuen Serie von Landschaftszeichnungen, *Censimento Apenninico.*

1969
Music erhält den Moretti d'Oro-Preis in Udine.

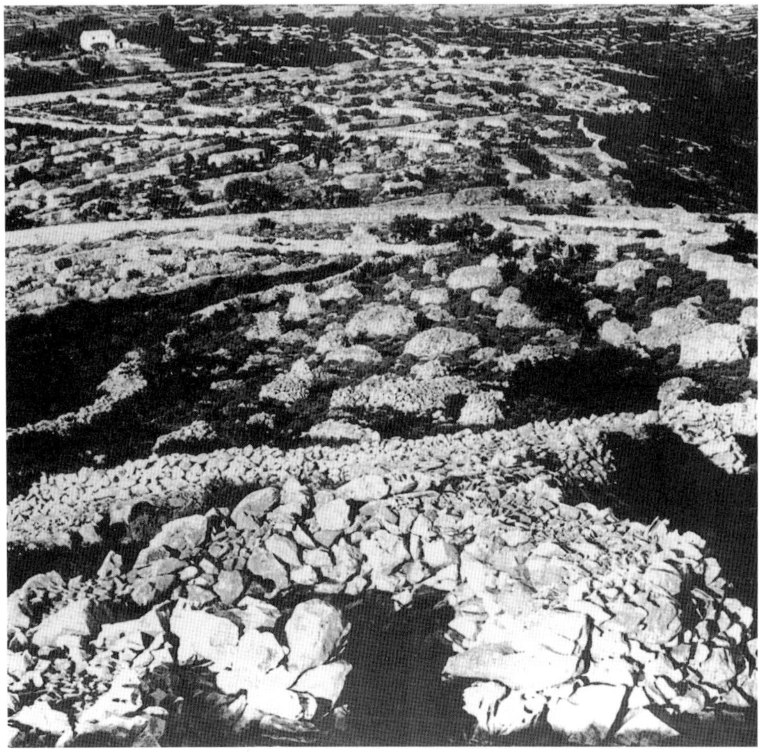

1970

Music beginnt, an der Serie von Zeichnungen, Graphiken und Ölbildern mit dem Titel *Nous ne sommes pas les derniers* (»Wir sind nicht die Letzten«) zu arbeiten. Dieser Zyklus wird erst 1988 ganz abgeschlossen sein. Mit den Worten *Wir sind die Letzten* war von den Häftlingen in Dachau die Hoffnung ausgesprochen worden, daß ein derartiges Inferno nie wieder stattfinden würde. Nach Ende des Krieges würde es eine bessere Welt, eine Welt ohne Barbarei geben. Doch die Realität war eine andere: *Und ich erkannte, daß das, was wir in jenen Tagen gehofft hatten, nicht wahr wurde: die Wahrheit ist, daß wir nicht die Letzten waren.*

Für den Katalog der Galerie de France, die diese in Musics Werk zentralen Bilder zum ersten Mal zeigt, schreibt William Sandberg das Vorwort in Gedichtform.

Im selben Jahr erscheint in der Reihe *Musée de Poche* eine Monographie über Music mit einem Text von Jean Grenier: »Das große Hemmnis, dem sich Music im Laufe seines Werdegangs stellen mußte, ein Hemmnis, das für ihn zum Sprungbrett wurde, war die Verschiedenartigkeit seiner Ursprünge und demzufolge seiner Neigungen. Die meisten Künstler werden geboren und entwickeln sich im Schoße einer homogenen Zivilisation, so die Flamen oder die Holländer, oder aber sie gehen nach Italien, um eine Bestätigung ihres Geschmacks zu erhalten und an eine etablierte Tradition anzuknüpfen: Poussin geht nach Rom und bewegt sich von Licht zu Licht. Er jedoch, Music, war am Kreuzungspunkt verschiedener Zivilisationen geboren: der slawischen, der germanischen und der lateinischen. Man darf den Einfluß dieser Faktoren allerdings nicht übertreiben und ihn in Determinismus verwandeln. Das ist zwar verführerisch – es verschafft die Illusion der Erklärung – ist als Konstruktion jedoch zerbrechlich. Es scheint, er verdankt der slawischen Zivilisation mehr als den anderen beiden...«

Music, dazu befragt, sieht das im Jahre 1996 anders und betont, daß er in Zentraleuropa geboren wurde, wo von jeher eine Fülle von Einflüssen die Menschen prägte. Das Atmosphärische sei für ihn weitaus wichtiger, als bestimmte, klar definierte Einflüsse.

Doch weiter Jean Grenier: »Die Begegnung von Orient und Okzident, von Byzanz und Rom, ist dennoch ein großes historisches Faktum, ohne das man eine Kunst wie die von Music nicht gut verstehen kann. Rom gibt der kolorierten Feenhaftigkeit, die von ganz woanders herkommt, eine Ordnung. Obwohl er das nicht sagt, wird deutlich, daß Music die weise Verzauberung der Mosaiken von Ravenna und Rom (in diesem Fall den paläochristlichen) empfangen hat, deren Erbe wiederum Venedig ist...

Welcher Art die Einflüsse auch seien und wie unterschiedlich, so kann ein Werk, das aus entgegengesetzten Himmelsrichtungen zusammengesetzt ist, statt durch diese Oppositionen vernichtet zu werden, daraus unerwarteten Reichtum ziehen und beispiellose Verführungskraft. Ebenso können die permanenten Ortswechsel eines Künstlers von einem Land in ein anderes ihm dabei helfen, sein Gravitätszentrum zu finden.«

1971

Die erweiterte Ausstellung *Wir sind nicht die Letzten* wird in der Neuen Staatsgalerie im Münchner Haus der Kunst wiederaufgenommen; dann geht sie nach Brüssel in den Palais des Beaux-Arts, ins Trierer Museum sowie ins Museo Civico nach Bologna. Zahlreiche Bilder dieses Zyklus werden von öffentlichen Sammlungen angekauft, vom Centre Georges Pompidou in Paris, vom Musée d'Art Moderne de la Ville de Paris und den staatlichen französischen Sammlungen. Andere Bilder gehen nach München, Jerusalem, Venedig, Kopenhagen und Oslo. Giuseppe Mazzariol schreibt später über diesen entscheidenden Bilderzyklus: »Man fragt sich, warum der Künstler fünfundzwanzig Jahre nach seinen Dachau-Zeichnungen auf das Thema der Leichen zurückgekommen ist. Music gibt die Antwort durch die Wahl des Titels der Serie. Damals schien es, daß sich die Schrecken von Dachau niemals wiederholen könnten, aber das Böse ist hartnäckiger als die Hoffnung. Jenseits solcher Motivationen, die bei einer ersten Lesart des Werkes Gültigkeit hat, gibt es eine andere, gewiß überzeugendere Antwort. Sie ist Teil der Ökonomie innerhalb der Entwicklung des poetischen Diskurses von Music im Laufe der Zeit. In Übereinstimmung mit dem Aufkommen einer bestimmten Ikonographie strebt er nach Vertiefung seiner Expressivität. Wollte man einen Vergleich zwischen den Blättern des Jahres 45 und den Zeichnungen und Ölbildern der siebziger Jahre ziehen, so wäre das, trotz enger Analogie und teilweise sogar malerischer Koinzidenz, absolut unangebracht, wenn nicht sogar sinnlos: Der Beweis dafür ist die gänzlich andere, weitaus schmerzhaftere und bittere Bedeutung, die das spätere Werk in sich trägt...«

1972–73

Zwischen 1972 und 1973 hält sich Music an der Côte d'Azur auf. Er sieht die Korkeichenwälder bei St. Tropez (Var, Foret des Maures), die sein ureigenes Thema vom Tod der Vegetation, vom Tod im Leben repräsentieren. Es entstehen die *Pflanzenmotive.* Zur Jahreswende 1972/73 widmet Jacques Lassaigne Music die erste große Retrospektive, die bis dahin je ein lebender Maler im Musée d'Art moderne de la Ville de Paris erhalten hat. Es ist zugleich Musics erste Ausstellung in einem Pariser Museum. Im Anschluß geht die Ausstellung in das Museo Español de Arte Contemporaneo in Madrid.

Eine Wanderausstellung führt durch drei skandinavische Länder. Stationen sind Stockholm, Kopenhagen, Hølstebrø, Oslo, Stavanger, Bergen und Trondhjem. Music erhält auf der Internationalen Ausstellung in Lugano den Preis für Druckgraphik sowie den Großen Preis der Biennale von Menton. Er nimmt an der Wanderausstellung »Panorama of French Contemporary Art« im Nahen Osten und Lateinamerika teil.

1974

Die Fondazione Querini Stampaglia widmet Music eine Einzelausstellung in Venedig.

Music zeichnet in den Dolomiten.

1975

Music reist viel. Es entsteht eine Reihe von Kaltnadelradierungen sowie weitere Blätter des Zyklus *Wir sind nicht die Letzten.* Ausstellungen in Florenz und Lucca, Teilnahme an der 2. Wiener Graphik-Biennale.

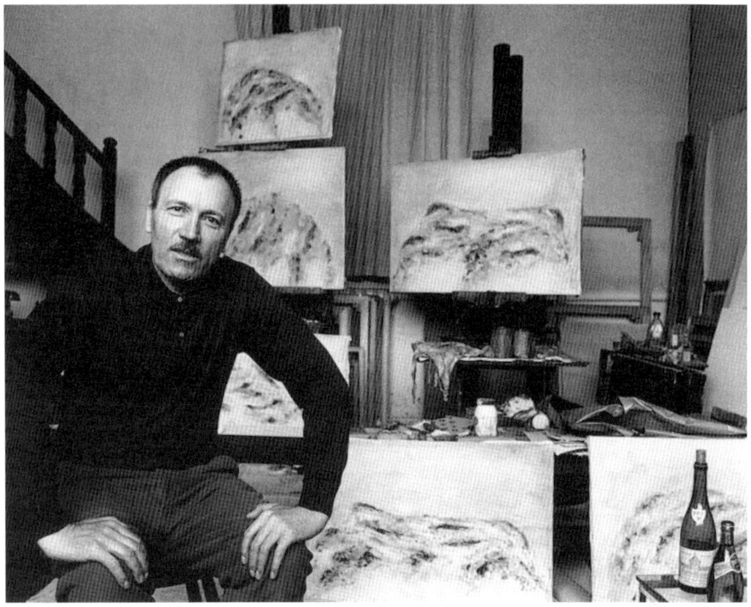

1976–1980

Music zeichnet im Wald von Fontainebleau und beginnt mit der Arbeit an der Serie *Felslandschaften*: *Ich brauche diese Einsamkeit, Ruhe. Ich brauche es, regungslos in dieser Natur zu sitzen, inmitten dieses unendlichen Horizonts. Ich muß im Karst und in den Bergen so sitzen, muß mich ganz eins fühlen mit dieser Landschaft.*

Im Grunde genommen ist das, was vor meinen Augen liegt, nichts Neues. Etwas Ähnliches, wenn nicht gar völlig Gleiches habe ich in mir getragen, habe ich schon immer in mir gehabt, wahrscheinlich schon von Kindheit an; es verblaßt jedoch ab und zu, droht zu verschwinden, und in solch einem Augenblick brauche ich einen neuen Impuls, eine Hilfe, ein neues »Sehen«, um es wieder verstärkt und frisch hervorkommen zu lassen.

Während ich so vor mich hinschaue, vergeht die Zeit, fließen die Stunden dahin, ich fange an, diese Natur zu leben.

Ich habe das Gefühl, ein Teil dieses Universums zu sein.

Allmählich scheint sich alles um mich herum zu bewegen. In dieser Stille geschieht vieles, Kleinigkeiten, die vielleicht ganz unwichtig scheinen, die jedoch für mich wesentlich sind, um mit dem Zeichnen anfangen zu können: Ich zeichne und beobachte, was rundherum passiert; es scheint mir fast, daß ich nicht hier bin, um zu arbeiten, sondern um über das kleine Leben, das mich umgibt, zu staunen.

All das schafft eine notwendige Stimmung, einen Zustand des Wohlbefindens, der einen beinahe euphorisch macht – dieses Glücksgefühl muß auch nachher im Atelier andauern, um sich aus jenen Zeichnungen in die Malerei zu übersetzen.

Ich bleibe also auf einem Stein sitzen, regungslos. Ganz allmählich wird alles lebendig: Ein Stachelschwein wagt es, aus einem Busch hervorzukommen, zwei Murmeltiere liebkosen einander auf dem gegenüberliegenden Felsen, eine Lerche, die eben gesungen hat, steigt zum Himmel hinauf, macht im Steilflug kehrt und landet auf einem nahen Stein. Der Schmetterling, der sich am Bleistift anklammert, will nicht mehr wegfliegen. Die Zeit vergeht, und ich habe den Eindruck, mich in dieser Landschaft wie im Spiegel zu sehen – sie schickt meine Stimme zurück, und meine Zeichnung ist wie das Echo dessen, was ich auf diese Felsen projiziert habe. Dieses Leben ist wichtig für mich. Alles bewegt sich leise, es scheint mir sogar, daß ich das Gras wachsen höre, und ich bemerke nicht einmal, daß ich angefangen habe zu träumen.

1977
Im Rahmen eines Ausstellungszyklus von Meistern der italienischen Moderne findet eine Retrospektive von Musics malerischem, zeichnerischem und graphischem Werk auf der Mathildenhöhe in Darmstadt statt; außerdem zeigen das Kunstmuseum Basel und das Nationalmuseet von Kopenhagen Musics Werke.

1978
Weitere wichtige Ausstellungen sind in Oslo, Paris und Ferrara zu sehen.

1979
Die Stadt Gorizia veranstaltet eine Music-Retrospektive im Palazzo Attems. Music erhält den Jakopic-Preis auf der 13. Internationalen Graphik-Biennale von Ljubljana.

Er wird Mitglied der traditionsreichen Akademie San Luca in Rom.

1980
Es entstehen zahlreiche Venedig-Bilder. Gleichzeitig beginnt Music, an den mit Feder gezeichneten Porträts seiner Frau Ida zu arbeiten. Das Städtische Museum Braunschweig, die Accademia in Venedig und das Traklhaus in Salzburg richten Ausstellungen aus. Im Sommer wird Giuseppe Mazzariols Monographie über Music veröffentlicht.

1981
In Venedig wird die Reihe der *Venezianischen Ansichten* fortgeführt. *Canale della Giudecca, Punta della Dogana, Zattere* und *Marghera* heißen die Themen: *Canale della Giudecca, die Lagune mit dem Industriegebäude von Marghera. Jeden Tag von den Zattere aus beobachtet – morgens und abends, an klaren Tagen, wenn die Zeichnung genau und kontrastreich ist, oder an Tagen, wo der Dunst die Konturen verschwimmen läßt. Eine Stimmung, die ich auch weit weg von Venedig noch in mir spürte. Im Atelier riefen diese Zeichnungen in mir den ersten Gefühlseindruck wieder wach.* Music beginnt etliche Ölgemälde, bei denen die Leinwand wirkt, als sei sie nicht grundiert, denn Music benutzt einen transparenten Grund.

In der Galerie de France werden die *Venezianischen Ansichten* ausgestellt. Die intensive Zusammenarbeit mit dem Galeristen François Ditesheim beginnt. Music beteiligt sich an der Ausstellung »Paris-Paris, créations en France 1937–1957« im Pariser Centre Georges Pompidou.

Patti Cadby Birch erwirbt zwanzig Bilder aus dem Zyklus *Wir sind nicht die Letzten* – der Grundstock einer Stiftung.

Music wird Mitglied der Akademie der Wissenschaften und Künste Sloweniens. In Paris wird ihm der Titel »Commandeur des Arts et Lettres« verliehen.

1982–1983
Music arbeitet an verschiedenen Serien: *Atelier* umfaßt Doppelportraits des Künstlerehepaars in Mischtechnik auf Papier; außerdem werden die Venedig-Ansichten mit *Venezianischen Fassaden* fortgeführt. Er nimmt an der Biennale 1982 teil.

1984
Fortsetzung der Serie *Atelier,* diesmal auch als Ölbilder.

Auf der 41. Biennale von Venedig wird Music ein eigener Saal gewidmet. Giuseppe

Mazzariol gibt aus diesem Anlaß einen Katalog, *Omaggio a Music,* heraus. Music beginnt mit der Arbeit an dem Zyklus *Kathedralen*: *Seit 1943, als ich in Venedig ankam, war ich fasziniert vom Inneren der Markuskirche. Ich versuchte mich an Skizzen. Vor kurzem habe ich das Motiv wiederaufgegriffen und versuchte dabei, die tiefe Stille wiederzugeben, die Atmosphäre der Kathedralen, ihre Grandiosität. Aus der fast vollkommenen Dunkelheit, die uns umgibt, wenn wir eintreten, beginnen sich undeutlich beleuchtete Formen abzuzeichnen.*

Bei Giulio Tupi in Lugano erscheint ein Album mit 26 Zeichnungen von Music in limitierter, kostbarer Ausstattung.

1985

Im Napoleonflügel des Museo Correr in Venedig wird eine Music-Retrospektive der Jahre 1946–1985 gezeigt.

Music beginnt mit einer Serie von Selbstportraits und Bildnissen seiner Frau Ida. *Oft fragt man mich, wie ich arbeite. Am Morgen? Am Nachmittag? Zu festgelegten Stunden? Wie soll ich antworten? Wie etwas erklären, was mir selbst nicht klar ist? Alles, was ich weiß, ist: ich muß einen gewissen Grad an Spannung erreichen. Ich muß ein inneres Bedürfnis empfinden, um anzufangen.*

Die Furcht, das eher dunkle Licht könne verschwinden und man hätte nicht genug Zeit, um zu etwas, und sei es auch noch so wenig, zu gelangen. Die Furcht, selbst der Schwung und das Gefühl, das ich verspüre, könnten sich wieder verflüchtigen. All das schafft eine Atmosphäre, die der Arbeit günstig ist. Ein seltsamer Kampf beginnt, damit dieser Seelenzustand erhalten bleibt. Diese positive Gestimmtheit kann Wochen andauern. Das Bild, das mich in Besitz genommen hat, ist für mich eine Quelle, die ich nicht austrocknen lassen darf.

Ich beginne das erste Bild, ich halte inne, denn ich finde die Lösung nicht, ich fange ein zweites an, ein drittes und viele weitere, die ich später auflösen werde, vielleicht alle zusammen. Damals, als ich an dem Zyklus »Wir sind nicht die Letzten« malte, hatte ich einen seltsamen Traum. Ich befand mich mitten auf einem Sportplatz. Alle Tribünen waren von Leichen besetzt, die eine neben der anderen dort saßen. Die ganze Arena war voller Toter. Das war aber nicht traurig. Ich würde sogar sagen, daß mir das sehr wertvoll für meine Arbeit zu sein schien.

Plötzlich, wie durch Zauber, als ob man sie auf Rollen gehoben hätte, gleiten alle Sitze davon und rollen aus dem Stadion. Dabei nehmen sie ihre Leichen mit. Ich bin aus dem Schlaf aufgefahren, voller Schrecken, daß ich mein Eigentum verloren hätte.

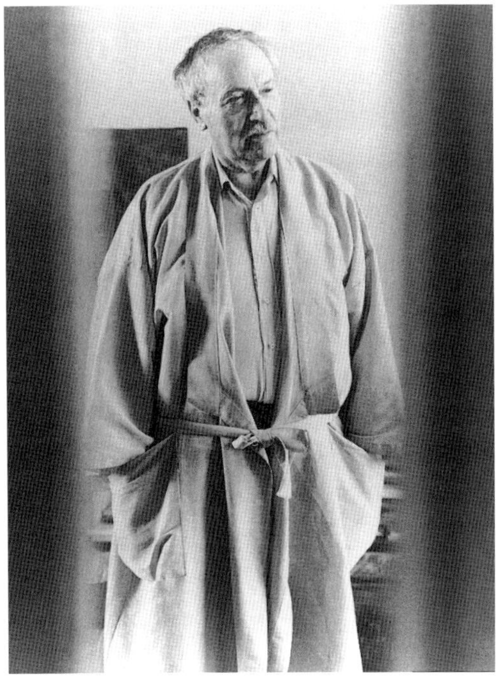

1986

Das Jenisch-Museum in Vevey zeigt eine Retrospektive, und in der Villa dei Cedri in Bellinzona wird die Präsenz Musics in Schweizer Sammlungen dokumentiert.

1987–1988

Es entstehen neue Werke des Zyklus *Wir sind nicht die Letzten* in Acryl oder Öl auf Leinwand sowie Aquarelle. Zugleich führt Music die Reihe der *Selbstportraits* und *Atelierbilder* sowie die Serie *Ida* fort. Bei den *Selbstportraits* handelt es sich um kleinformatige Papierarbeiten in Mischtechnik oder Aquarell; ansonsten werden verschiedene Mal- und Zeichentechniken parallel verwendet. Außerdem beginnt er eine neue Serie von Papierarbeiten mit Stadtansichten.

Musics graphische Arbeiten der Jahre 1946–1956 werden in Pietrasanta gezeigt. Weitere ihm gewidmete Ausstellungen sind in Gorizia im Palazzo Attems und im Pariser Centre Georges Pompidou zu sehen.

1989

Music arbeitet weiter an den großformatigen Selbstportraits nimmt die das Thema des Doppelportraits mit Ida wieder auf.

1990

Es entstehen weitere Doppelportraits, Selbstportraits und Stadtansichten.

Er nimmt an der Ausstellung »Gegenwart Ewigkeit – Spuren des Transzzendenten in der Kunst unserer Zeit« im Berliner Martin-Gropius-Bau teil.

Das Künstlerhaus Klagenfurt zeigt die von der Stadt aufgebaute Sammlung. Sie umfaßt zahlreiche Papierarbeiten der Jahre 1945–1990. In Modena wird eine Serie *Wir sind nicht die Letzten* ausgestellt.

1991

Music beginnt die Serie mit Darstellungen sitzender und stehender *Akte.* Die intensive Arbeit an den verschiedenen Gemälde-Zyklen sowie den Zeichnungen und Pastellen wird fortgesetzt. Der französische Präsident Mitterand verleiht Music den Orden eines »Officier de la Légion d'Honneur«.

1992

Er arbeitet weiter an den großen Serien *Akte* und *Anachoret.*

In Notizbücher werden tagebuchartig mit Tinte gezeichnete Selbstportraits eingetragen und jeweils mit Datum und Signatur versehen. Daneben entstehen zahlreiche Bleistiftzeichnungen, etwa *Lesender Mann, Meditierender Mann, Mann mit gekreuzten Armen, Zeichnender Mann* und *Stehender Mann.*

In Italien finden zwei wichtige Ausstellungen statt: die eine in der Villa Medici, dem römischen Sitz der Académie de France, die andere im Palazzo Reale in Mailand.

Die Albertina in Wien zeigt zur Jahreswende eine Übersicht über das zeichnerische Werk seit 1945. Paolo Levi veröffentlicht sein Gespräch mit dem Künstler unter dem Titel: *Zoran Music. Dialogo con l'autoritratto.*

1993

Es entstehen großformatige Werke der Serie *Anachoret* und andere Selbstportraits.

1994

Die Serien *Anachoret, Stadt, Doppelportrait* und *Akte* werden fortgeführt. Neu ist das Thema des Wanderers, der *Viandante.*

Das Centre culturel Bancaixa in Valencia veranstaltet eine Retrospektive unter dem Titel: *El Hombre sin Territorio.*

1995

Zoran Music ist der erste Künstler, der zu Lebzeiten eine Retrospektive in den Galeries nationales im Grand Palais eingerichtet bekommt. Jean Clair richtet diese 261 Exponate umfassende Ausstellung ein, die vom französischen Ministerpräsident François Mitterand eröffnet wird. Ende des Jahres zeigt die Bayerische Akademie der Schönen Künste aktuelle Arbeiten von Zoran Music unter dem Titel *Die späten Jahre.*

1996

Ausstellung in der Galerie Jorge Mara in Madrid.

Zahlreiche Tuschzeichnungen entstehen, die das Thema des Aktes variieren.

Im Winter nimmt Music die Arbeit an den Selbstportraits im roten Sessel auf, die er *Poltrona* nennt.

1997

im Frühjahr zeigt die Galerie Marwan Hoss in Paris unter dem Titel *Corps et Visages* Papierarbeiten der letzten 10 Jahre.

Zoran Music lebt und arbeitet in Paris und Venedig.

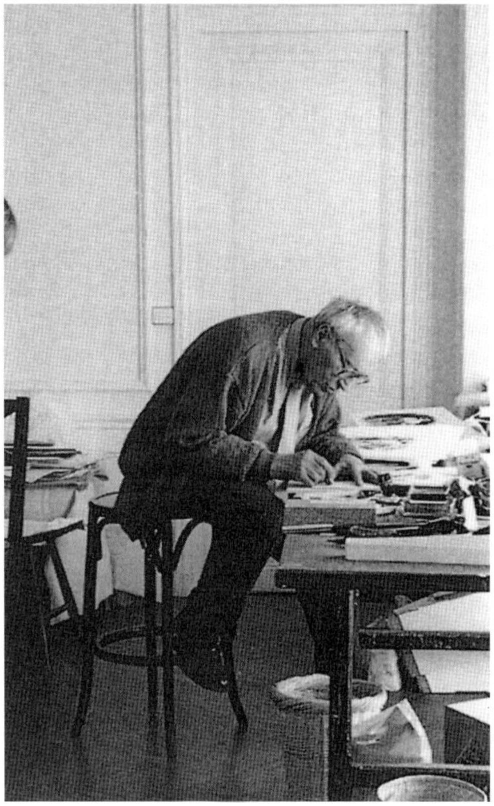

Die Vögel im Wald singen ohne jeden Grund. Sie tun es, weil sie es müssen, um zu überleben, um sich zu nähren. Malen entspricht bei mir derselben Lebensnotwendigkeit.

Ausstellungen und Publikationen *

1938
Belgrad (mit Frano Simunovic).
Ljubljana (mit Galanda und Males).

1940
Maribor (mit Karl Putrih).

1941–1942
Zagreb (mit Ljubo Babic, Stupica und Frano Simunovic).

1942
Ljubljana, Pavillon Jacopic (mit Sedej und Zonic).

1943
Triest, Galleria Descrescenzio.

1944
Venedig, Piccola Galleria. Kat.: *Zoran Music,* Text von Filippo De Pisis.

1946
Triest, Sala Casanuovo. Kat.: Text von Ugo Fasolo.
Venedig, Galleria del Cavallino.

1947
Venedig, Piccola Galleria.

1948
Zürich, Galerie Chichio Haller.
Rom, Galleria dell'Obelisco.
Venedig, *XXIV. Biennale.* (Gruppenausstellung)

1949
Venedig, Galleria del Cavallino. Kataloge: *Note sulla pittura di Music,* Text von Sergio Solmi; *Visione di Venezia. Music,* Text von Diego Valeri. Venedig: Edizioni del Cavallino.
Mailand, Galleria del Naviglio. Kat.: Text von Pier Alvise Quarantotti-Gambini.
Genf, Galerie Georges Moos. Kat.: Texte von C. Oppo, P.A. Quarantotti-Gambini, Sergio Solmi und Diego Valeri, Cipriano Efiso Oppo. Venedig: Edizioni del Cavallino.

1950
Zürich, Galerie Chichio Haller.
Rom, Galleria dell'Obelisco.
Venedig, XXV. Biennale. (Gruppenausstellung)

1951
Triest, Sala Casanova, *Music.* Kat.: Text von Libero Mazzi.
Paris, *Salon de Mai.* (Gruppenausstellung)
Turin, Palazzo Belle Arti, Parco del Valentino, I. Mostra. (Gruppenausstellung)
Cortina d'Ampezzo, *Premio Parigi.* (Gruppenausstellung)

1952
Bouret, Jean: *Music, Artistes italiens d'aujourd'hui,* Paris: Editions du Centre d'Art Italien.
Rom, Galleria dell'Obelisco.
Venedig, Fondazione Querini Stampalia. Kat.: Text von René de Solier.
Paris, Galerie de France (mit Antonio Corpora).
Zürich, Galerie Chichio Haller.
New York, Heller Gallery.
Pittsburgh, Carnegie Institute, Department of Fine Arts, *The 1952 Pittsburgh International Exhibition of Contemporary Painting.* (Gruppenausstellung)

1953
New York, Cadby-Birch Gallery.

1953–54
Paris, Galerie de France.

1954
Philadelphia, Coleman Gallery.
Brüssel, Galerie Ex-Libris.
Rom, Galleria dell'Obelisco.
Venedig, *XVII Biennale.* (Gruppenausstellung)
Rom, *Quadriennale.* (Gruppenausstellung)

1955
Mailand, Galleria del Naviglio, *Music.* Kat.: Text von Marcel Brion.
London, Jeffress Gallery, *Paintings, Watercolours and Engravings.*
Venedig, Galleria del Cavallino, mit Massimo Campigli.
De Solier, René: *Music,* Rom: Edizioni L'Obelisco.

1956
Vallauris.
Paris, Galerie de France.
Rom, *VII Quadriennale, A. Music.* Kat.: Text von Giuseppe Marchiori. (Gruppenausstellung)
Kassel, *Documenta I.*

1956–1957
Wanderausstellung (Gruppenausstellung): *Modern Italian Art from the Estorick Collection:* London, Tate Gallery; Plymouth, City Museum and Art Gallery; Birmingham, City Museum and Art Gallery; Berlin, Akademie der Künste; Hamilton (Kanada), Art Gallery; London (Kanada), Public Library and Art Museum; Montréal, National Gallery of Canada; Québec, Musée de la province de Québec; Winnipeg, Art Gallery; Regina College, Norman Mackenzie Art Gallery.

1957
Rom, Galleria dell'Obelisco, *Music, Opere Recenti.*
Venedig, Fondazione Bevilacqua La Masa, *II. Biennale dell'incisione italiana contemporanea.* (Gruppenausstellung).

1958
Paris, Galerie de France.

1959
Paris, Librairie – Galerie La Hune, *Terres Adriatiques (gouaches et dessins).*
Kassel, *Documenta II, Kunst nach 1945.* (Gruppenausstellung)

1960
Paris, Galerie de France, *Peintures et gouaches.* Kat.: Text von Myriam Prévôt-Douatte.
Zagreb, Gradska Galerija. Kat.: Text von Zoran Krzisnik.
Ljubljana, Mala Galerija, *Terres dalmates, 16 gouaches.* Kat.: Text von Zoran Krzisnik.
Venedig, *XXX. Biennale internazionale d'arte.* (Gruppenausstellung)

1961
Locarno, Casa Negromante. Kat.: Text von Virgilio Gilardoni.
Zürich, Galerie Charles Lienhard, *Music.* Kat.: Text von Umbro Apollonio.
London, Gallery One. Katalog.
Düren, Leopold-Hoesch-Museum.
Wuppertal-Elberfeld, Städtisches Museum.
Tokyo, Tokyo Gallery.
Mailand, Galleria Lorenzelli. Kat.: Text von Giuseppe Marchiori.
Wanderausstellung (Gruppenausstellung): New York, Milwaukee, Minneapolis, Chicago, Syracuse, San Francisco, *Lauréats de la XXXe Biennale de Venise 1960.*
Venedig, *XXXI Biennale internazionale d'Arte.* (Gruppenausstellung)

1962
Schmücking, Rolf: *Music. Das graphische Werk 1947–1962,* Braunschweig: Galerie Schmücking.
München, Kunstkabinett Klihm.
Cortina d'Ampezzo, Galleria Hausammann. Kat.: Text von Giuseppe Marchiori.
Saarbrücken, Saarland-Museum. Faltblatt: Text von Umbro Apollonio.
Klagenfurt, Galerie 61. Kat.: Text von Zoran Krzisnik.

Braunschweig, Städtisches Museum. Kat.: *Das graphische Werk 1947 bis 1962.* Text von Hans Peter Landolt.
Braunschweig, Galerie Schmücking, *Das graphische Werk 1947–1962.*
Oslo, Galleri 27. Kat.: Text von Reidar Revold.

1963
Clasing, Kleiner Raum.
Stuttgart, Galerie Lutz & Meyer.
Venedig, Galleria del Leone.
Marseille, Galerie Charles Garibaldi, *Peintures et gravures.*
Grenier, Jean: *Conversations with sixteen Non-figurative Painters,* Paris: Edition Calmann Levy.
Wanderausstellung (Gruppenausstellung): Turin, Galleria La Bussola; Südafrika: Salisburg; Johannesburg; Le Cap, *Peinture française contemporaine.*

1964
Paris, Galerie de France, *Music,* Kat.: Faksilime-Text von Zoran Music.
Basel, Kunstmuseum, Kupferstichkabinett, *Music, Zeichnungen und Graphik.* Kat.: Text von Hans Peter Landolt.
Basel, Galerie Handschin. Katalog.
San Diego (Kalifornien), Orr's Gallery. Katalog.
Baden-Baden, Staatliche Kunsthalle, *Malerei und Graphik.* Kat.: *Antonio Zoran Music, Malerei und Graphik.* Text von Hans Peter Landolt.
Darmstadt, Mathildenhöhe, *I. Internationale der Zeichnung.* (Gruppenausstellung)
Venedig, *XXXII. Biennale.* (Gruppenausstellung)

1965
Kassel, Kunstverein, *Malerei, Graphik, Zeichnungen.*
Mannheim, Galerie Margaret Lauter.
Rijeka, Moderna Galerija, *Music.* Kat.: Text von Boris Vizintin.
Lübeck, Overbeck-Gesellschaft.
Mestre, Galleria L'Elefante. Kat.: Text von Berto Morucchio.
Nürnberg, Fränkische Galerie, *6 Pariser Maler: Ida Barbarigo, Anna Eva Bergman, Léon Gischia, Hans Hartung, Zoran Music, Bruno Pulga.* (Gruppenausstellung)
Bologna, Museo Civico; Turin, Galleria civica d'Arte moderna, *Arte e resistenza in Europa.* (Gruppenausstellung)

1966
Braunschweig, Galerie Schmücking.
Freiburg im Breisgau, Kunstverein (mit Reinhard Schakowski).
Burattin, Rinaldo: *Antonio Music, Arte italiana contemporanea,* Florenz: La Ginestra.

1966–1967
Wanderausstellung:
Trier, Städtisches Museum, *Gemälde, Pastelle, Gouachen, Graphik.* Kat.: Text von Giuseppe Marchiori. (1966)
Graz, Neue Galerie, Landesmuseum Joanneum, *Zoran Music, Gemälde und Graphik.* Kat.: Texte von Wilfried Skreiner und Zoran Krzisnik. (1966)
Ljubljana, Moderna Galerija, *Zoran Anton Music, Retrospektivna razstava.* Kat.: Text von Zoran Krzisnik. (1967)
Düsseldorf, Kunsthalle, Kunstverein für die Rheinlande und Westfalen, *Music, Malerei und Grafik 1938 bis 1966.* Kat.: Texte von Karl-Heinz Hering und Silvio Branzi. (1967)
Nürnberg, Künstlerhaus, in Zusammenarbeit mit dem Institut für Moderne Kunst.
Paris, Galerie de France, *Vingt ans de peinture, 1947–1967.* (1967–68)

1967
Bosquet, Alain: *La terre écrit la terre,* Braunschweig: Galerie Schmücking (mit zehn Farbradierungen von Music).
Mailand, Galleria del Naviglio, *Opere recenti.*
Triest, Galleria Torbandena.

1968
Salzburg, Die Residenz, Galerie Schmücking.

1969
London, Grosvenor Gallery, *Retrospective Exhibition of Paintings, Pastels and Graphic works from 1949 to 1968.*
Udine, Galleria Girasole.

1970
Turin, Galleria Gissi, *Zoran Music.* Kat.: Text von Aldo Passoni.
Grenier, Jean: *Music,* mit Beiträgen von William Sandberg, Jean Grenier und Zoran Krzisnik, Paris: Le Musée de Poche, Jacques Goldschmidt.

1970–72
Wanderausstellung, *Zoran Music, Nous ne sommes pas les derniers,* Kat.: Text von William Sandberg:
Paris, Galerie de France. (1970)
München, Staatsgalerie Moderner Kunst, Haus der Kunst. (1971)
Trier, Städtisches Museum. (1971)
Brüssel, Palais des Beaux-Arts. (1972) (Kat.: zusätzl. Text von Emile Langui).
Rijeka, *Exposition internationale des dessins.* (Gruppenausstellung)
Cagnes-sur-Mer, *IIe Festival international de la peinture.* (Gruppenausstellung)

1971
Bologna, Galleria Sanluca, *Zoran Anton Music.* Kat.: Text von Francesco Arcangeli.
Piacenza, Galleria d'Arte Moderna ‚Il Gotico«, *Zoran Music, Terre dalmate.* Kat.: Text von Mario Ghilardi.
Mestre, Galleria Meneghini, *Zoran Music.* Kat.: Text von Giuseppe Marchiori.
Marseille, Galerie Charles Garibaldi, *Eaux-Fortes 1949–1956.*
Mailand, Galleria Bergamini, *Music.* Kat.: Texte von Marco Valsecchi und William Sandberg (gleiche Ausstellung wie Paris 1970 und München 1971).

1971–1972
Wanderausstellung (Gruppenausstellung): Teheran; Kairo; Athen; Damaskus; Rabat; Casablanca; Algier; Tunis, *Panorama de l'art français contemporain.*
Wanderausstellung (Gruppenausstellung): Séoul; Madras; Hyderabad; Bombay, *25 ans de peinture en France.*
Wanderausstellung (Gruppenausstellung): Montevideo; Buenos Aires; Santiago; Lima; Bogota; Quito; Caracas; Mexico, *Paris et la peinture contemporaine depuis un demi-siècle.*

1972
Trier, Stadtverwaltung.
Esch-sur-Alzette (Luxemburg), Galerie municipale d'Art.
Rom, L'Arco, Studio Internazionale d'Arte Grafica, no 23, *Zoran Music.* Kat.: Texte von Zoran Music, Raymond Cogniat, Jean Grenier, Alain Bosquet, Raoul-Jean Moulin, Marco Valsecchi und Giuseppe Appella.
Nizza, Galerie Sapone.
Kassel, *Documenta V – Dokumente 1955–1968.* (Gruppenausstellung)
Lugano, *Mostra internazionale grafica.* (Gruppenausstellung)
Venedig, *XXXVI. Biennale. Grafica d'oggi.* (Gruppenausstellung)

1972–73
Wanderausstellung. Kat.: *Anton Zoran Music,* Texte von Lucia Pallavicini und Gertrud Købke Sutton: Stockholm, Italienska Kulturinstitutet, C.M. Lerici. Kopenhagen (Hellerup), Det Italienske Kulturinstitut.
Holstebro, Kunstmuseum.
Oslo, Kunstforening.
Stavanger, Kunstforening.
Bergen, Kunstforening.
Trondheim, Kunstforening.
Paris, Musée d'Art Moderne de la Ville de Paris, *Music 1946–1972.* Kat.: Texte von Jacques Lassaigne und André Berne-Joffroy.

1973
Madrid, Museo Español de Arte Contemporáneo, *Music, Exposicion Antologica.* Kat.: Text von Raoul Chavarri Porpetta.

1973–1974
Wanderausstellung (Gruppenausstellung): Belgrad; Skopje; Sarajevo; Zagreb; Lubljana, *La pein-*

ture en France de 1900 à 1960, Œuvres de Bonnard à Soulages.

1974
De Solier, Réné: *Cadastre de cadavres,* Mailand: Cerastico (mit 7 Lithographien von Music).
Mailand, Galleria Buonaparte, *Zoran Music, Mostra Antologica.* Kat.: Text von Luigi Cavallo.
Piacenza, Galleria d'Arte Moderna ‚Il Gotico«, *Zoran Music, Opere Scelte.* Kat.: Text von Mario Ghilardi.
Venedig, Fondazione Querini Stampalia, Biblioteca e Galleria, *Proposta per una mostra di pitture di Zoran Music* (Retrospektive der Gemälde, Pastelle, Aquarelle, Zeichnungen, Lithographien). Kat.: Text von Giuseppe Mazzariol.

1975
Wirth, G.: *Music, Zeichnungen,* Stuttgart: Manus Presse.
Florenz, Galleria Michaud, *Opere di Zoran Music.*
Lucca, Galleria Barsotti, *Antonio Zoran Music.* Kat.: Text von Oriano Barsotti.
Wien, *II. Wiener Graphikbiennale, Wiener Secession.* (Gruppenausstellung)

1976
Lescure, J.: *Jardins déserts peut-être,* Braunschweig: Galerie Schmücking.
Basel, Galerie Schmücking.
Venedig, *Biennale – Actualités internationales 1972–1976.* (Gruppenausstellung)

1977
Rom, Galleria Charlton.
Stuttgart/Möhringen, Manus-Presse.
Saint-Etienne, Maison de la Culture et des Loisirs, *Music – Peintures, Dessins.* Kat.: Texte von William Sandberg und Maurice Allemand.
Darmstadt, Mathildenhöhe, *Meister der italienischen Moderne XV: Music – Malerei, Zeichnung, Graphik.* Kat.: Texte von Erich Steingräber und Bernd Krimmel.
Tønder, Kunstmuseum
Basel, Kunstmuseum, *Music – Zeichnungen 1945–1977, Frühe Gemälde.* Kat.: Text von Dieter Koepplin.
Kassel, *Documenta VI.* (Gruppenausstellung)

1977–1978
Wanderausstellung:
Kopenhagen, Nationalmuseet, Museet for Danmarks Frihedskamp, Churchill Parken, in Zusammenarbeit mit dem italienischen Kulturinstitut. *Grafik og Malerier med motiver fra Dachau af Zoran Music, Vi bliver ikker de sidste.* Kat.: Texte von Erik Beerman, Bent Irve und Gertrud Købke Sutton. (1977)
Stockholm, Italienska Institutet/Istituto Italiano, C.M. Lerici. (1978)
Odense, Kunstmuseet. (1978)

1978
Steingräber, Erich: *Music – Malerei, Zeichnungen, Graphik.* Mit Beiträgen von Erich Steingräber und Zoran Music, München: F. Bruckmann.
Braunschweig, Galerie Schmücking.
Oslo-Høvikodden, Sonja Henie-Niels Onstad Kunstsenter, *Zoran Music – Malerier, Tegninger, Akvareller.* Kat.: Text von Ole-Henrik Moe.
Paris, Galerie de France. *Rétrospective – Toiles, aquarelles, gouaches, dessins de 1951 à 1977.* Kat.: *Music, le temps d'une mémoire,* Text von Gilles Plazy.
Ferrara, Palazzo dei Diamanti, Galleria Civica d'Arte Moderna, *Music.* Kat.: Text von Giuseppe Mazzariol (derselbe Katalog in Gorizia 1979).
Philadelphia, Museum of American Jewish History, *The Living Witness, Art in the Concentration Camps.* (Gruppenausstellung)
Mailand, Palazzo Reale, *Ecole de Paris.* (Gruppenausstellung)

1979
Gorizia, Palazzo Attems.
Venedig, Galleria Meneghini.
Belgrad, Umetnicki Paviljon, Cvijeta Zuzoric, *Grafika Zorana Musica.* Kat.: Text von Aleksa Celebonovic (derselbe Katalog in Zagreb 1979).
Zagreb, Galerija Zagreb, Hotel Interkontinental, *Grafika Zorana Musica.*
München, BMW-Galerie, *Music, Aquarelle – Gouachen – Zeichnungen – Druckgraphik.* Kat.: Texte von Carla Schulz-Hoffmann und Erich Steingräber. Busto Arsizio, Galleria Bambaia, *Zoran Music, Paesaggi 1978–1979.* Kat.: Texte von Marco Valsecci und Zoran Music.
Sydney, *III Biennale.* (Gruppenausstellung)

1980
Mazzariol, Giuseppe: *Music,* mit einem Beitrag von Jean Clair, Mailand: Electa.
Basel, Galerie Schmücking.
Braunschweig, Städtisches Museum.
London, 12 Duke Street Gallery, St. James's, *Zoran Music,* Kat.: Texte von Michael Peppiatt und Zoran Music, London: David Grob.
Venedig, Gallerie dell'Accademia, *Zoran Music.* Kat.: Texte von Jean Clair und Francesco Valcanover; Quaderni della Sopraintendenza ai Beni Artistici et Storici di Venezia.
Salzburg, Traklhaus, Salzburger Kunstverein, *Zoran Music, Druckgraphik.*
Mailand, Galleria Bergamini, *Zoran Music, Opere recenti.* Kat.: Text von Roberto Tassi.

1981
Handke, Peter: *Sechs Ansichten des Canale della Giudecca,* Salzburg: Hans Widrich (mit Illustrationen von Music).
Juliet, Charles: *Approches,* Montpellier: Fata Morgana (mit Illustrationen von Music).
Paris, Galerie de France, *Zoran Music, Les Venise.* Katalog.
Neuchâtel, Galerie Dietesheim, *Zoran Music, Oeuvres 1945–1981.* Kat.: Text von Roberto Tassi.
Venedig, Galleria Nuovo Spazio.
Paris, Centre Georges Pompidou, *Paris – Paris, Créations en France 1937–1957.* (Gruppenausstellung)

1982
Tromsø, Kunstforening.
Stavanger, Galleri Oftedal, *Zoran Music, Maleri, Akvarell, Tegning, Grafikk.* Kat.: Texte von Tordel Oftedal, Gertrud Købke Sutton und Michael Peppiatt.
Palermo, Galleria La Tavolozza, *Zoran Music.* Kat.: Text von René de Solier.
Venedig, *XXXX. Biennale* (Thema des zentralen Pavillons: ‚Arte come arte. Persistenza dell'opera«). (Gruppenausstellung)
Wien, Museum des 20. Jahrhunderts, *Paris 1960–1980. Panorama der Zeitgenössischen Kunst in Frankreich.* (Gruppenausstellung)

1983
Lambrichs, G.: *Pente douce,* Paris: La Différence (mit Illustrationen von Music)
Grenier, Jean: *Prières,* Paris (mit Illustrationen von Music)
Savognin (GR), Sala Segantini.
Dubrovnik, Galerija Sebastian, *Zoran Music, Izlozba grafike.* Katalog.

1983–1984
Belgrad, Galerija Sebastian, *Zoran Music, Izlozba grafike.*
Paris, Galerie Claude Bernard, *Zoran Music, œuvres récentes.* Kat.: Text von André Chastel.

1984
Palermo, Galleria La Persiana.
Sacile, Studio GR, Galleria d'Arte Moderna, *Omaggio a Zoran Music.* Kat.: Text von G. Granzotto. Triest, Galleria Torbandena.
Acqui Terme, Galleria Bottega d'Arte, *Zoran Music, Opere dal 1953 al 1983.*
Venedig, *XLI. Biennale, Arte e arti, attualita e storia.* Kat.: *Omaggio a Music,* Text von Giuseppe Mazzariol.

1985
Venedig, Museo Correr et Ala Napoleonica, *Music – Opere dal 1946 al 1985.* Kat.: Texte von Domenico Crivellari, Giuseppe Mazzariol und Jean Leymarie.

1986
Schmücking, Rolf: *Zoran Music, Das graphische Werk 1947–1981,* mit einem Gespräch zwischen Zoran Music und Rolf Schmücking, Basel: Galerie Schmücking.
Peyré, Yves: *Tacite reconduction de soi, Zoran Music,* L'Ire des Vents.
Salzburg, Galerie Welz, *Zoran Music, Arbeiten aus den Jahren 1946–1985.* Katalog.

Vevey, Musée Jenisch, *Rétrospective Zoran Music.* Kat.: Texte von Jean Clair und Bernard Blatter.
Bellinzona, Civica galleria d'Arte, Villa dei Cedri, *Zoran Music nelle collezioni svizzere.* Kat.: Texte von Athos Gallino, Mario Barzaghini und Jean Clair.

1987
Montecatini Terme, Galleria L'Affresco, *Zoran Music, Nous ne sommes pas les derniers.*
Parma, Galleria d'Arte Niccoli, *Music, Paesaggi dal 1951 al 1979.* Kat.: Text von Roberto Tassi (derselbe Katalog in Flims 1987).
Flims-Waldhaus, Galerie Belmont, Park Hotel Waldhaus, *Music, Landschaften von 1951 bis 1979.*
Turin, Galleria d'Arte Narciso, *Music, Paesaggi dal 1951 al 1979.* Faltblatt: Text von Roberto Tassi.
Basel, Galerie Schmücking, *Zoran Music, Werkverzeichnis der Graphik 1947 bis 1980.*
Pietrasanta, Fabbrica dei Pinoli, parco della Versiliana, *Zoran Music, Opere su carta, 1946–1956.* Kat.: Text von Pier Carlo Santini. Vorwort von Maurico Nicolai, Modena: Il Bulino Edizioni d'Arte.
Asiago, Galleria d'Arte Contini, *Omaggio a Zoran Music, Opere dal 1944 al 1984.* Kat.: Texte von Paolo Rizzi und Everardo Dalla Noce. (derselbe Katalog in Mestre 1987).
Mestre, Galleria d'Arte Contini, *Omaggio a Zoran Music, Opere dal 1944 als 1984.*
Gorizia, Palazzo Attems.
Mailand, Galleria il Cannocchiale.
Rennes, Le Grand Huit, Galerie Jacques Callot, *Music, Oeuvre gravé.* Kat.: Text von Pierre Debauche.
Los Angeles, Convention Center, *Zoran Music, Nous ne sommes pas les derniers.* Kat.: Text von Pier Carlo Santini (derselbe Katalog in Montecatini Terme 1987).

1988
Paris, Centre Georges Pompidou, Musée National d'Art Moderne, *L'oeuvre sur papier.* Kat.: *Zoran Music, L'oeuvre graphique,* Text von Jean Clair.
Arras, Centre Cultur Noroit (mit Raoul Ubac).
Paris, Galerie Philip (mit Raoul Ubac).
Genf, Galerie Weber.
Acqui Terme, Palazzo Liceo Saracco, *Zoran Music, Opere dal 1939 al 1981 da collezioni private.* Kat.: Text von Angelo Dragone.
Graz, Galerie Eugen Lendl, *Zoran Music, Bilder und Grafik.*
Klagenfurt, Galerie 61, *Zoran Music, Graphik und Gouachen.* Kat.: Texte von Zoran Krzisnik und Everardo Dalla Noce.
Montecatini, Galleria L'Affresco, *Zoran Music, Dipinti 1946–1952.* Kat.: Text von Giuseppe Mazzariol.
Mailand, Lorenzelli Arte Milano. Kat.: Text von Giuseppe Marchiori.
Mailand, Galleria Bergamini, *Zoran Music, Opere Recenti.* Kat.: Text von Vittorio Sgarbi.
Gibson, Michael; Clair, Jean: *Zoran Music, We are not the last,* Saint Thomas, Virgin Islands: Everett B. Birch. Unter der Leitung von Sylvio Acatos.

1989
Braunschweig, Galerie Schmücking, *Für Zoran Music, zum 12. Februar.* Kat.: Text von Rolf Schmücking.
Bezzola, Guido: *Incisioni di Zoran Music,* mit einem Beitrag von Sergio Grandini, Lugano: Sergio Grandini.

1989–1990
Asagio, Galleria d'Arte Contini, *Zoran Music, Opere su carta.* Kat.: Texte von Paolo Rizzi und Everardo Dalla Noce.

1990
Steiner, Bertram K.; Fink, Humbert; Rizzi, Paolo: *Zoran Music, Zeichnungen, Aquarelle, Gouachen 1945–1990,* Klagenfurt: Siegbert Metelko – Kärtner.
Mestre, Galleria Contini, *Hommage à Zoran Music.*
Klagenfurt, Künstlerhaus, *Zoran Music, Zeichnungen, Aquarelle, Gouachen 1945–1990.* Kat.: Texte von Bertram K. Steiner, Humbert Fink und Paolo Rizzi (derselbe Katalog in Ljubljana 1990 und Zagreb 1990–91).
Genf, Galerie Jan Krugier, *Zoran Music, Peintures et oeuvres sur papier.* Kat.: Texte von Jean Leymarie und Jean Clair.
Ascona, Galleria Sacchetti. Kat.: Text von Sylvio Acatos.
Ljubljana, , Mednarodni Graficni Likovni Center, *Zoran Music, Risbe, akvareli in gvasi 1945–1990.*
Berlin, Martin-Gropius-Bau, *Gegenwart Ewigkeit – Spuren des Transzendenten in der Kunst unserer Zeit.* (Gruppenausstellung)

1990–1991
Zagreb, MGC Gradec (Muzejsko Galerijski Centrar), *Zoran Music, Crtezi, akvareli, gvasevi, 1945–1990.*
Modena, Galleria Civica, Palazzo dei Musei, *Zoran Music, Nous ne sommes pas les derniers.* Kat.: Text von Flaminio Gualdoni.

1991
Dobrovo, Grad: *Galerija Zorana Musica, Stalna zbirka graficni del Zorana Musica,* mit Beiträgen von Melida Silic Nemec, Nace Sumi und Zoran Krzisnik, Ljubljana: Nova Gorica.
Paris, Galerie 38 Penthièvre (mit Bruno Pulga und Gino Silvestri).
Dubrovnik, Studio 57, *Hommage to Zoran Music, Harbinger and Classic of Contemporary European Art.*
Venedig, Galleria Prova d'Artista, *Opere grafiche di Zoran Music.*
Venedig, Galleria d'Arte Contini, *Zoran Music – Incisioni.* Katalog.
Lecco, Galleria Bellinzona, *Zoran Music, Opere grafiche 1953–1981.* Kat.: Text von Marco Goldin.

1991–1992
Trémeau, Tristan (sous la direction de Stalter, Marie-André): *Recherches sur l'oeuvre peinte et graphique de Zoran Music de 1935 à 1970,* Université de Lille III Charles de Gaulle.

1992
Levi, Paolo (Mitarb.: Costa, Guido): *Zoran Music, Dialogo con l'autoritratto,* Mailand: Electa, Elemond Editori Associati by galleria Contini, Venedig.
Rom, Accademia di Francia a Roma, Villa Medici, *Zoran Music.* Kat.: Texte von Jean-Marie Drot, Roberto Tassi und Jean Clair, Mailand: Editione Electa (derselbe Katalog in Mailand 1992).
Mailand, Palazzo Reale, *Zoran Music.*
Klagenfurt, Galerie Inge Freund, *Zoran Music. Wir sind nicht die Letzten, Zeichnungen, Radierungen, Lithographien 1945–1975.* Kat.: Texte von Bernd Krimmel und Siegbert Metelko.
Klagenfurt, Galerie Slama, *Zoran Music, Ölbilder, Zeichnungen, Aquarelle, Gouachen, 1940–1990.* Kat.: Text von Jean Clair.
New York, Jan Krugier Gallery, *Zoran Music, Recent Works.* Kat.: Texte von James Lord und Tzila Krugier.

1992–1993
Wien, Graphische Sammlung Albertina, *Zoran Music, Arbeiten auf Papier von 1945 bis 1992.* Kat.: Texte von Siegbert Metelko, Konrad Oberhuber, Victoria Martino und Jean Clair.

1993
Norwegen, University of East Anglia, Center of Visual Art.
Salzburg, Galerie Welz, *Music.*
Triest, Galleria Torbanda, *Omaggio a Zoran Music, Opere dal 1946 al 1953.*
Paris, Centre Georges Pompidou, Grande Galerie, *Manifeste: une histoire parallèle 1960–1990.* (Gruppenausstellung)

1993–1994
Cortina d'Ampezzo, Galleria d'Arte Contini, *Music.* Katalog.

1994
Valencia, Centre culturel Bancaixa, *Zoran Music, El hombre sin territorio, obras 1945–1993.* Kat.: Texte von Sally Radic und Jean Clair sowie ein Interview.
Venedig, Galleria d'Arte Contini, *Music.* Katalog.
Zürich, Annamarie M. Andersen Kunsthandel, *Music, Arbeiten auf Papier 1947–1987.*
Mailand, Galleria Rugierini e Zonca.

1995
Bordeaux, Musée Goupil, *Nous ne sommes pas les*

derniers. Kat.: Texte von Annick Bergeon, Tristan Demeau und Jean Clair.
Paris, Grand Palais, Réunion des Musées Nationaux, *Zoran Music – Rétrospective.*
Caen, Musée des Arts de Caen, *Le temps des ténèbres, Bokor – Zoran Music.*
München, Bayerische Akademie der Schönen Künste, *Zoran Music – Die späten Jahre.*
München, Katholische Akademie in Bayern, *Wir sind nicht die Letzten, Graphiken.*

1996
Madrid, Galerie Jorge Mara, *Zoran Music.*

1997
Paris, Galerie Marwan Hoss, *Zoran Music, Corps et visages.*

* Ein vollständiges Ausstellungsverzeichnis sowie bibliographische Angaben zu allen Ausstellungskatalogen, Monographien, Aufsätzen und Zeitungsartikeln bis 1995 findet sich im Katalog der Ausstellung im Centre Georges Pompidou, Paris, 1995. Die hier abgedruckte Liste versteht sich als Übersicht, wobei die Einzelausstellungen und Monographien vollständig, die Gruppenausstellungen in Auswahl aufgenommen wurden. Unselbständige Schriften und die Kataloge der Gruppenausstellungen wurden nicht berücksichtigt.

Impressum

Konzeption von Ausstellung und Katalog:
Sabine Schulze

Kulturgesellschaft Frankfurt mbH

Ausstellung vom
24. April – 29. Juni 1997

Öffnungszeiten:
Täglich außer Montag
10 – 19 Uhr
Mittwoch, Donnerstag 10 – 22 Uhr
Montag geschlossen

Schirn Kunsthalle Frankfurt
Am Römerberg
60311 Frankfurt am Main
Telefon 069/299882-0

Geschäftsführung:
Hellmut Seemann

Organisation:
Karin Grüning, Elke Walter

Sekretariat:
Ulla Georgi-Mikolajczyk,
Dorothee Grass

Architektur:
Holger Wallat

Technische Leitung:
Ronald Kammer
Irmtraud Rauber

Restauratorische Betreuung:
Stefanie Gundermann

Kataloggestaltung:
Gerhard Brunner

Gesamtherstellung:
Dr. Cantz'sche Druckerei
Ostfildern-Ruit

Erschienen im
Verlag Gerd Hatje
Senefelderstraße 9
73760 Ostfildern-Ruit
Tel. 0711/44993-0
Fax 0711/4414579

ISBN 3-7757-0693-3

Printed in Germany